‘발달장애아동들의 운동발달이해와 질환들’

정상운동발달과 발달장애운동발달

‘발달장애아동들의 운동발달이해와 질환들’

정상운동발달과 발달장애운동발달

저자 송 병 호

영 문 출 판 사

[저자약력] 송 병 호

- Loma Linda University 물리치료학 박사
  - 미국 물리치료전문 보드(Doctor of Physical Therapy and Rehab.)
- Riverside General Hospital
- Loma Linda University Medical Center
  - Physical Medicine and Rehabilitation Staff
- Loma Linda University 해부학 강사
- 삼육대학교 물리치료학과 교수
- (현)단국대학교 특수교육과 특수교육 대학원 물리-작업치료 전공 주임교수
- (현)미국 노인병 전문 재활학회 정회원
- (현)International Thera-Band and Ball Academy 연구위원, 국제 강사
- (현)아산복지재단 자문위원

'발달장애아동들의 운동발달이해와 질환들'

정상운동발달과 발달장애운동발달

2007년 11월 22 일 초판인쇄
2007년 11월 29 일 초판발행

저　자 : 송 병 호 ⓒ
발행인 : 박 병 조
발행처 : 도서출판 영문출판사
등　록 : 1987년 12월 21일 제2-419호
주　소 : 서울시 강남구 삼성동 69-1
전　화 : (02)514-5590, 776-5590
팩　스 : (02)756-8943
E-mail : yeongmunsa@empal.com
정　가 : 25,000 원
ISBN 978-89-7224-176-8 93510

• 파본은 교환해 드립니다.

머 리 말

아동들의 발달에 대한 이해 없이는 발달장애 아동들의 행동 발달을 이해하기 어렵습니다. 특별한 아동들이 어디서부터 그들만의 길로 발달을 하게 되었는지? 무엇이 원인이 되어 앉기 서기가 그들만의 방법으로 이루어지게 되었는지? 신체의 어느 부위의 근육들의 발달이 잘못되어 전체의 발달을 어렵게 하는지? 어떻게 각각의 아동들이 가지고 있는 문제를 풀어나갈 수 있는지? 앉기 자세가 잘못 된 아동들의 앉기 자세의 교정, 평생 두 손을 모아 잡아 보지 못한 아동들이 근육의 재훈련과 발달, 걸음의 변형에 대한 재교육과 균형 발달 등 행동의 발달을 교정하고 수정해 나가는데 정상적 발달 과정을 해부학적 그리고 인체 역학적 이해를 바탕으로 정확한 진단과 평가 아래 제대로 이루어지지 않은 움직임을 교정하고 재훈련하여 좀 더 활동적인 아동들이 되도록 해야 합니다.

신생아가 태어나 12개월에 걷기를 이루는 이 과정을 통해 장애를 가지고 있는 아동들의 운동발달의 현 상태를 이해하고, 태어나서 걷기까지 가는 과정 중 어느 부분에서 잘못 되기 시작하였는지를 알고, 다음 단계의 운동발달로 가기 위해 훈련되어야 할 운동치료가 마련되고 시행되어야 합니다. 두 손을 모으기 위해 3개월에 엎드려 앞 팔에 체중을 실고 가슴 상체간 근육을 발달시켜야만 두 손을 모으게 되듯이 체간과 상지 그리고 하지의 움직임 발달에 필요한 모든 움직임이 신생아과정에서 보여줍니다. 그래서 이 책의 첫 부분은 정상적 신생아 운동발달을 분석하여 이해를 돕기 위해 준비되었습니다. 특히, 이 책이 부모님과 발달장애를 보이는 아동들과 함께하고 있는 여러 관계자 분들께 도움이 될 수 있기를 바라는 마음입니다.

두 번째 부분에서는 우리가 깊게 생각하지 못하고 있는 지체장애아동이나 발달지연아동들이 가질 수 있는 정형외과적 문제들 중 많은 숫자의 아동들이 가지고 있는 부분들을 정리하여 수록하였습니다. 걸음을 걷는 아동도 걷지 못하는 아동도 관절과 인대 그리고 근육 문제 등 하나에서 많게는 3-4개의 이러한 근 골격계의 질환들을 가지고 있습니다.

혹시 이런 경험을 하시지는 않았는지요? 내가 함께하는 아동이 학교행사나 현장 학습 후 저녁에 칭얼대거나 잠을 이루지 못하고 우는 경우는 없었는지요? 열심히 트렘플린에서 열심히 뛰고 난 후 열이 오르거나 우는 경우는 없었는지요? 아니면 방과 후 저녁에 이런 일이 발생하지 않았는지요? 발목의

뼈인 거골이 반 탈구되어 발 안 쪽으로 내려 앉아 있는데, 무릎 관절이 근육과 인대의 약화로 또는 불균등으로 무릎의 안정성이 저하되어 있는데 혹시 오래 걷기를 시키거나 운동을 격하게 시키지 않았는지요? 부모님들과 혹 등산을 하지는 않았는지요? 이러한 여러 가지 좋은 운동이나 생활 습관이 어떤 아동들에게는 훌륭하게 작용될 수 있으나 많은 장애 아동들에게는 이러한 생활 행동들이 관절의 손상과 인대의 손상 등 근 골격계의 손상을 초래해 말 못하는 고통을 가지고 생활하게 되고 생활하고 있습니다.

이 책이 아동들의 행동발달의 이해와 생각하지 못했던 근 골격계의 문제들을 이해하고 아동들을 좀 더 이해하는데 도움이 될 수 있기를 조심스럽게 기대하며 끝으로 원고 마무리에 매달려 많은 시간을 함께할 수 없었던 가족들에게 사랑의 마음을 전하며 이 책이 출판될 수 있도록 원고 수정에 도움을 주신 대학원생 이지은 선생과, 사진과 그림 편집에 도움을 주신 대학원생 정해익 선생 그리고 강권영 선생에게 감사드립니다. 그리고 많은 어려움과 힘든 작업들을 해결해 주신 영문출판사 박병조 사장님과 직원 분들께도 감사드립니다. 모든 분들의 건강과 행복을 기원합니다.

송 병 호

단국대학교 특수교육과 특수교육대학원
물리-작업치료 전공 주임

목차(Contents)

단원 I.

정상운동발달과 비정상운동발달

제 1 장 정상 운동발달

1) 소개

운동 발달은 신경계의 발달과 개인 간의 유전적 부호(genetic coding), 환경적 경험(environmental experimental) 등과 깊은 관련이 있다. 운동 발달은 각 아동별 발달 속도에는 차이가 있으나 진행 과정은 누구나 같다. 머리에서 발쪽으로, 신체의 중앙부(근위부)에서 말초(원위부)로, 대근육(큰 근육) 움직임에서 소근육(작은 근육) 움직임으로 점차 발전되어 간다. 머리와 목 조절 근육, 체간 근육, 팔과 다리 근육 그리고 손과 발의 근육 발달 순서로 움직임이 발달하게 된다. 그래서 머리와 목 조절 근육과 중앙 몸통 근육의 발달이 제대로 이루어지지 않으면, 양 팔과 양 다리의 움직임이 정상적으로 발달이 어렵다. 아래 복근과 골반 조절 근육이 발달이 안되어 있다면, 앉기조차 힘들기 때문에 팔과 손을 사용하는 섬세한 동작은 하기 어렵게 되고, 서기를 할 때는 골반과 아래 몸통을 제대로 바로 세울 수 없기 때문에 아동들은 양손을 잡고 또는 여러 보조 도구를 써서 서기를 하거나 걷기를 하게 된다. 그래서 첫걸음의 어려움을 겪는 아동들은 바로 이 아래 몸통과 골반(하체간) 조절 근육들을 강화해야 하는 것이다. 이 부분의 내용은 뒤에 좀 더 깊게 많이 얘기가 될 것이다.

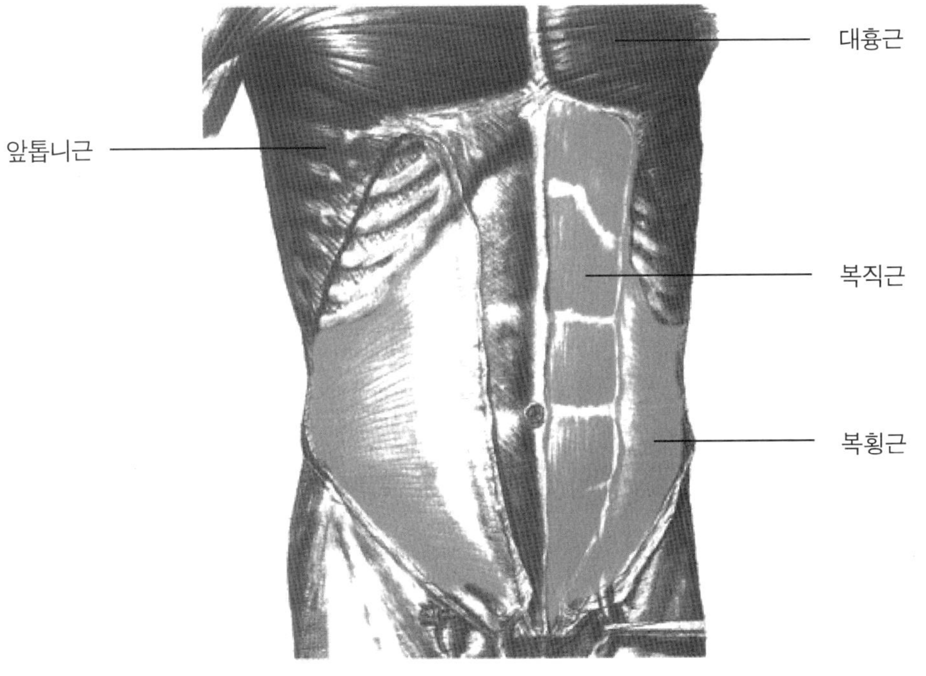

운동 발달은 감각 신경 입력과 자극에 의해 발달하는 것으로 감각-운동 발달이라고도 말한다. 충분한 감각 자극이 있고, 그것에 대응하는 반응 행동작용이 일어난다. 감각체계는 촉(tactile)감각, 고유수용성 감각(이 감각에 의하여 몸의 위치와 자세, 운동 상태를 알 수 있다; joint sense, tension, movement, speed), 운동감각(kinesthetic), 시각과 전정각(평형감각)을 포함한다. 아기는 움직임을 통해 감각을 익히게 되는데 정상아기는 매우 활동적이고 다양한 움직임을 계속하여 반복하므로 움직임에 대한 감각을 익히고 움직임이 더욱 발달하게 된다.

운동발달을 이해하기 위해 움직임의 특성을 이해하는 것은 매우 중요하다. 움직임이 일어나면, 그 움직임이 어떤 근육들에 의해 일어나는지 알아야 한다. 또한 모든 움직임에는 체중이동(weight shift)이 포함되므로 체중이동을 이해하는 것은 매우 중요하다. 체중이동은 자극에 대한 자세 바로 잡기반응(righting reaction)으로 설명되어지는데 자세 바로 잡기반응은 우리들의 모든 움직임에 자동적으로 일어나며, 또한 더 복잡한 평형 반응의 기초를 이루고 있다. 그래서 우리가 넘어지지 않고 걸을 수 있으며 앉아서 밥을 먹을 수 있고, 글을 쓸 수 있고, 양팔을 써서 일을 할 수 있는 것이다. 모든 움직임은 체중이동과 함께 자세 바로 잡기반응이 일어나야 우리 일상 생활동작과 걷기 등을 할 수 있는 것이다. 대부분의 연구에서 신전(폄: 쭉 뻗는 동작)의 발달에 대해 언급하고 있다. 펴는 것은 신체적 움직임의 안정성을 위해 매우 중요하나 우리는 바로 누운 자세에서 중력에 대응하여(항 중력) 자세를 취할 수 있는 굽힘(굽힘: 앞으로 구부리는 동작)에 대해서도 이해해야 한다. 옆 굽힘(옆쪽 중력에 저항하는 : 중력에 대응하여 옆으로 굽힘) 또한 옆으로 누운 자세를 유지하기 위해서는 발달되어야 하는 중요한 요소이다. 머리와 몸체의 정상적인 조절은 엎드려 누운 자세에서 폄(신전), 바로 누운 자세에서 굽힘(구부리는 동작), 옆으로 누운 자세에서 옆 굽힘(옆쪽굽힘: 한쪽으로 구부림)을 위해 매우 중요하다. 그러므로 이 책의 첫 부분에서는 신생아의 출생 후부터 생후 12개월 동안의 모든 정상적인 중력에 저항하여 자세 조절을 위한 근육의 조절 협응과 정상적 움직임 발달의 연속성을 위한 움직임의 요소를 설명하고자 한다.

2) 정상발달을 위한 기본요소

정상발달은 **자세 바로 잡기반응**(정위반응: righting reaction), **평형반응**(equilibrium reaction), **보호신전반응**(protective extension reaction)이 발달하는 가운데 이루어진다. 자세 바로 잡기반응은 공간에서 중력에 대항하는 자세로 머리와 몸을 바로 세우는 움직임을 일으키는 반응이고, 평형반응은 그 자세를 유지하려고 하는 움직임이고, 보호신전반응은 평형이 무너졌을 때 나타나는 움직임이다. 예를 들면, 뒤로부터 누군가에 의해 밀렸을 때 그대로 앞으로 넘어지는 것이 아니라, 아래 몸통부분이 앞으로 밀리면 위 몸통 부분과 머리는 뒤 방향으로 움직여 넘어지지 않고 선 자세를 바로 잡게 된다. 그리고 우리는 그 상태를 유지하면 활동할 수 있는 것이다.

영아의 초기 움직임은 아주 발달이 적은 시기의 움직임이며 일정한 의지적인 움직임이 아니다. 움직임은 어떤 목적이 있는 것도 아니고, 대뇌피질에서 조절되는 것도 아니다. 그러나 이런 동작들은 관절의 가동 영역(움직일 수 있는 범위)을 설정하는데 도움을 주고 관절주위의 근육들에 대한 조절이 가능하도록 후에 발달된다. 그리고 어느 정도 시간이 지나면 손과 발의 움직임이 대칭성, 양측성을 띠고 함께 움직인다. 다시 얼마간의 시간의 흐르면 양측성 움직임이 분리되어 손 그리고 발들도 따로따로 움직일 수 있게 된다. 펴는 근육(동작에 있어 쭉 펴는 근육)과 굽힘 근육(동작에 있어 구부리는 근육)의 움직임 요소들이 발달됨에 따라 모든 발달은 머리에서 발쪽으로 진행된다. 관절 근위부의 근육들은 손과 발의 중앙지향(midline orientation)이 가능하도록 하며, 몸체 조절을 가능하게 한다. 또한 머리에서 발로, 근위부에서 원위부로의 발달이 함께 일어나 자세 바로 잡기반응과 평형반응에 필수적인 대각선 방향의 움직임 요소가 생기게 된다. 움직임에 대한 4가지 일반적인 특성은 **안정된 상태**(point of stability), **움직임이 발생하는 상태**(point of mobility), **체중이동**(weight shift), **체중이동에 대한 반응**(reaction to weight shift)이다.

(1) 안정된 상태는 밑 바닥 받힘(base of support) 혹은 주어진 자세를 안정되게 유지하는 것을 말한다. 앉은 자세에서의 안정된 상태는 골반이고, 선 자세에서는 발이 안정된 상태를 유지하게 된다. 네발기기 자세에서는 손과 발이 안정된 상태를 유지한다. 안정성은 외적(external) 안정성이거나 내적(internal)안정성 중의 하나이다. 외적 안정성 혹은 위치(positional)안정성은 아동이 밑 바닥받힘을 넓게 하기 위하여 인체 역학적 움직임과 해부학적인 구조를 이용하여 안정성을 갖는 것이다. 예를 들면, 아동이 무릎관절을 구부린 상태에서 대퇴관절(엉덩관절)을 옆으로 벌리고, 무릎을 외측으로 회전시킨 다음, 대퇴관절(엉덩관절)을 구부리고, 다리를 벌리면서, 무릎의 방향이 몸의 바깥을 향하여 구부러진 자세를 하여 발을 마주 닿게 하여 앉은 자세를 취할 때 즉, 아빠다리(양반다리: circle sits) 자세를 말한다. 또는 아동이 무릎을 펴고, 다리를 길게 뻗고 앉은 자세도 외적 안정성의 예라고 할 수 있다. 내적 안정성은 아동이 근육과 관절에 대하여 조절능력을 갖게 되었을 때 나타난다. 내적 안정성은 기능적인 움직임 시 넘어지지 않고 평형을 유지하면서 일상생활 동작을 할 수 있도록 하는 필수적 능력이다.

(2) 움직임이 발생하는 상태는 움직임을 필요로 하는 곳을 말하는데 예를 들면, 동작과 관련된 관절이나 근육이다. 서서 두 팔로 공을 던질 때 움직임이 발생하는 상태(운동점)는 어깨관절과 어깨관절의 근육이지만, 안정된 상태를 지켜주는 곳은 엉덩이(안정점)가 된다. 아이들이 좋아하는 축구는 공을 차는 한쪽 다리는 움직임이 발생하는 상태이고, 체중을 지지하고 있는 다른 한쪽은 안정된 상태를 지켜주는 곳이다.

(3) 모든 움직임은 앞쪽, 뒤쪽, 옆쪽, 대각선 방향으로 체중이동을 일으킨다. 앉아 있는 아이가 물건을 잡으려고 손을 뻗칠 때 체중의 앞쪽이동이 일어난다. 서서 걸음을 걸을 때, 한쪽 다리에서 다른 쪽 다리로 체중이 이동되며 체중이 실리지 않은 쪽의 다리가 앞으로 걸음을 내딛는 것이다. 이때 체중은 고관절, 무릎관절, 발목관절, 그리고 골반에서 대각선과 옆쪽, 앞쪽으로 이동이 되면서 골반

이 함께 앞뒤 체중이 실린 쪽과 안 실린 쪽에서 각각 5°씩 회전과 밀림이 일어난다. 엎드린 자세에서 영아가 머리를 들기 위해서는 체중을 뒤로 옮기고, 가슴을 바닥에서 들어올린다. 이것은 체중의 뒤쪽 이동이다. 영아가 양쪽 팔꿈치로 체중을 지지하고 있다가 한쪽 팔꿈치로 체중을 이동시키면 체중이 한쪽으로만 이동되는 현상이 일어난다. 이때 물체를 잡기 위하여 반대편 팔을 들어 올리면, 대각선으로 체중이동이 일어난다. 자세 바로 잡기반응을 유발시키기 위해서는 체중이동의 방향을 알아야 한다. 체중이동은 근육의 작용, 시각자극, 머리의 회전에 의하여 촉발될 수 있다. 아이가 외적인 안정된 상태에 의하여 안정된 자세를 취하고 있으면, 효과적으로 체중이동을 할 수가 없다. 이러한 경우는 한자세로 고정된 상태인 것이다. **고유수용성(몸의 위치와 자세, 운동상태), 전정기관의 작용(머리의 위치, 움직임의 진행 방향, 회전, 자세, 등), 그리고 자세 바로 잡기반응(정위 반사)은 내적 안정성을 유지 시키며 체중이동을 위해 중요하다.**

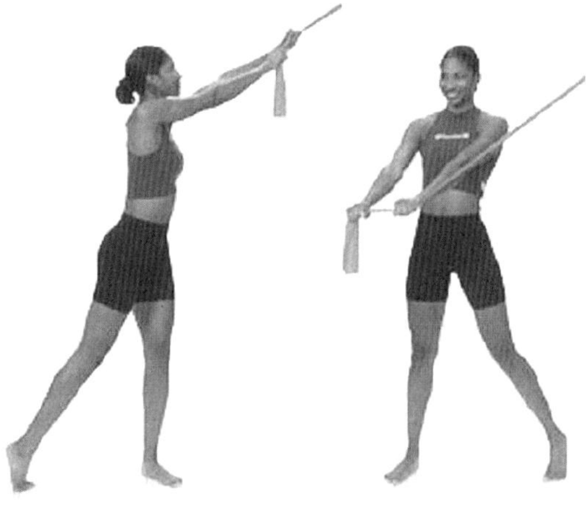

운동: 체중이동과 함께 대각선 방향과 회전을 이용한 체간과 하지 운동

(4) 어떤 아동은 넘어지는 반응을 나타내는데 이것은 조절능력의 부족을 보여주는 것이다. 다른 아이는 자세 바로 잡기반응을 사용하여 머리와 몸체가 정렬 상태를 유지한다. 또한 팔을 쭉 뻗어서 보호적 신전을 사용할 수도 있다. 다른 아이는 평형반응을 이용하여 공간에서 그 자세를 계속 유지할 수도 있다. 강의 시 자주 들던 예로, 한국 축구선수들과 브라질 축구선수와의 비교이다. 몸이 기울어져 있는 상태에서 슛을 할 때, 부드러운 잔디에서 운동을 해온 브라질 선수들의 발목 근육은 유연하며 탄력을 지니고 있어 기울어진 상태라도 안정성을 유지하는 다리 발목 근육들이 앞뒤 좌우에서 근육길이가 줄거(concentric)나 길어진 상태(eccentric)로 충분히 그 선수의 체중을 실고 체중이 실리지 않은 다른 한쪽 다리로 강력하고 정확한 슛을 할 수 있는 것이다. 그러나 단단한 바닥의 운동장에서 운동을 해온 우리 축구 선수들은 체중을 실리는 다리에 단단한 운동장 바닥으로 부터 충격(체중이 실릴 때 마다 아래로부터 오는 힘)이 가해 질 때 마다 관절 근육들이 수축을 반복해서 많은 힘을 쓸 수 있고 아주 단단한 발목 관절을 가질 수 있으나, 관절의 유연성과 탄력성을 잃어 내적 안정성이 낮다.

3) 출생부터 12개월 걷기까지의 움직임 발달과정

(1) 신생아(neonate) : 출생 후 10일

신생아(0-10일)는 생리적인 굽힘동작(Physiological Flexor Activity) 즉, 대퇴관절(엉덩관절), 무릎관절, 발목관절, 팔굽관절을 수동적으로 신장시키려고 하면, 용수철을 당긴 것처럼 원래의 위치로 되돌아가 다시 구부리고 있는 자세(Flexor Recoil)상태를 나타내며, 잘 조절된 움직임들은 나타나지 않는다. 이런 팔, 다리를 구부리고 있는 상태는 엎드린 자세와 바로 누운 자세에서 모두 나타난다.

① **엎드려 누운 자세**에서 대퇴관절(엉덩관절)은 구부린 상태로 아래 몸통 밑에 있게 되어 엉덩이가 위로 올라와 있어 아기의 체중은 앞쪽(머리와 어깨 쪽)으로 쏠리고, 얼굴은 어느 한쪽으로 돌려져 있으나, 목 뒤의 펌 근육(목 신전근)들이 약하지만 작용하여 반대 측으로 머리를 돌릴 수도 있다. **머리를 뒤로 들어올리는 동작(Head Shifting)은 중력에 저항하는 폄(Antigravity extension)과 체중이동(Weight shifting)의 발달에 첫 단계로 머리를 중력에 저항하여 바로 세우려는 작용에 의해 영향을 받는다.** (머리 들기는 중력에 저항하는 자세와 체중이동 발달의 첫 단계이다.)

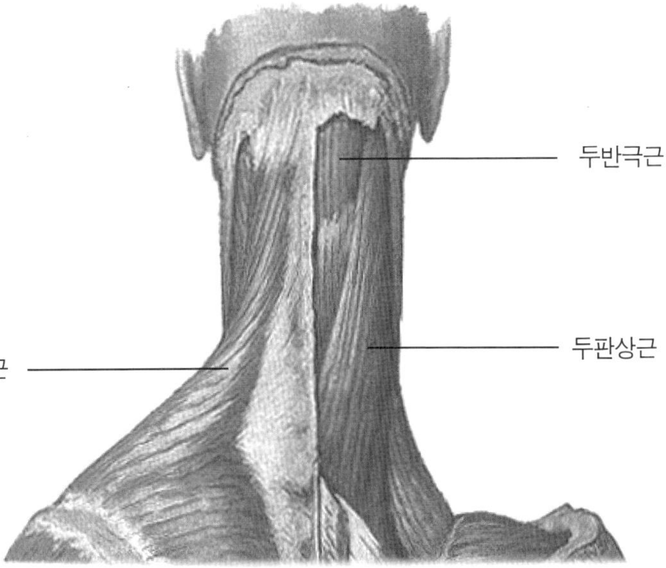

목 신전근

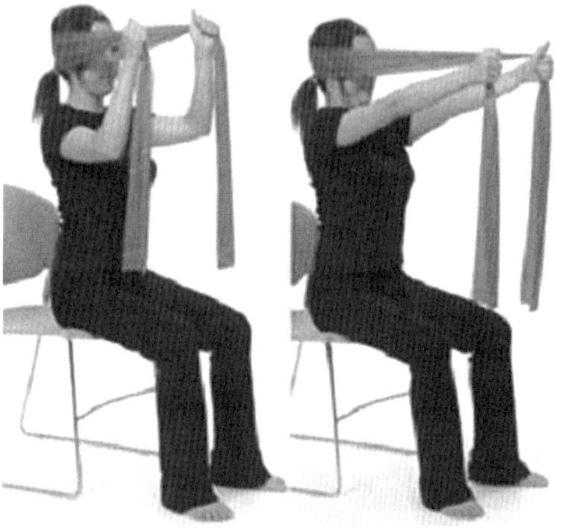

운동: 머리와 목 펴는 근육들의 운동

② 바로 누운 자세에서도 **생리적 굽힘**이 사지에서 나타나는데 목 조절을 위한 굽힘은 나타나지 않는다. 그러므로 아기의 머리 위치는 중앙으로 유지할 수 없고 옆으로 돌아가 있다. 아기의 두 손을 잡아 당겨 앉히는 동작을 할 때, 중력에 저항하는 굽힘 조절 능력의 부족이 잘 나타난다. 양손을 잡고 앉히기 위해 당겨보면, 중력에 저항하는 굽힘 조절(antigravity flexor control)로 목 굽힘 근육(동작에 있어 구부리는 근육)의 근 수축이 미약하게 관찰될 뿐, 아직 머리를 조절할 정도의 근력은 부족한 상태이다. 그러므로 생리적 굽힘이 중력에 저항하는 자세를 유지하기 위한 굽힘과는 다르며, 중력에 저항하는 자세를 위한 폄 근육 발달은 굽힘 근육(동작에 있어 구부리는 근육) 발달보다 앞서 나타난다.

③ 신생아를 **앉혀 놓으면,** 몸통의 근육 조절(Trunk Muscular Control)이 결여되어 대퇴관절(엉덩관절)에서 상체 전부가 앞으로 굽혀지며 등은 둥글게 되고 머리는 잠시 순간적으로 들어 올릴 수 있지만, 곧 다시 앞쪽으로 떨구게 된다.

④ **신생아를 일으켜 세우면** 서기를 하듯 다리를 펴며 자동적으로 보행(Automatic Walking)하는 동작을 나타내나 이것은 반사 작용에 의한 움직임이며 이런 반사활동(reflex activities)은 점차 4주에서 6주쯤 지나면 서서히 사라지게 될 것이다.

(2) 생후 1개월 : 4주

아기는 생후 1개월이 되면 양팔과 양다리에서 생리적 굽힘이 점차 줄어들면서 펴는 자세를 하게 된다. 점차 스스로 움직임의 조절을 시작하게 된다.

① 엎드린 자세 : 머리 들어 올리기는 아기 스스로 움직임을 조절하게 되면서 머리/목 펴는 근육(목 뒤에서 머리를 들고 목을 뒤로 젖히는 근육: 그림 참고)들의 조절을 증가시킨다. 이는 대퇴관절(엉덩관절)의 굽힘 근육(목 앞에 있는 근육)들이 펴지고, 생리적 굽힘에 의해 엉덩이가 들린 상태로 얼굴과 양어깨 앞쪽으로 쏠렸던 체중이 생리적 굽힘이 사라지면서 엉덩이가 바닥과 가까워지면서 감소되었기 때문이다.

② 바로누운 자세 : 머리/목 굽힘은 증가되지 않아 양팔을 잡고 앉은 자세로 끌어 당겨보면, 목의 앞 근육은 목을 뒤로 젖히는 목 뒤의 펴는 근육들에 의해 신장되어 있고, 이 굽힘 근육은 아직 중력에 저항하는 (항중력) 활동을 할 정도로 발달되지 않았다. 그래서 머리가 뒤로 심하게 젖혀져 있는 상태로 끌려 오는 듯한 모습을 보이게 된다.

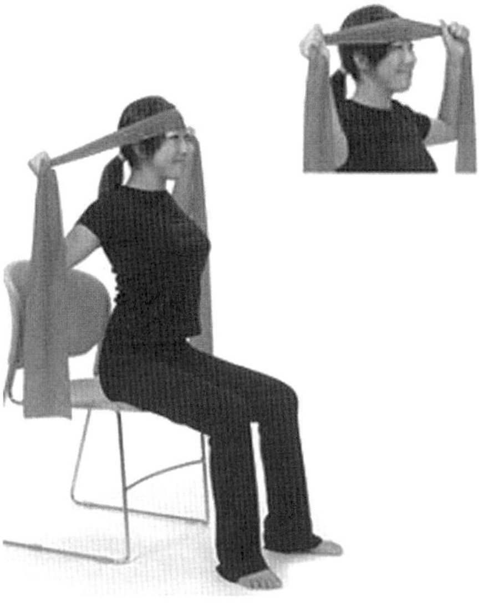

운동: 머리와 목 굽힘 근육들의 운동

(3) 생후 2개월

아기는 생후 2개월이 되면, 근육의 단단한 정도가 약해지고(저긴장: Hypotonia, Low tone), 생리적 굽힘이 중력에 의해 감소되고, 한쪽 뒤로 심하게 젖혀지는 활동이 증가된다. 이 때 뒤로 젖혀짐(신전)은 중력에 저항하는 굽힘 작용이 아직 부족하므로 평형을 유지하기는 어렵고, 큰 근육들의 운동 활동 조절도 어렵다.

① 엎드린 자세 : 양쪽 대퇴관절(엉덩관절)은 생리적 굴곡이 없어지므로 좀 더 펴지고 골반은 바닥에 가깝게 내려와 앞쪽으로 쏠렸던 체중이 감소되어 머리 들기와 돌리기가 쉬워 진다. 아기가 머리를

들 때, 아직 중심선에 유지하는 것은 어렵고, 양팔로 지탱하게 되어 능동적인 팔을 옆으로 벌리고 올려 어깨를 벌리는 자세(어깨관절의 벌림)가 증가된다.

② 바로누운 자세 : 중력은 어깨관절의 회전에 중요한 역할로 작용한다. 얼굴이 향한 쪽 팔의 신전과 뒤통수를 보이는 쪽 팔의 굽힘을 나타내는 전형적인 목에서 발생하는 불균등한 목의 반사(목에서의 근육들의 불균등에 의해 머리가 옆으로 돌아가게 되며 목 척추의 회전이 한 방향으로 강하게 일어난다: Asymmetric tonic neck reflex)와 펴는 근육 긴장(Extensor tone)이 나타난다. 머리 회전의 늘어남에 따라 함께 척추회전이 시작되며 그로 인해, 가장 초기적인 옆 측으로의 체중이동(Primitive lateral weight shifting)과 신체의 불균등한 촉각자극(Asymmetrical tactile stimulation)이 나타난다. 머리가 회전하는 방향으로 척추가 돌고 체중이 이동되어 반대쪽과 체중이 실리는 정도의 감이 달라진다. 또 머리를 한 쪽으로 돌리고 있기 때문에 시선이 한쪽방향으로 치우치는(lateral swiping) 경향을 자주 관찰할 수 있다.

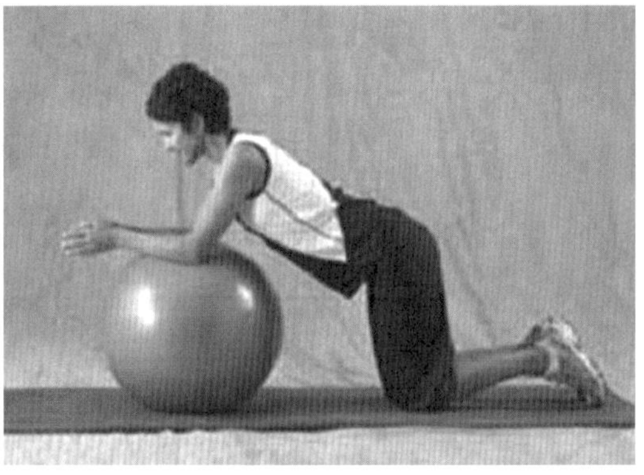

운동: 무릎 앉기에서 공에 기대어 가슴 근육(상체간근육)과 목과 척추 펴는 근육들의 강화

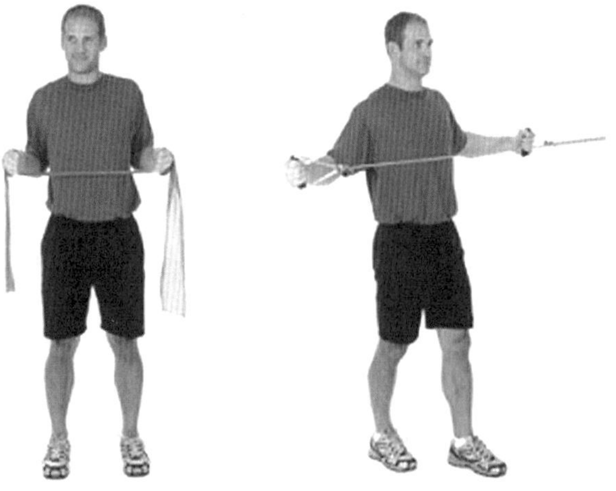

운동: 탄성밴드를 이용하여 척추펴는 근육의 운동

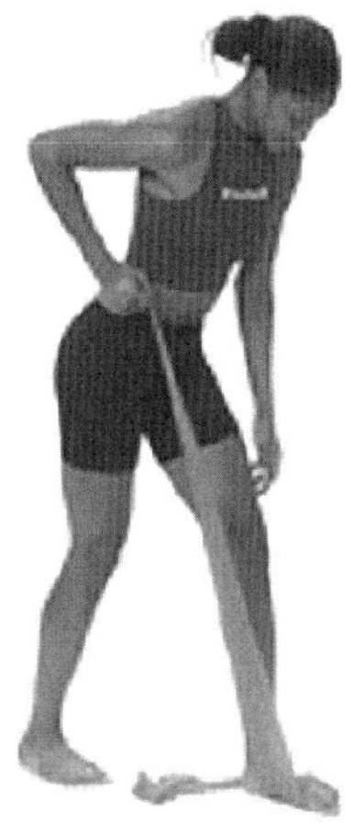

운동: 어깨관절의 안정 근육과 흉추의 척추 펴는 근육 운동

③ 바로누운 자세에서 앉은 자세로 끌어 당겨보면, 시각적 작용과 내이(전정기관)의 작용으로 머리를 바로 세우려는 자극으로 인하여 목 앞의 굽힘 근육들이 머리를 들어 올리려고 하면서 약한 수축을 보인다. 그러나 머리를 중앙에 두고 올라오지는 않고 뒤로 치우쳐져 끌려 올라오는 모습을 한다. 앉은 자세에서 머리조절은 앞쪽으로 떨어져 있는 머리를 뒤로 들어올리기 위해 잠시 약하게 수축하여 머리를 들었다 다시 떨어드리곤 한다. 이는 머리를 뒤로 들 때 작용하는 목과 머리의 폄 근육들(목 뒷부분의 근육)이 아직 약하지만 작용을 하며 운동 한다는 것을 보여 준다.

선 자세에서는 다리의 위치감과 힘의 조절이 잘 안되면서 기립보행불능(증)을 보인다.
(Astasia-Abasia)

(4) 생후 3개월

생후 3개월 된 아기는 균형 있는 목 근육들의 양측조절(Bilateral Control) 발달로 중력에 저항하는 굽힘 조절의 발달이 머리/ 목과 체간 윗 부분에서(상체간) 나타나는 시기이다. 따라서 머리가 심하게 옆으로 돌아가는 것이 줄어들고, 목에서 불균형 **반사(Aymmetrical Tonic Reflex)의 자극도 감소되어 머리가 심하게 옆으로 돌아가게 되는 것이 줄어들고, 양손이 점차 중앙으로 모이게 되어 시선이 두 손이 모이는 곳으로 가고, 당연히 머리가 중앙으로 위치하게 된다. 그리하여 1-2개월의 발달 과정이 이루어지고 나면, 그다음으로 중심선에 대한 적응관리가 시작된다.**

① 엎드린 자세 : 머리를 들고 유지할 수 있으며(12주, 5초) 머리/목 폄은 상부 몸통 펴기에 의해 수반된다. 몸통 폄(쭉 펴지며)과 증가된 양팔의 벌림(양팔이 옆으로 벌어지는 자세), 아래 팔(forearm)의 체중부하는 상부가슴을 지지면으로 부터 들어 올리는데 도움이 된다(puppy position: 강아지가

엎드려 머리와 앞 가슴부분을 들고 있는 자세). 아래팔 체중부하는 아기의 목적 있는 동작(purposeful movement)을 성취하기 위하여 굽힘 근육(동작에 있어 구부리는 근육)과 펴는 근육(동작에 있어 쭉 펴는 근육)이 처음으로 협동하여 함께 작용하는 자세가 된다. 이는 고유 감각(고유수용성 감각)에 받는 느낌으로 위치와 힘의 조절을 적절하게 맞추어 상지자세 즉, 목과 어깨관절의 안정성에 큰 영향을 미친다. **아동의 어깨가 느껴지는 감각의 정리로 자세의 안정을 갖기 위하여 어깨 근육들의 작용이 일어난다.** 머리와 상부 몸통을 들어 올리는 동안, 골반은 바닥에 닿고 평평해지고 하지는 보통 벌림 다리가 벌어지고 무릎의 방향이 몸의 바깥방향으로 구부려지는 자세가 되므로 요추의 심하게 뒤로 젖혀지고(과신전) 골반의 앞쪽경사(pelvic anterior tilt)(골반이 앞쪽으로 돌아간 것으로, 측면에서 보면 오리궁둥이처럼 보이는 자세)에 대한 배경이 된다. 양쪽 대퇴관절(엉덩 관절)은 벌림과 외회전(다리가 벌어지고 무릎의 방향이 몸의 바깥방향으로 구부려지는 자세), 양 무릎은 굽힘(구부려지는 자세), 양발은 모아져 접촉되고 발과 발을 가지고 노는 것은 기기, 후에 **서기 위한 발의 감각 입력으로 신체인식(body awareness)을 증가시키는데 중요한 의미가 된다.**

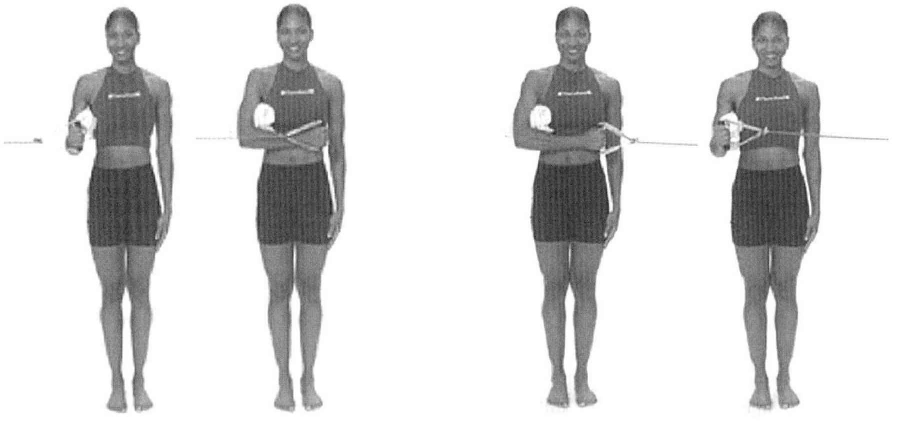

운동: 탄성밴드를 이용하여 팔을 안으로 그리고 바깥 방향으로 당기면서 상체간의 굽힘근육과 폄근육 운동

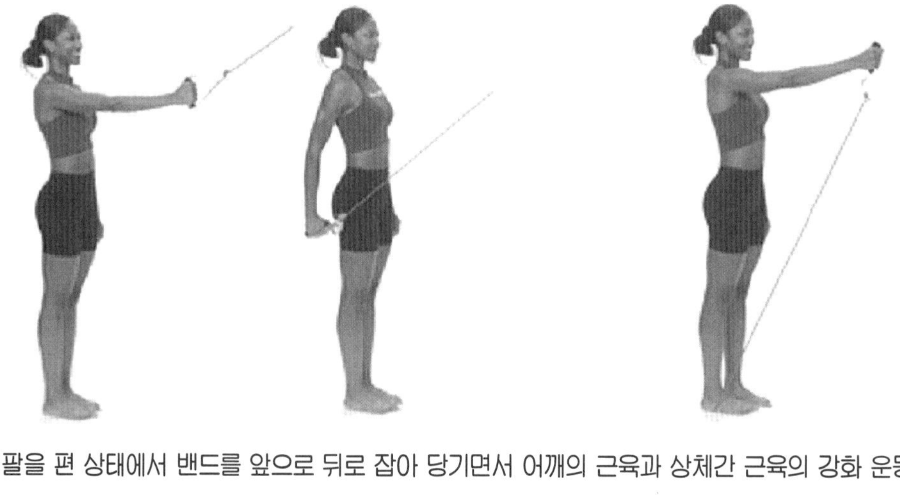

운동:팔을 편 상태에서 밴드를 앞으로 뒤로 잡아 당기면서 어깨의 근육과 상체간 근육의 강화 운동

② 바로누운 자세 : 몸의 양쪽이 같은 모습으로 자주 놓이게 되며 상지는 양손이 가슴에서 서로 닿게 되고 만지게 된다. 머리는 중앙 중심선에 유지하므로 시각은 중앙에서 볼 수 있고, 턱은 숙이게 (몸 쪽으로 내려오게) 된다. 많은 저긴장(근육의 단단함이 적은) 어린이는 이 단계를 수행하지 못한다. 목 굽힘(목을 구부리는 자세) 동작과 양손을 가슴 쪽으로 모으는 동작은 상체 굽힘 근육 (동작에 있어 구부리는 근육)운동을 촉진하게 된다. 대퇴관절(엉덩관절) 벌림(몸 밖 양방향으로 넙다리뼈(대퇴골)을 벌리는 자세), 외회전(무릎이 양 바깥으로 돌아가게 넙다리를 돌리는 자세), 굽힘(엉덩관절을 구부림)과 무릎관절 굽힘 자세는 "개구리 다리 모양(frog legged)"자세를 만들어 분명한 대칭 자세를 보여준다(전체적으로 대퇴관절(엉덩관절)을 구부리고, 무릎을 구부린 자세에서 무릎의 방향이 몸의 바깥을 향해 벌어진 자세). 양손을 잡고 아기를 끌어 당겨 앉힐 때 머리와 목은 중력을 이겨낼 정도로 굽힘 근육(동작에 있어 구부리는 근육) 조절이 충분한 근력을 갖추고 있지 못해 머리를 중앙에 두고 올라 올 수가 없다. **불균등하게 올라오는 머리에 의해 몸의 다른 부위에서도 모습이나 자세가 불균등 해지면서 올라오게 된다.**

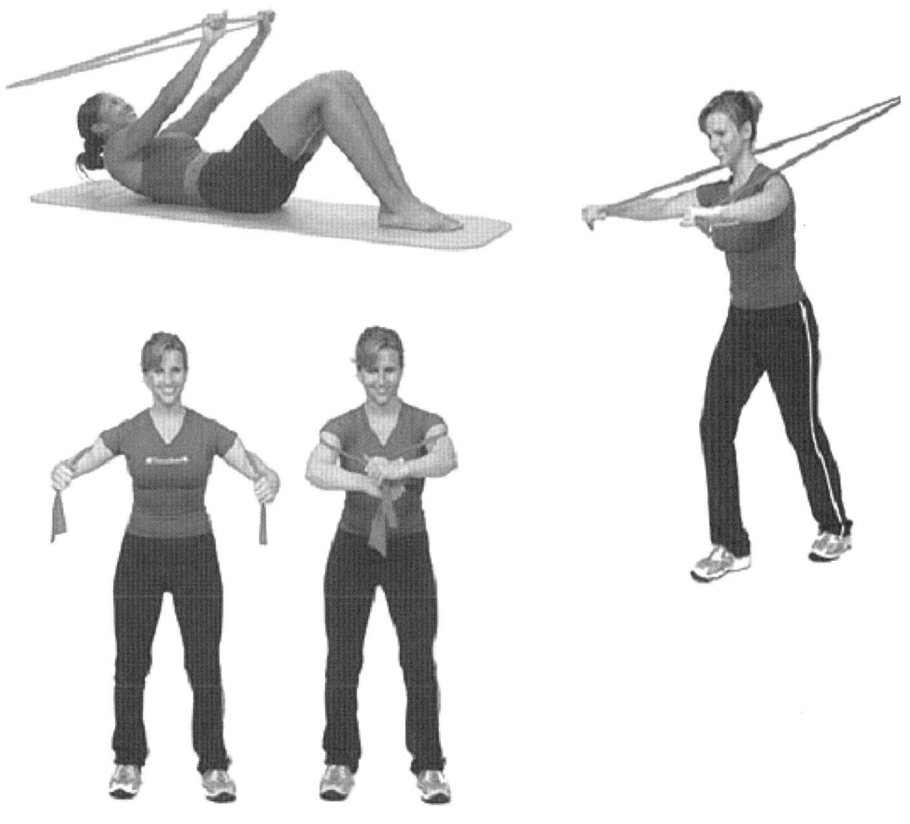

운동: 누운자세와 선자세에서의 굽힘 근육 운동

③ 아기를 앉혀 놓으면 머리는 펴는 근육(목을 뒤로 젖히는 근육)과 굽힘 근육(목을 구부리는 근육)의 작용으로 균형을 잡아 머리의 위치를 바로 세울 수 있지만, 이 머리와 목 조절 근육들이 완전하게 발달하지 않은 관계로 머리의 위치 안정성을 높이기 위해 어깨가 올라오고, 목 앞쪽의 근육들의 약화로 턱을 앞으로 내밀게 되는 동작을 한다. 또 몸통의 근육이 아직 발달되지 않아 등은 둥글게 되고 몸통의 안정성을 유지하기 어렵다. 그래서 충분히 받쳐주어야만 앉기 자세를 할 수 있다.

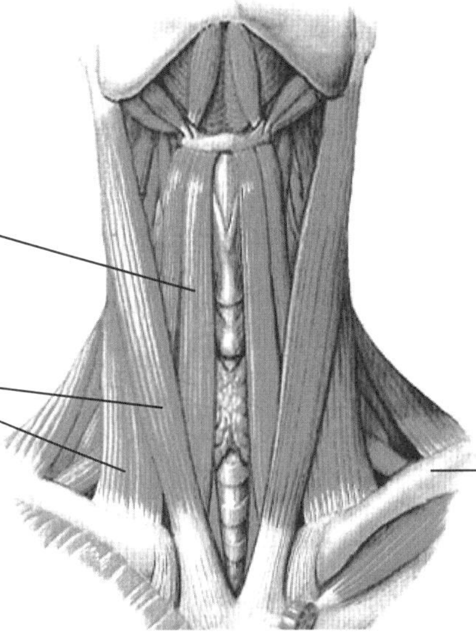

목 굽힘 주요 근육

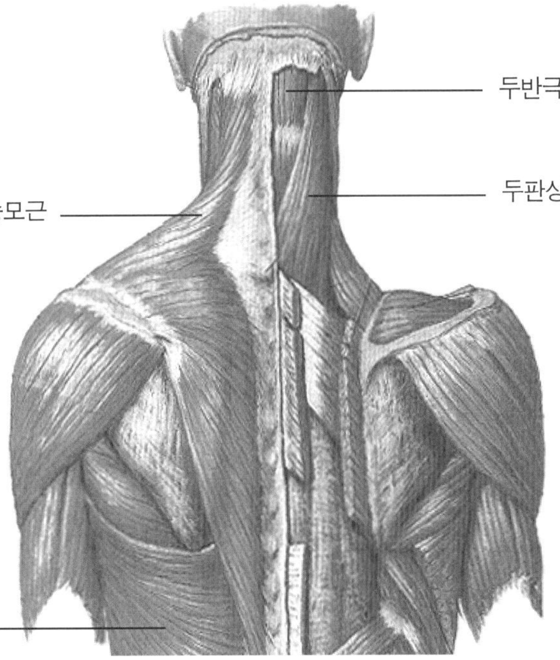

목 펴는 주요 근육

④ 아기를 세우면, 양다리를 벌리고 양 무릎은 뻣뻣하게 펴서 양발로 체중을 지지한다. 자동적 걷기 반응은 나타나지 않는다. 기립보행불능증(Astasia Abasia) 역시 사라진다.

(5) 생후 4개월

생후 4개월 된 아기는 목의 굽힘 근육(목을 구부리는 근육)과 펴는 근육(목을 뒤로 젖히는 근육)의 양측의 적절한 조절(bilateral control)과 균형이 이루어진다. 이는 근육의 근력과 조절력이 증가되기 때문이며 특히, 목과 머리 조절이 이전보다 발달된다. 목 펴는 근육과 굽힘 근육의 균형 조절이 좋아져 옆으로 누워서도 미로 반사와 정위 반사에 의해 중력에 저항하여 머리를 바로 들어 올리려는 동작이 시작된다.(head-neck lateral flexion)

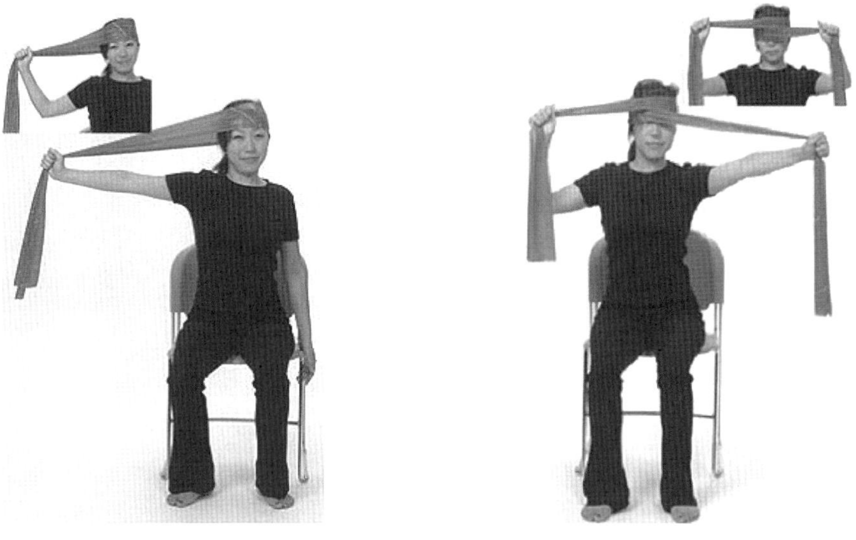

운동: 밴드를 이용하여 목을 옆으로 굽히는 근육과 회전 근육 강화 운동

① 엎드린 자세 : 란다우 반응(Landau reaction)의 시작 단계로 전체 펴는 모양(total extension pattern)이 나타나며 이는 척추와 몸통의 펴는 근육을 발달시켜 앉기 서기 걷기에 대한 준비가 된다. 특히 척추 근육들의 발달이 된다. 성장한 후에도 척추의 불안정에 의해 발생되는 여러 가지 문제를 해결하는 운동이 될 수 있다. 가령 예를 들면, 허리 부분의 척추근육의 약화로 허리 척추 앞으로의 곡선(lordosis)이 없어지면서 허리의 문제가 서서히 발생할 경우 문제 해결에 적합한 운동이 바로 전체 펴기 운동이다. 강한 펴는 근육은 항 굽힘(중력에 대항해 구부리는 자세) 작용과 함께 균형을 이루게 되고, 이는 아래팔(forearm) 체중지지에서 관찰된다. 머리와 가슴은 들어 올려 중앙 쪽에 유지하게 되고, 어깨 조절은 양팔을 몸에 가까이 가져가기에 충분하게 증가된다. 척추 펴는 동작(spinal extension activity)과 운동성은 허리 쪽으로 진행되어 허리 폄을 증가시키고,

골반을 앞쪽으로 기울여 허리/골반 움직임 발달이 나타나기 시작한다. 양팔은 아직 체중을 아래팔로 지지할 만큼 충분히 발달하지 않기 때문에 우연히 체중을 어느 한 쪽으로 이동할 때, 어깨가 내려앉아 의지적이지는 않지만, 옆으로 돌아눕기가 이루어질 수 있다.

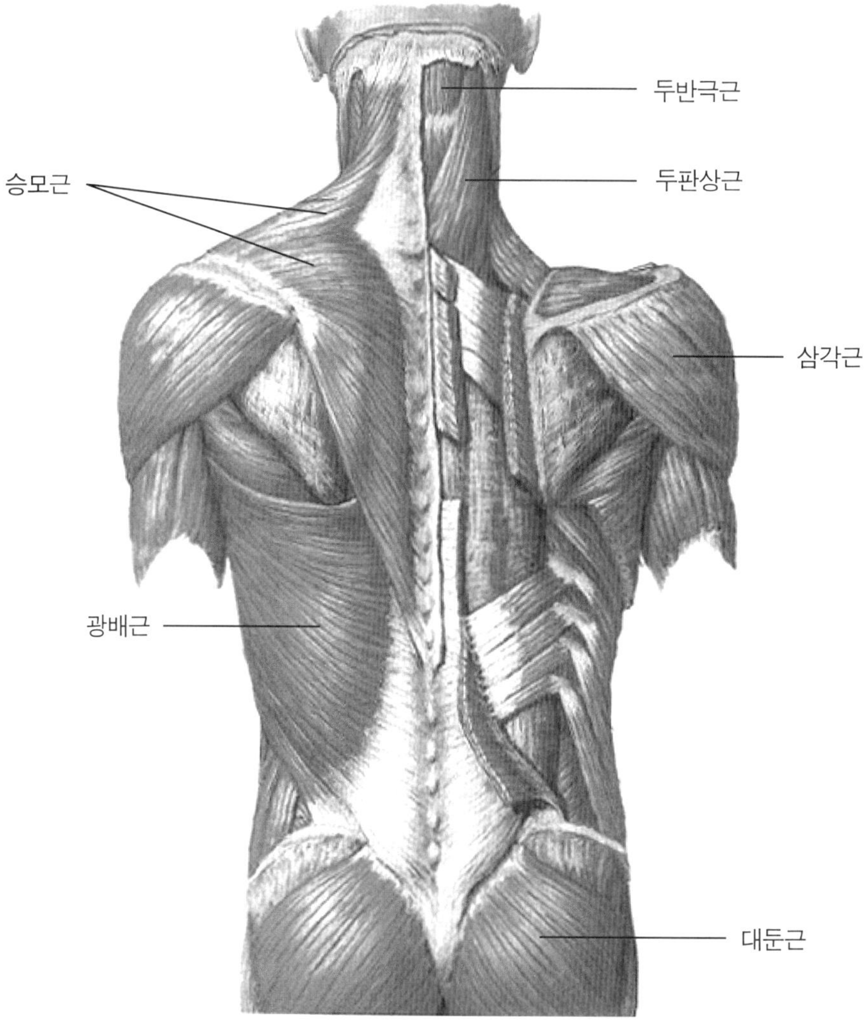

체간 신전으로 발달될 수 있는 중심 근육들

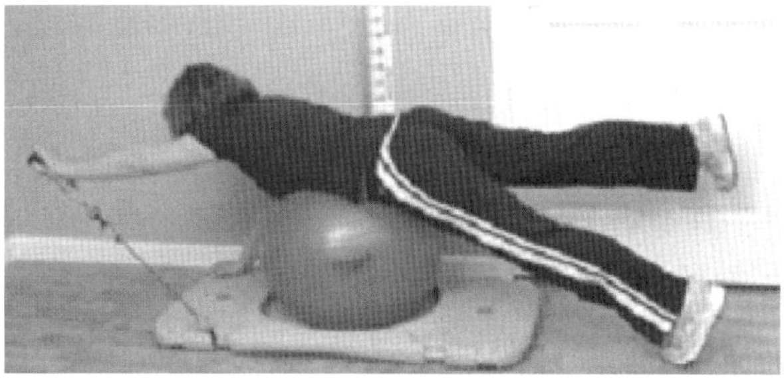

운동: 공에 엎드린 상태에서 팔과 반대편 다리를 들면서 척추 폄 근육 운동과 함께 안정성 운동

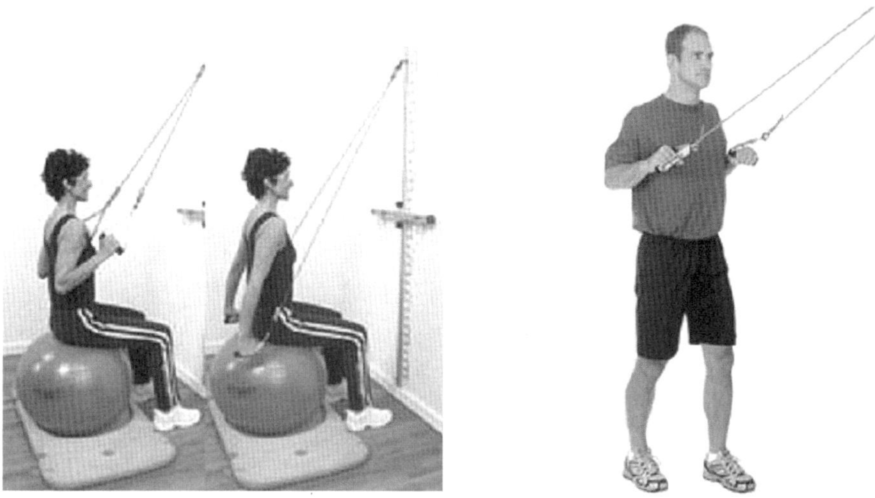

운동: 공에 앉은 자세에서 척추 폄근육 운동과 선자세에서의 척추 폄 근육 운동

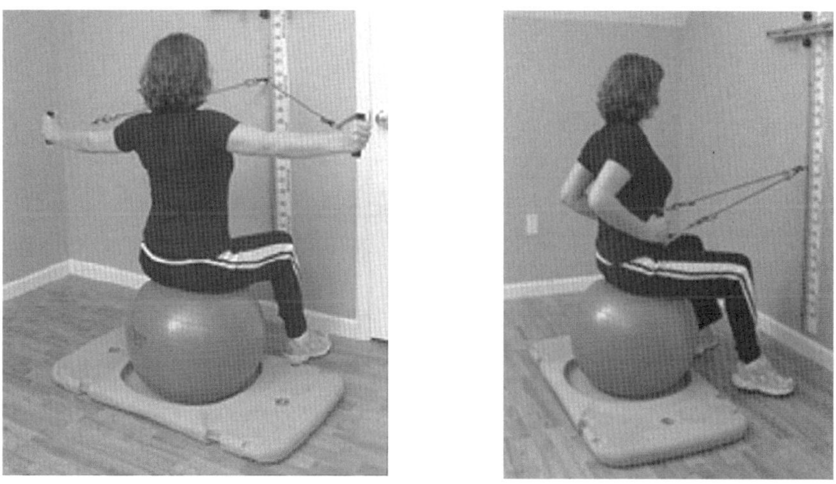

운동: 앉은 자세에서 척추 폄 근육과 공을 이용한 안정성 증가 운동

② 바로누운 자세 : 누운 자세에서 일으켜 앉혀 보면, 목 굽힘 근육의 조절 능력이 충분하여 머리를 중앙에서 잘 유지할 수 있다. 어깨뼈(견갑골)의 조절 능력이 증가되어 양팔을 앞으로 뻗을 수 있고, 양손으로 양 무릎을 만져 신체 부분을 인식하는 새로운 경험을 맛보게 된다. 또 대퇴관절(엉덩관절) 굽힘과 모음(내전: adduction)은 복부근육이 함께 작용하여 골반을 뒤쪽(골반이 뒤로 밀리는 상태로, 측면에서 보았을 때, 엉덩이가 아래로 둥글게 떨어지고, 등이 약간 구부러진 자세)으로 기울이게 한다. **전 · 후방의 골반경사와 요추의 운동성은 앉기, 서기, 걷기, 그리고 자세의 변화 등을 위해 좀 더 진전된 골반과 하지의 움직임을 준비하기 위한 필수적인 요소들이다.** 이 시기 옆으로 구르기는 **목 자세 바로 잡기반응**(Neck righting reaction)(중력에 대항해 목을 바로 세우려는 반응)의 영향을 받아 머리를 돌리면, 몸은 위 중간 아래의 순으로 단계적인 움직임으로 움직이게 된다.

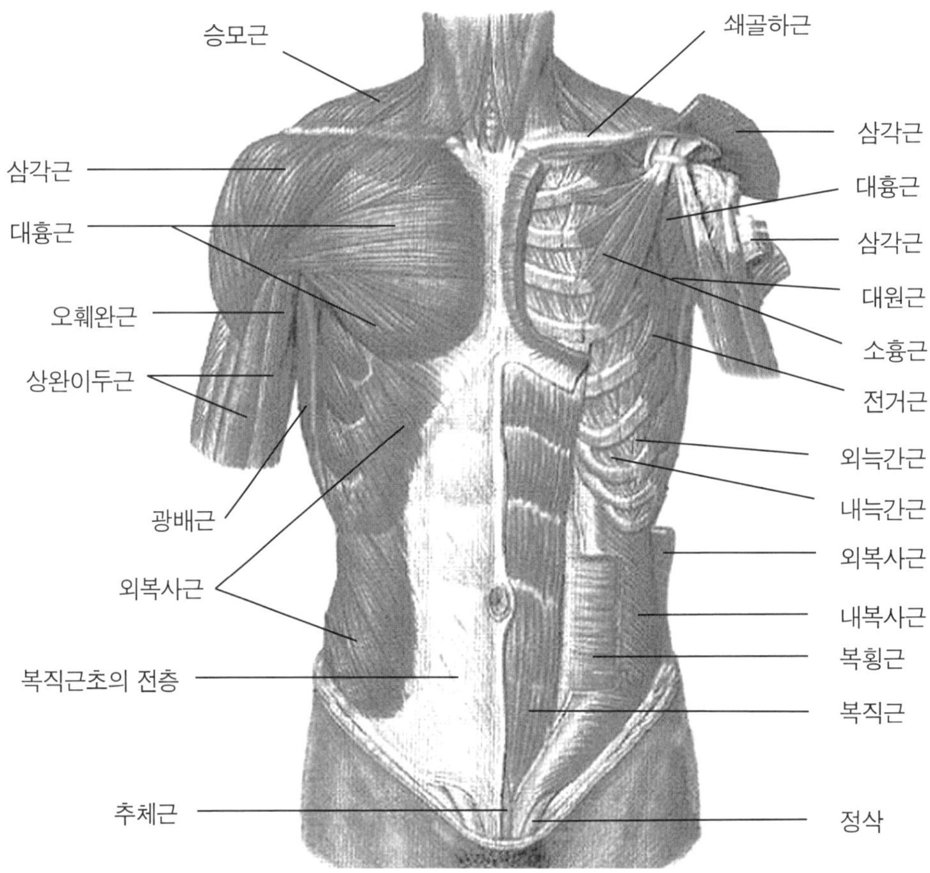

체간 굴곡으로 발달될 수 있는 근육들

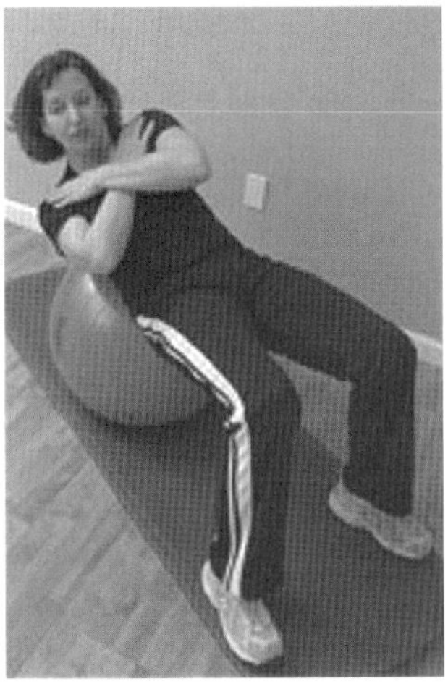
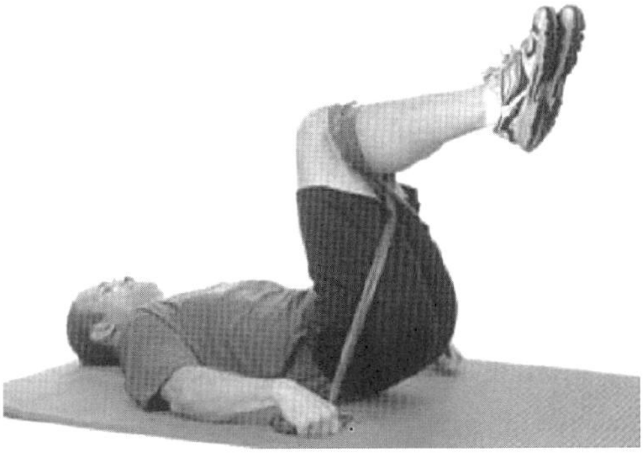

운동: 공에 누워 위몸 일으키기와 바로누운자세에서 체간 굴곡근과 대퇴관절 굽힘근육 운동

③ 옆으로 누운자세 : **미로**(내이)와 **시각 자세 바로 잡기반응**(Labyrinthine & Optical righting reaction)은 **옆쪽으로의 머리 바로잡기**(Lateral head righting)에 대한 자극에 대비하게 된다. 이는 **옆측 펴는 근육**(동작에 있어한 쪽으로만 쭉 펴는 근육)이 **굽힘 근육**(동작에 있어 한쪽으로만 구부리는 근육)과 함께 작용해야만 중력이 가해지는 방향으로 향해 머리를 들거나 굽힘 시킬 수 있게 된다. 아기는 윗 가슴의 발달과 양팔 굽힘의 발달로 머리의 안정성을 보강하고, 굽힘 근육이 강하게 작용을 하면, 복부근과 넙다리 근육에 힘의 작용이 일어나게 영향을 미치게 된다.(energy overflow)

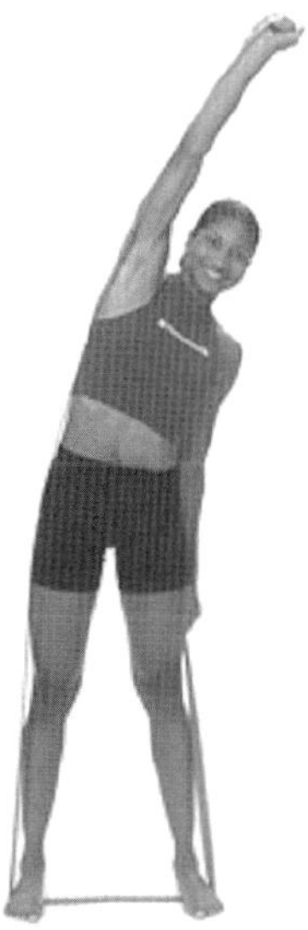
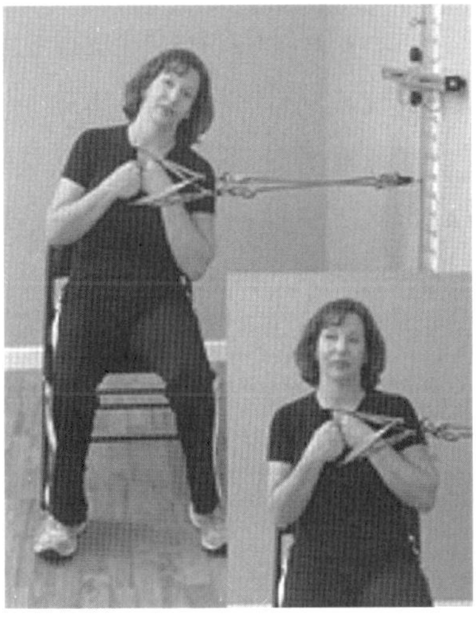
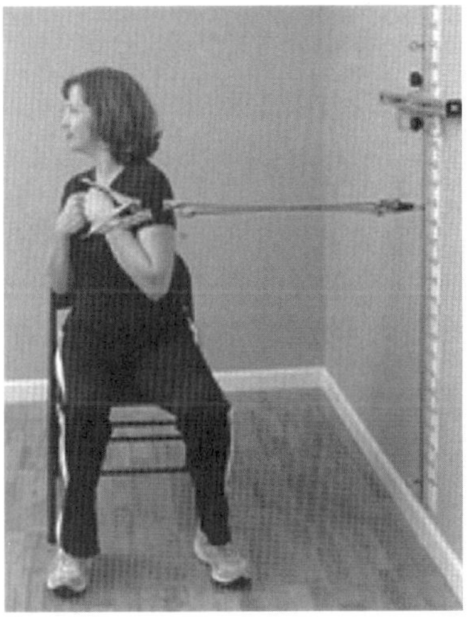

운동: 서서 밴드를 이용하여 체간 측면 굽힘 근육운동과 앉은 자세에서의 체간 굽힘 그리고 회전근 운동

④ 앉은 자세를 취하면, 경추와 흉추에서 펴는 근육(상체를 쭉 펴는 근육)의 활동을 확인할 수 있고, 그 아래의 척추는 둥글게 된다. 이같이 증가된 머리/목 체간 조절 때문에 아기를 세우면 좀 더 체중부하를 아래로 줄 수 있게 된다.

(6) 생후 5개월

생후 5개월된 아기는 옆쪽으로 체중이동(lateral weight shifting)이 가능하고, 머리와 척추의 옆쪽 자세 바로 잡기반응(head and neck lateral righting reaction)이 나오는 중요한 시기이다.

① 엎드린 자세 : 몸 자세 바로 잡기반응(body righting on the head reaction)은 체중이 한 쪽으로 이동될 때, **한쪽이 다른 한쪽과 다른 촉각**(Asymmetrical tactile)의 입력으로 머리를 스스로 똑바로 하려는 반응이다. 이는 중력과 관계있는 중심의 움직임으로 인한 미로자극(내이의 자극)과 그에 대응하는 조절에 의존한다. 또한 이 시기에는 평형반응이 시작된다. 이 시기 양팔을 펴서 유지하려는 자세는 능동적인 척추 펴는 근육(몸통을 쭉 펴는 근육)과 어깨뼈의 안정성, 능동적인 팔굽관절 펴기, 손목과 손가락을 쭉 펴는 동작, 넙다리뼈관절(엉덩관절) 넙다리뼈를 뒤로 뻗는 자세) 및 모음(대퇴관절(엉덩관절)을 몸의 중심으로 향하게 하는 자세) 그리고 중립 위치 회전(neutral)이 요구된다. 이와 같이 모든 체중부하 관절에 고유수용성 받는 느낌을 받아 좀 더 안정성의 발달에 기여하게 된다. 또 어깨뼈(견갑골)의 조절과 몸체 바로잡기 반응으로 아래팔에서 체중을 이동하고, 한손을 앞으로 뻗을 수 있어 우측으로 체중을 이동할 때, 우측에 증가된 비대칭성 촉각(양쪽이 다르게 느끼는 감각) 느낌을 받게 된다. 이러한 받는 느낌은 아기의 머리를 좌측에서 우측으로 향하게 하는 머리의 옆쪽 자세 바로 잡기반응을 보여 척추의 옆쪽 굽힘(척추가 한 방향으로 곡선을 만들며 구부러진 형태)의 원인이 되고 골반 한쪽을 바닥 위에서 옆 위쪽으로 올리는 결과를 초래한다. 또 체중이 실리는 측의 넙다리뼈관절(대퇴관절) 펴기, 모으기, 그리고 몸 중앙선 방향으로 넙다리뼈 회전(다리를 편상태에서, 다리를 모으고, 대퇴관절을 구부리고, 무릎을 완전히 구부린 상태에서 무릎의 방향이 몸의 중심, 위쪽으로 오게 하는 자세)을 촉진시키며 반대 측의 넙다리뼈관절 굽힘, 벌림, 외회전(대퇴관절을 구부리고, 다리를 벌리면서, 무릎의 방향이 몸의 바깥을 향하여 구부러진 자세)을 촉진시켜 하지의 다른 모양으로 하는 분리(dissociation)운동성을 발달시키도록 유도하게 된다. 아기의 체중을 똑바로 들어 올릴 수 없다면, 구르기를 할 수 없고 이 시기에 구르기는 아기가 스스로 하는 의지적인 움직임의 동작이 아니고 순간적으로 우연히 발생하는 동작으로 이루어진다. 따라서 거의 모든 아기들은 좀 더 조절할 수 있는 시기에 도달할 때까지 수의적으로 수행하지 못할 것이다.

② 바로누운 자세 : 중력에 저항하는 굽힘은 증가되어 복부와 대퇴관절(엉덩관절) 굽힘 근육은 양다리와 양발을 아기의 **입까지 가도록 하며 양손으로 발을 가지고 놀이를 함으로써 정상적인**

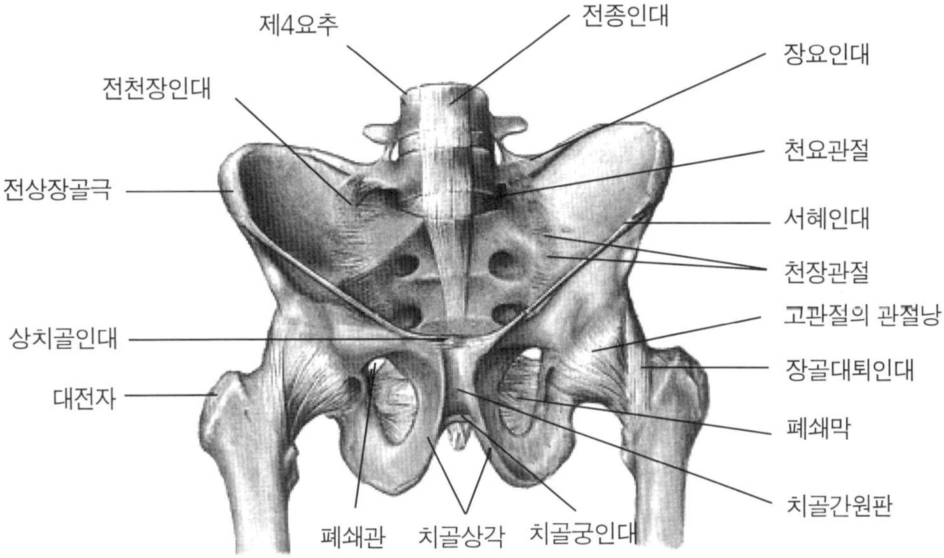

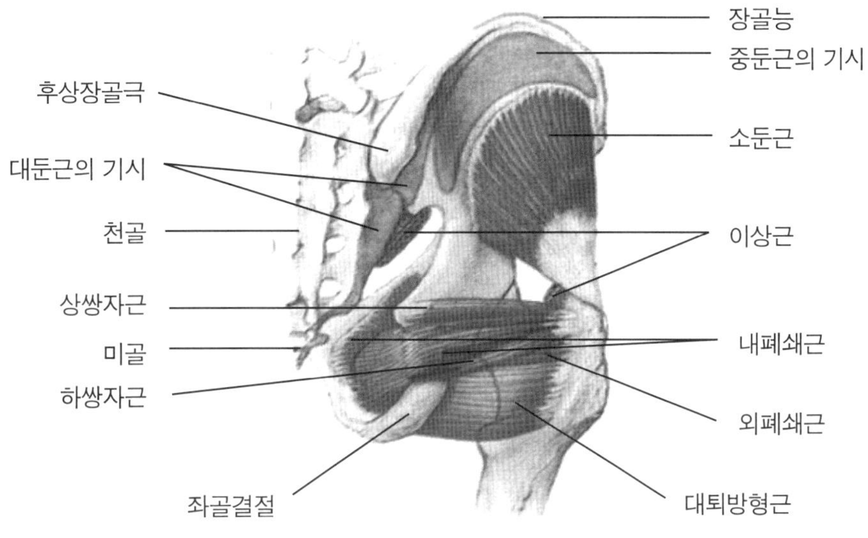

서기와 걷기를 준비하기 위한 감각둔화(Desensitization)과정이 된다. 다리의 굽힘은 골반을 뒤쪽 경사(골반이 뒤로 밀리는 상태로, 측면에서 보았을 때, 엉덩이가 아래로 둥글게 떨어지고, 등이 약간 구부러진 자세)가 일어나도록 한다. 어깨뼈(견갑대)의 조절능력이 증가됨에 따라 아기는 앞으로 양손을 내어 뻗을 수 있고, 팔꿈치와 손가락, 손목을 완전히 펼 수 있으며 어깨도 앞쪽으로 굽힘, 내밀(protraction) 수 있다. 양발을 입으로 가져간 자세에서 아기는 한쪽으로 돌아 누울 수 있고, 이 시기 양쪽이 서로 다른 자세를 취해 위에 하지는 굽힘 벌림(구부리고 벌리는 자세)되고, 아래 하지는 신전 벌림(쭉 뻗어 벌어지는 자세)되어 사지의 동작이 분리되는 것을 입증할 수 있다.

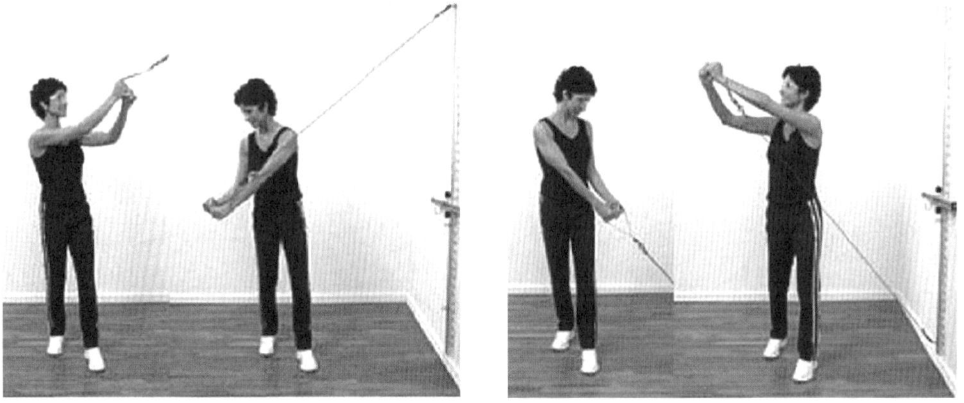

운동: 서서 대각선 방향으로 밴드를 잡아 당기면 체간의 굽힘과 폄 그리고 회전 근육 운동

③ 바로누운 자세에서 앉은 자세로 끌어당기면, 아기의 상지는 강해지고 자신을 스스로 당겨 올려 머리가 뒤로 쳐지지 않고, 어깨관절의 거상(어깨가 올라가는 자세)이 감소되는데 이는 머리와 목을 구부릴 때 갈비뼈를 고정하는 복부근이 강화되었기 때문이다.

(7) 생후 6개월

생후 6개월에 이르면, 아기는 머리를 잘 조절해 목의 신전 굽힘 측면 굽힘이 모두 중력을 이겨내면서 들어 올릴 수 있다. 어깨관절 조절도 증가되고 균형을 잃어 앞쪽으로 기울어 질 때, **앞쪽보호 신전반응**도 나타난다. 척추의 조절과 운동성이 증가하고, 목의 바로잡기 반응(neck righting reaction)이 **몸통에서 발생하는 바로잡기 반응**(body righting reaction)과 함께 작용하여 머리와 몸통을 바르게 유지할 수 있는 정상 체위로 유지하려는 능력을 제공하게 된다. 이 시기 엎드린 자세에서 척추의 폄과 함께 몸 전체적인 폄 작용(란다우 반응)이 성숙되어 평형반응이 나타나기 시작한다.

① 엎드린 자세 : 팔을 펴고 체중이 실리는 작용은 자세를 펴는 근육들의 활동을 강하게 하며 굽힘 근육들의 작용이 함께하여 균형을 이룬다. 머리 목 폄-굽힘에 의해 평형을 이루게 되어 아기는 턱을 몸 쪽에 붙이고, 목은 신장(elongation)된다. 위 몸통(상체간) 펴는 근육(상체를 쭉 펴는 등 근육)은 굽힘 근육(상체를 구부리는 근육)에 의해 균형을 이루며 어깨뼈는 안정성을 갖게 되어 어깨관절 굽힘과 모음(어깨를 앞으로 올리는 자세를 한 후, 몸의 중심 방향으로 모으는 자세)과 팔굽관절 폄(팔꿈치를 쭉 펴는 자세), 수근관절이 신전(손목을 펴는 자세) 된다. 척추 신전은 능동적인 복부근 수축으로 균형을 이루어 전만(허리와 등의 각도가 많이 나는 것으로, 측면 상 허리가 일직선보다 앞쪽으로 더 많이 들어간 자세)의 정도가 감소된다. 아기는 어깨뼈의 조절이 충분히 발달되어 양팔을 펴서 체중이동이 가능하게 되고, 또 앞에 놓여 있는 장난감을 잡으려고 손을 내밀 수 있게 된다.

② 바로누운 자세 : 아기는 독립적으로 머리를 들어 올릴 수 있으며 턱을 숙이며, 중력에 저항하는 굽힘 근육(목을 구부리는 근육)의 조절(**목 앞쪽과 가슴 근육**들의 조절)은 양쪽 또는 한쪽으로 팔을 뻗을 수 있고, 장난감을 한 손에서 다른 손으로 넘겨주는 것을 가능하게 한다. 양다리는 아기의 몸통위로 들어 올릴 수 있는 충분한 정도의 **복부근**과 **다리(넙다리뼈)의 굴곡근**의 근력이 있고, 아기는 양발을 허공에서 중간 범위 위치(Mid-range suspended position)에 들어 올려 그 위치를 유지할 수 있다. 이 시기에 아기는 누운 자세에서 엎드린 자세로 돌아누울 수 있고, 굽힘 요소는 우세하게 작용하여 체중이 실리는 쪽이 늘어나고, 양다리는 다른 모양과 자세(dissociation)를 촉진하게 된다.

③ 누운 자세에서 아기는 누군가의 양손을 잡게 되면, 양팔을 구부리며 몸을 일으키려하고 독립적으로 일어나 앉으려는 노력을 시도하면서 절반쯤 일어날 때 힘이 강하게 작용하면서 그 넘치는 힘들이 몸 아래쪽으로 전달되어 양다리를 옆으로 벌리고 찾는 모습을 하며 양 무릎은 펴지고 양다리는 앉는 자세에 대한 대비를 한다. 앉은 자세에서 아기는 머리를 똑바로 들고 유지하며 턱은 숙이고 목은 신장되며, 등은 똑바로 편다. 아기는 척추 펴는 근육(몸통을 쭉 펴는 근육) 조절의 발달로 똑바로 앉을 수 있으며 5개월 때보다 앞으로 기울어지지 않는다. 이는 골반을 뒷쪽으로 당겨 안정시키는 대퇴관절(엉덩관절) 펴는 근육(다리를 뒤로 뻗을 수 있게 하는 근육)들의 근력과 조절이 발달하기 때문이다. 그래서 골반을 바로 세울 수 있게 해주고 골반위에 있는 척추들을 바로 세울 수 있게 해주기 때문이다. **척추 체간 조절이 가능함으로 인해 양팔은 자유로우며 팔을 뻗을 수 있고 잡을 수 있으며 앞쪽 보호 신전 반응을 사용할 수 있다.**

④ 아기를 세우면 양다리는 벌리고 대퇴관절(엉덩관절)과 몸통의 조절능력이 충분해 양다리에 체중을 실어 준다. **아기는 양다리의 앞뒤 근육들의 상호작용을 이용해 자유롭게 무릎을 구부렸다 폈다 할 수 있어 고유수용감각과 전정기 자극을 줄 수 있다.**

(8) 생후 7개월

생후 7개월이 되면 앉은 자세에서 평형반응이 시작되고 옆측 신전 반응도 나타난다. 또 하지는 안정성을 유지하기 위해서만 사용되는 것이 아니라, 하지에서의 특별한 요소들의 발달로 좀 더 섬세한 반응을 나타내며 발달한다. 이것이 바로 머리에서 발끝으로(cephalo- caudal progression) 발달이 계속 진행됨을 보여준다.

① 엎드린 자세 : 이 시기에 **아기들이 좋아하는 기능적인 자세**로 움직임의 다양성을 가져온다. 아기는 같은 모양으로의 움직임이 상지에서 일어나면서 이를 이용하여 원과 같은 곡선의 방향으로 기기도 하고, 반대 팔과 반대쪽 다리의 같은 움직임을 이용하여 배밀이를 할 수가 있다. 배밀이에

서 사용되는 기본적인 요소는 양손과 양 무릎으로 네발 기기를 할 때 사용하는 방법과 동일하여 윗 몸통의 체중이동으로 한쪽 팔에 체중을 실고 다른 한 팔을 뻗을 수 있으며, 다리의 체중 이동으로 반대 측 체중이 실리지 않은 쪽 다리를 구부릴 수 있다. 아기는 머리와 목, 어깨뼈, 몸통과 골반을 조절할 수 있는 능력이 증가되어 종종 엎드린 자세에서 옆으로 반 돌아누운 자세로 손으로 장난감을 잡을 수 있다. **엎드린 자세에서 엉덩이를 위로 일으켜 굽힘 근육들(아래 복근들과 대퇴관절 앞쪽에 있는 근육들)과 펴는 근육(엉덩이 근육들과 넙다리 뒤쪽 근육들)의 복합적이고 다양한 요소를 포함한 네발 기기 자세로 만든다.**

② 기기(Crawling) : **이 자세를 유지하려면, 상지와 어깨뼈의 체중부하에 대한 조절(어깨 관절의 안정성과 움직임을 조절하는 팔 근육들과 어깨 근육들)과 충분한 몸통 펴는 근육(동작에 있어 쭉 펴는 근육), 바닥에서 배를 들어 올릴 수 있는 충분한 복부근의 근력이 있어야만 한다.** 또 양 대퇴관절(엉덩관절)은 능동적 조절이 가능할 정도의 충분한 근력과 굽힘 된 대퇴관절의 균형을 유지할 정도가 되어야 한다. 복부 근력이 약하면 배가 처지거나 몸 앞쪽으로의 밀림이 심한 상태로 되고, 현저한 다리의 벌어짐은 골반의 앞쪽경사를 야기한다. 네발 기기를 하는 동안 아기는 전, 후 대각선으로 흔드는 동작을 반복하여 전정 자극과 체중부하를 받고 있는 관절 근육의 고유수용기를 자극하게 된다. 네발 기기 자세에서 아기는 체중이 실리는 쪽은 근육의 길이가 길어지고(신장), 받지 않는 쪽은 굽힘(한쪽 방향으로 구부려지는 자세)이 일어나 옆쪽 체중이동으로 앉은 자세를 취할 수 있다.

③ 앉은 자세를 취할 때 몸통회전을 할 수 있으며 체중은 얼굴이 바라보는 쪽으로 이동한다. 체중이 너무 많이 실리거나 빨리 또는 너무 강하게 이동되면, 아기는 그쪽으로 넘어지게 되고 몸통조절을 잘 할 수 있다면, **평형반응은 아기가 처음 앉은 자세를 취할 때의 자세로 되돌아 올 수 있게 할 것이다.** 아기는 앉은 자세에서 안정성을 유지하고, 양다리는 벌리고, 외회전(양다리가 벌어지고 무릎을 구부린 후, 무릎의 방향이 몸의 바깥을 향한 자세), 등은 똑바르게 유지되거나 약간 전만(허리와 등, 대퇴관절(엉덩관절)의 각도 차가 많이 나는 것으로, 측면상 허리가 일직선으로 된 것보다 조금 더 앞쪽으로 들어간 자세)을 나타내고, 몸통조절은 상지를 자유로이 움직이고, 양손을 가지고 놀 수 있게 한다. 네발 기기 자세에서 아기는 팔을 뻗어 의자나 그와 비슷한 주의 물건을 양손으로 잡고, 잡아 당겨 몸통을 펴고, 자기 스스로 선 자세로 일어 날 수 있다. 일단 아기가 일어서게 되면 다리는 어느 한쪽에서 다른 쪽으로 체중을 이동하여 교대로 다리를 앞으로 내밀게 되고, 하지에 체중을 받지만, 안정성을 취하고 조절하는 것은 상지를 이용하게 된다. 똑바로 서게 되면, 요추 펴는 근육(허리를 뒤로 젖히는 근육)의 작용과 요추 전만(허리와 등, 대퇴관절의 각도 차가 많이 나는 것으로, 측면상 허리가 일직선으로 된 것보다 조금 더 앞쪽으로 들어간 자세)으로 대퇴관절은 거의 몸통의 위치와 아래 위 나란히 일직선상에 오게 된다.

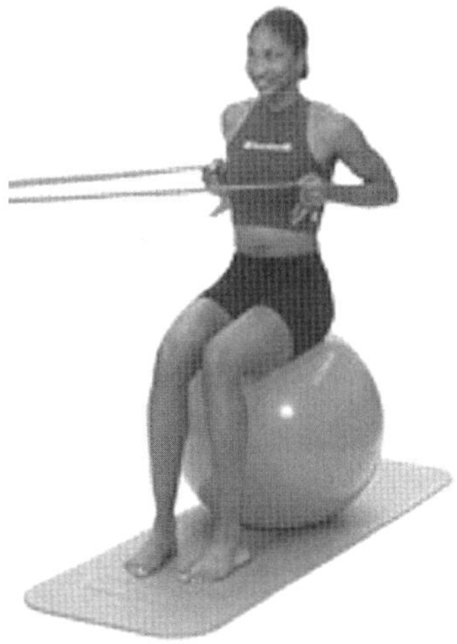

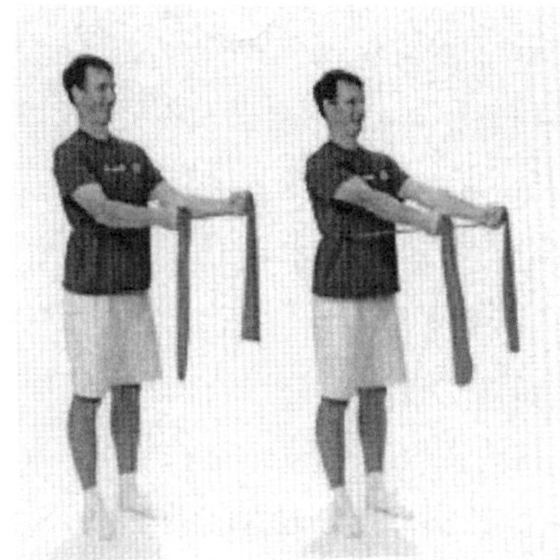

운동:공에 앉아 밴드를 당기며 척추 폄 근육 운동과 서서 밴드를 앞으로 밀면서 체간 폄 근육 운동

(9) 생후 8개월

생후 8개월이 되면 앉은 자세나 네발 기기 자세에서 평형반응(equilibrium)이 시작되고, 옆측으로의 보호 신전 반응도 나타나 앉아 있는 자세가 가장 기능적인 자세가 된다.

① **네발 기기는 혼자 스스로의 할 수 있는 이동능력의 일차적인 운동을 의미한다. 앉은 자세에서 몸통조절이 현저히 증가되어 양다리를 이용한 자세의 안정성(postural stability) 노력은 덜 보이게 되고, 다리의 자세는 자유롭게 변화가 일어난다.** 증가된 몸통 조절은 아기가 몸통을 돌려도 넘어지지 않고, 체중을 옆측으로 쏠릴 수 있게 하고, 양팔의 보호 폄 반응과 평형반응을 이용하여 균형을 잡을 수 있게 한다. 앉은 자세에서 어깨뼈와 몸통을 돌려서 굽힘, 벌림, 외회전(대퇴관절을 구부리고, 다리를 벌리면서, 무릎의 방향이 몸의 바깥을 향하여 구부러진 자세)하고 있는 다리 위에 체중을 옮기고 네발 기기 자세로 취할 수가 있다. 이 동작의 진행은 체중을 주고 있는 다리를 받힘 축으로 하고, 뒤쪽과 옆으로 체중을 이동하여 네발 기기 자세에서 다시 앉은 자세로 되돌아 갈 수 있게 한다. 몸통이 어깨뼈와 골반의 균형을 충분히 지지할 정도로 조절할 수 있고, 팔 다리를 교대로 네발 기기를 할 수 있다. **그러나 몸통 조절이 균형을 잡을 수 없을 정도로 불충분하다면, 양팔이 함께 움직이고 양 다리가 함께 진행해야하는 네발 기기(Homolateral creeping)가 이루어지게 된다.** 스스로 몸통을 일으켜 세워 무릎서기(kneeling) 자세를 취할 수 있고, 선 자세로 일으켜 세우려고 시도한다.

② 양팔을 주로 의지하여 일어서게 되고, 양다리를 같은 모양과 같은 움직임으로 펴고 일어나려고 하나 양측이 다르게 움직이는 비대칭성 하지의 반응은 처음부터 나타낼 수가 있다. 반 무릎서기

(half kneeling)에서 아기는 체중부하를 주지 않는 다리를 앞쪽으로 벌림 굽힘(다리를 벌린 후 무릎을 구부리는 자세)하며 내밀고, 그 앞쪽으로 간 다리 위로 체중을 이동하며 뒤에 있는 반대편 다리를 앞쪽으로 가져오며 무릎관절 신전(무릎을 펴는 자세)을 보다 많이 작용하여 일어서려고 한다. 똑바로 서기 자세를 유지하기 위하여 양팔보다는 양다리에 체중을 의지한다. 아기는 최대의 안정을 취하기 위하여 지탱하는 바탕 중심면을 넓게 하려고 양다리를 벌리고 선다. **하지가 자세의 안정성을 취하게 되면 아기는 한 손을 놓아 허공으로 손을 뻗을 수가 있고 몸통 회전이 가능해진다.** 하지의 안정성이 생기면, 선 자세에서의 양팔 움직임이 자유롭게 일어난다.(예: 일반 성인들이 처음 인라인 스케이트를 신고 타기를 시도 할 때 생각을 해보자. 그 때 양팔의 위치는 어디인가? 또는 양팔 양손을 자유롭게 움직일 수 있는가? 를 생각하면, 왜 발달 장애아동이나 발달 지연 아동들이 서기에서나 걷기에서 양팔을 높게 들거나 움직이지 못하는지 이해가 잘 될 것이다) 아기의 실질적인 앞쪽 보행은 걸음마를 시켜주는 사람의 양손에 주로 의지하여 시도된다. 선 자세에서 체중이동을 할 수 있는 능력이 아직 덜 발달되어 한 손을 놓게 되면, 아기는 넘어지게 될 것이다.

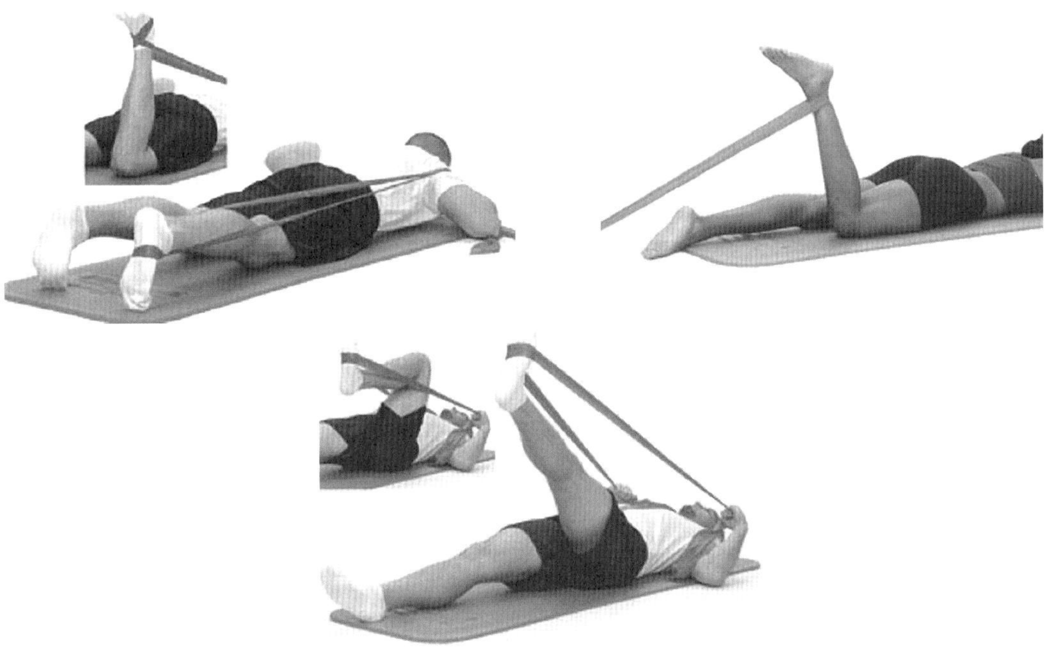

운동: 엎드려 무릎 펴기와 엎드려 무릎 굽히기 그리고 바로 누워 무릎 펴기 운동으로 다리 근육 강화 운동

(10) 생후 9개월

생후 9개월이 된 아기는 몸체 조절이 자유롭다.

① 앉은 자세에서 몸통 조절을 잘 할 수 있기 때문에 다리 자세의 안정성으로부터 아기를 자유롭게 하며 새롭고 다양한 다리 자세를 취할 수 있게 된다. 옆으로 앉기가 가능한데 이는 현저한 대퇴관절 운동성과 대퇴관절 근육들이 개별적으로 분리된 조절이 발달함으로 일어날 수 있다. 이러한 요소는 신체에 남아 있는 최소의 연합반응과 더불어 아기의 다리를 독립적으로 내회전(무릎의 방향이 몸의 안쪽으로 향해 다리가 구부려지는 자세)과 외회전(무릎의 방향이 몸의 바깥을 향해 다리가 구부려지는 자세) 을 가능하게 한다. **이 시기의 아기는 'W자의 앉는 자세' 로 크게 증가한 대퇴관절의 운동성을 이용하고, 지속적인 운동과 앉은 자세에서의 잦은 자세 변화는 몸통 조절의 발달과 다리 근육발달을 향상시킨다.** 아기는 쉽고 빠르게 앉은 자세에서 네발 기기 자세 또는 반대의 자세로 움직일 수 있다. 대퇴관절 운동성의 증가로 몸통의 움직임은 확실히 줄어들고, 골반의 움직임은 좀 더 부드러워진다. 아기는 독립적인 무릎서기에 필요한 몸통 세우기를 하고, 좀 더 능동적으로 대퇴관절 폄을 사용하기 시작한다. 똑바로 무릎서기와 무릎 끓고 앉기(발을 엉덩이 밑에 깔고 앉은자세) 사이를 교대로 수행하므로 이 동작이 증가된다. 무릎서기에서 선 자세로 자신을 당겨 일으켜 세울 수 있지만, **척추-골반-대퇴관절 근육들의 세분화적인 운동성이 완전하지 못하기 때문에 체중부하와 함께 양다리가 서로 틀린 분리된 자세로 서지 못한다.**

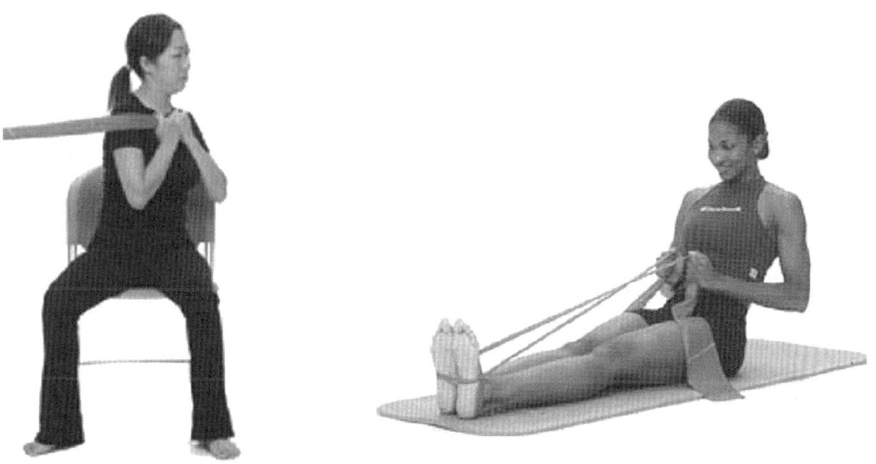

운동: 체간의 회전과 폄을 이용하여 허리와 골반의 운동

② 다른 활동에서 선 자세로 일어나려고 할 때, 반 무릎서기의 요소들을 훈련한다. 예를 들면, 물건이나 사람 위로 기어오를 때, 좌측으로 체중이동, 우측다리는 비 체중부하로 다리를 굽힘 옆으로 벌림한(구부려져 벌려짐) 상태에서 앞쪽으로 내밀어 체중부하하고, 체중부하가 없는 좌측다리는 벌림 앞쪽 굽힘(벌려져 앞으로 향해 구부려짐)을 하여 앞쪽으로 다른 편의 다리 옆으로 가져 올 수 있다. 아기가 일어선 자세를 성취하면, 아기는 가구 주위를 잡고 돌아다닌다. 절반 정도의 몸통 돌리기(semi-turning action of the trunk)는 대퇴관절(넙다리뼈 관절) 위에서 골반의 회전과 동시에 걸음마 과정(stepping progress)에서 사용되는 근육의 작용 때문에 가능한 것이다. 양손을 잡아주고 걸음마를 시킬 때 대퇴관절의 굽힘 모양에서 능동적인 골반 회전은 증가하고, 걸음마 보행은 감소되며, 보폭은 확실히 넓어진다.

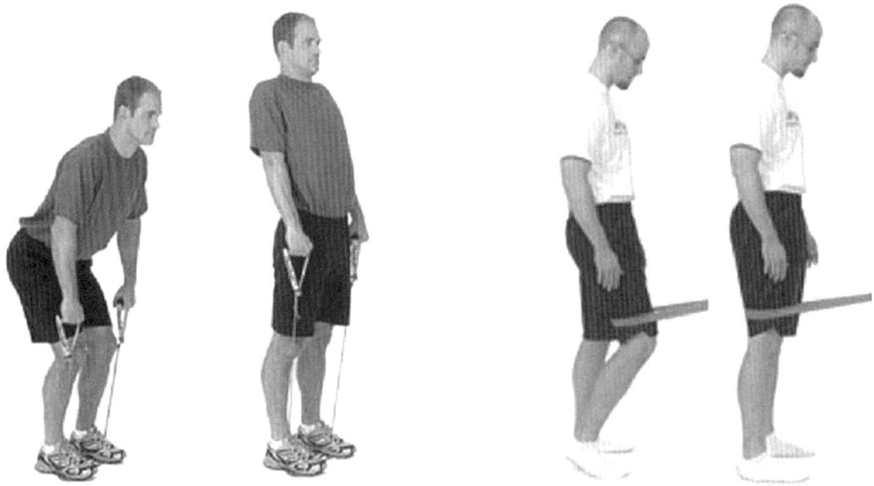

운동: 주저 앉기와 서기 그리고 무릎을 뒤로 밀면서 다리 근육의 강화 운동

(11) 생후 10개월

생후 10개월된 아기는 상지와 손을 잘 사용할 수 있게 된다. 이는 몸체의 안정적인 조절력이 증가되었을 때 나타나게 된다.

① 양팔을 자유롭고 섬세하게 사용하고, 양 손 조절의 안정성과 섬세함이 증가되고, 숙련된 동작이 증가된다. 한 손을 사용하거나 상지를 사용하는 동안 때로, 반대측 손이나 상지가 거울에서 보는 동작처럼 같은 모양으로 작용하는 것을 간혹 볼 수 있다. 이는 아기가 수행하기 어려운 동작이나 몸통에서의 안정성이 어려울 때 일어난다. **아기가 여러 방향으로 손을 뻗을 수 있는 능력은 몸통동작의 조절 능력과 안전성 정도에 달려 있다.**

② 무릎서기와 오르기는 계속되고, 연속적인 골반-대퇴관절 조절과 운동의 발달에 따라 증가 된다. 아기는 서기와 돌아다니기를 할 때, 체중부하를 받고 있는 다리 위에서 좀 더 자유롭게 몸통을 회전하여 아기가 가고자 하는 방향과 같은 쪽으로 얼굴을 향하게 된다. 다리의 근육조절이 증가되어 선 자세에서 균형을 유지하기 위하여 양손으로 기구를 잡고, 양 무릎을 굽히며 앉을 수가 있다. 아기는 양손을 잡아주면 약간 다리를 벌리면서 앞으로 걸을 수 있고, 골반의 회전과 앞뒤로의 보폭 크기도 넓어진다. 하지의 안정성과 운동성은 양팔을 지지하는데 충분한 정도가 되나 보행시 안정성이 부족하여 있으면, 아기의 걸음은 좀 더 미숙한 상태가 될 것이다.(발처짐 걸음: steppage gait)

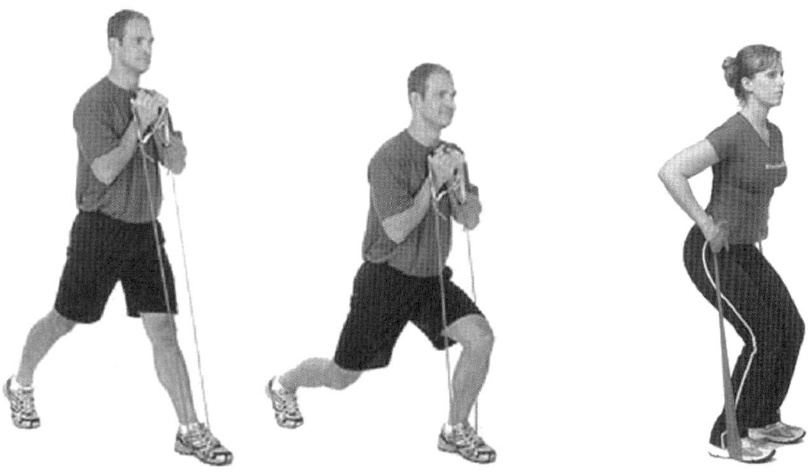

운동: 발 내밀며 무릎 굽히기와 무릎 펴기 운동과 반 주저앉기 운동을 이용한 보행을 위한 근력 운동

(12) 생후 11개월

생후 11개월이면 아기는 여러 가지 방법으로 조절능력과 운동성을 이용하기 때문에 여러 가지 움직임을 시도하고 그 감각들을 익힌다. 탐색하는 능력이 증가된다. 아기는 앉는 자세가 다양해져 양다리를 뻗고 앉거나 옆으로 앉기도 한다. 이는 앉은 자세에서 평형반응이 잘 발달되어 있기 때문이고, 몸통의 회전으로 더 이상 앉은 자세에서 중심이 흐트러지거나 넘어지지 않기 때문이다. 아기는 여러 가지 동작 즉, 앉은 자세에서 네발 기기, 배밀이, 무릎서기 또는 양손으로 무엇인가를 잡고, 반 무릎서기로 일어설 때 몸통의 평형반응을 이용한다. 아기는 스스로 양다리를 편 채 일어설 수 있고, 대퇴관절과 양다리로 안정성을 조절한다. 아기는 양팔 지탱을 별로 하지 않지만, 보행모양은 아직 원시적으로 양다리를 넓게 벌리고, 발이 처진 오리걸음(steppage-waddle gait)을 걷는다.

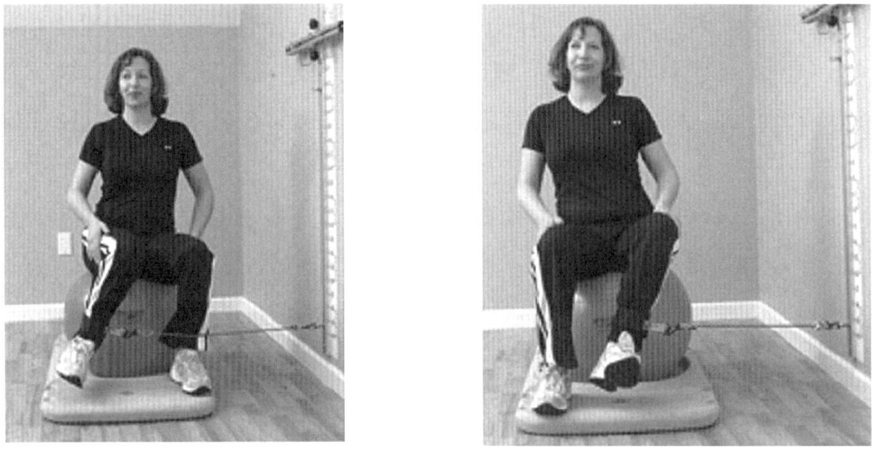

운동: 공에 앉아서 밴드의 저항을 이용하여 발을 안쪽으로 그리고 바깥 방향으로 밀며 대퇴관절의 회전 운동과 골반과 하지의 안정성 강화 운동

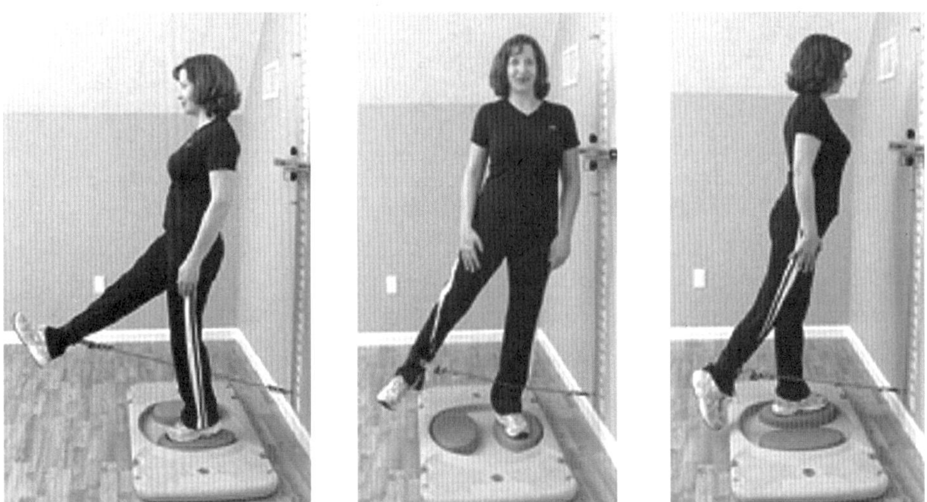

운동: 균형판 위에 서서 탄성밴드를 이용하여 다리를 앞, 뒤, 그리고 측면으로 내밀면서 다리의 대퇴골의 굽힘근육, 펴는 근육, 옆으로 벌리는 근육을 강화하며 무릎 근육을 동시에 강화하고, 반대편 다리와 체간의 균형 운동

(13) 생후 12개월

생후 12개월이 되면, 아기는 자세 바로 잡기반응(positional righting reaction)이 거의 모든 동작에서 조정이 잘되어 있고, 평형반응은 선 자세를 제외하고 모든 자세에서 나타난다. 아기는 앉은 자세에서 완전한 몸통조절이 가능하여 여러 방향으로 움직일 수 있다. 아기는 무릎서기에서 반 무릎서기로 체중의 앞쪽이동, 웅크림 앉기(squat sit), 양다리를 펴서 대칭으로 발바닥을 댄 채로 몸을 일으켜 세울 수가 있다. 아기는 선 자세에서 체중을 이동할 수 있고, 교대로 다리를 들어 올릴 수 있는 몸통의 폄(뒤로 젖혀지는 자세)과 어깨뼈 모음(견갑골이 서로 가까워지면서, 선서자세를 취한 후 양가슴을 쫙 펴주는 자세)이 증가된다. **아기는 움직임을 빠른 속도로 하게 되는데 이는 아직 균형을 잘 취할 수 없고, 천천히 움직이기에 필요한 세분화된 조절이 아직 덜 발달되어 있기 때문이다. 몸통의 조절이 증가되면, 어깨뼈 모음(내전)은 더 이상 요구되지 않으며 아기의 팔은 몸통 옆으로 늘어뜨리게 된다.** 실제로 아기는 양다리의 움직임과 교대로 팔을 흔든다. 그래서 양팔을 들고 걷는 아동을 보게 되면, 그 아동은 아직 몸통의 발달이 제대로 안된 것을 알 수 있다. 걸음동작은 골반과 어깨관절의 역회전(반대방향으로 돌아가는 자세)을 요구한다.

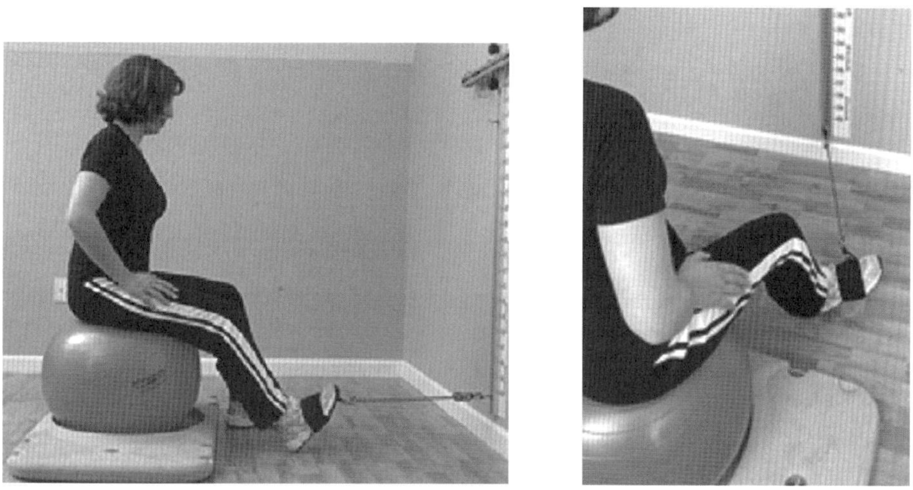

운동: 공에 앉은 자세에서 발목의 고유수용 감각과 근력을 강화하는 운동

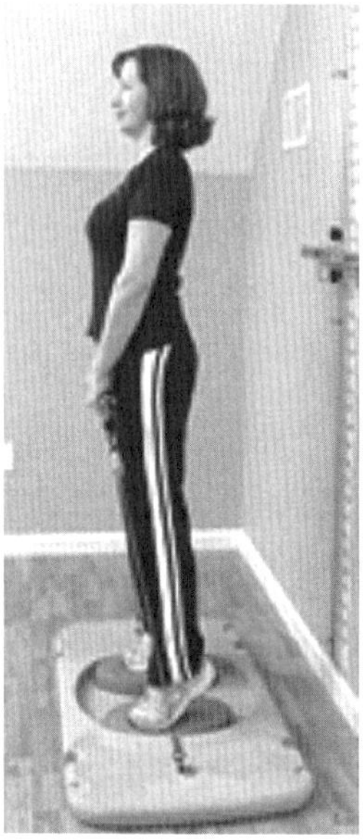

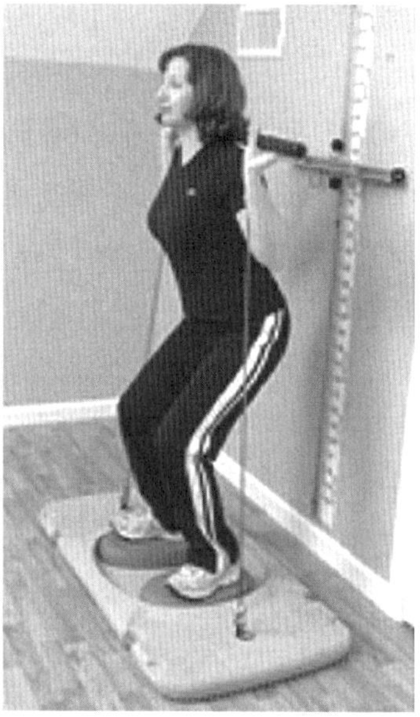

운동: 균형판 위에 서서 밴드를 손으로 잡고, 발 앞꿈치로 서기와 주저 앉기에서 서기를 하며 양 다리 전체의 고유수용감각과 근력 강화 운동

제 2 장 발달장애 운동발달

발달장애 운동발달을 이해하려면 먼저 정상적인 운동발달에 대해서 잘 알고 있어야 한다. 발달장애 운동발달도 정상적인 운동발달과 마찬가지의 과정을 거쳐 발달되나, 정상적인 운동발달 과정에서 누락된 요소를 보상작용으로 대처하여 배우려할 것이고, 원시적인 운동을 지연시켜 좀 더 진보된 동작으로 발달되지 못하고 병적인 발달로 진행될 것이다. 운동발달에 대한 문제를 가진 아기는 부족한 운동특성(poor movement quality)을 가지게 되며 아주 초기 발달 성격과 기본적인 운동특성으로 보상 작용의 움직임을 함으로 누군가가 운동발달의 세부적인 요소(신생아부터 12개월의 운동발달과정)에 대한 지식과 경험을 갖고 있다면, 쉽게 조기발견을 할 수 있을 것이다. 예를 들면, 3개월 발달과정에서 볼 수 있는 양손을 모을 수 있는 근육이 발달이 안돼 바로 누워 두손을 못 모으고 엎드린 자세에서 양 아래팔에 체중을 못 실어준다면, 그에 해당하는 발달장애와 보상작용은 엄청난 영향을 받는다. 일단 엎드린 자세를 못하니 어깨 관절의 고유수용감각의 발달이 저하 될 것이며 그래서 후에 자세와 움직임에 대한 감각이 좋지 않아 정확한 움직임이나 자세가 어렵게 될 것이고 양손을 못 모으니 손의 감각에 자극이 저하되고, 양손의 섬세한 동작이 어렵게 되고, 시선이 중앙으로 오는 것 또한 어렵게 된다. 또한 엎드린 자세가 어려워지니 머리와 목을 펴는 근육들의 완성도 역시 저하되어 근력이 정상적으로 발달하지 못할 것이다.

스위스의 소아과 의사인 Elsbet Kong과 물리치료사 Mary Quinton은 정상아의 발달과 발달장애에 대한 몇가지 중요한 지표(milestone)를 정상적인 발달 과정의 제한(block)과 함께 설명했다. 아기는 목표를 성취하기 위하여 보상적으로 발달하고 이러한 **제한과 보상은** 발달 진행과정에 있어서 발달장애 운동 발달 과정으로 고정된다. 대부분의 발달장애나 운동장애아는 **비정상적인 폄을 위한 근육 동작의 특성**(abnormal quality of extensor muscle activity)을 가진다. 발달장애에 있어서 축의 폄(axial extension)은 먼저 중력에 저항하는 요소(antigravity components)로 설명되는데 중력에 저항하는 굽힘 요소는 발달되지 않고 균형을 취할 수 있는 펴는 근육도 충분히 발달되지 않는다. 따라서 아기는 근긴장과 운동의 발달장애 특성으로 **저긴장성 자세긴장(자세근육의 단단함이 약한 hypotonic postural tone)**을 가지고 있다. 자세를 위한 근 긴장이 낮고 중력에 저항하는 굽힘 작용이 중력에 저항하는 신전작용과 평형을 취하지 못하면, 아기는 신체 일부의 안정성을 취하기가 어렵게 되어 신체의 다른 부분을 대신하여 움직일 것이다. 아기는 정상적인 방법으로 자신을 안정시킬 수 없기 때문에 인위적으로 안정을 취하기 위하여 또는 고정하기 위하여 피질하적(subcortical)으로 학습을 하게 된다. 다음은 발달장애 발달과정의 4개 제한 즉, 목과 견대, 골반과 대퇴관절(엉덩관절)의 제한을 설명한 것이다.

1) 목의 제한(Neck block)

(1) 목의 과신전(Neck Hyperextension)

① 정상발달: 머리와 목의 과신전은 3-4개월 경 굽힘 작용에 의해 균형을 취하게 된다. 머리와 목의 굽힘 근육(목을 구부리는 근육)과 펴는 근육(목을 뒤로 젖히는 근육)의 협동작용은 머리를 중심선에 유지하는 등, 머리와 목 조절의 발달에 필요하다.

② 비정상발달 : 아기는 머리/ 목의 굽힘 요소가 발달되지 않아 중심선에 머리를 가져올 수 없다. 뇌성마비아는 항상 머리와 목을 과신전(목을 뒤로 과하게 젖히는 자세) 상태로 들어 올려 정상적으로 머리를 조절할 수 없기 때문에 머리를 안정시키기 위하여 양어깨를 사용하여 보상한다. 어깨의 거상은 머리를 안정시키지만, 정상적인 머리와 목의 움직임을 방해하고 지나치게 과신전하게 된다. 머리 안정을 위한 어깨관절 거상(어깨를 들어 올리는 자세) 시, 정상적인 견갑골의 운동은 제한되므로 정상적인 상지의 발달과 사용도 제한된다. 또한 머리는 과신전(목을 뒤로 과하게 젖히는 자세)되고, 턱은 숙일 수가 없어서 아기의 입은 벌리게 되고, 실제로 턱은 앞으로 떨어뜨리게 된다.

③ 치료 : **머리와 목의 펴는 근육**(목을 뒤로 젖히는 근육)**을 신장시키고, 굽힘 근육**(목을 구부리는 근육)**을 활성화시키는데 목표를 두고 있다. 어깨관절의 거상은 감소시키고, 견대의 운동성은 증가시켜 상지를 정상적으로 사용할 수 있게 한다. 턱의 자세는 능동적인 머리 조절과 정상적인 머리/ 목의 배열(head/ neck alignment)을 조절함으로써 수정할 수 있다.**

(2) 머리와 목의 비대칭(Head and Neck Asymmetry)

① 정상발달 : 머리와 목의 정상 발달은 3-4개월경 중심선에 대칭적으로 가져올 수 있으며 머리의 중심선에 대한 오리엔테이션은 시각적 집중(visual convergence)과 사지의 대칭적인 동작을 가능하게 한다. 또한 양손을 몸 위에서 사용할 수 있게 하며 신체 인식의 발달을 높여준다.

② 비정상발달 : 아기의 머리와 목의 굽힘 근육(목을 구부리는 근육)이 대칭적으로 작용하지 않는다면, 아기는 머리를 중심선에 가져올 수 없고, 불균등한 목 근육의 반사 작용(비대칭 경반사 ATNR)(**고개가 돌아갔을 때 얼굴면의 팔은 펴지고, 후두부의 팔은 구부려지는 자세**)이 우세해지게 될 것이다. 비대칭성 경반사가 우세한 아기는 양 손을 사용하기가 어려워 계속 한쪽 팔로만 뻗고 잡으려고 한다. 머리를 계속 한 쪽으로 돌리고, 척추도 그 방향으로 돌아가게 된다. 이

것은 안면 측으로 체중이 쏠리는 원인이 되고, 척추신전을 강조하게 된다. 아기는 상지를 대칭적으로 사용하지 못하게 되고, 신체를 탐색할 수 있는 능력의 저하로 신체인식이 늦어진다. **눈동자의 움직임도 활발하지 못해 시각적 인지 능력이 좋지 못하게 된다.** 손과 입의 협응운동이 좋지 못해서 입안의 감각 정상화를 저해하게 된다. 아기가 어느 한 쪽으로 머리를 계속 돌리고 있다면, 편측으로만 펴는 근육이 작용해 척추가 돌아가고 같은 방향으로 편측 굽힘(한쪽으로 구부려짐)이 일어나게 되어 척추측만(scoliosis)(뒤에서 보았을 때, 척추의 좌우 방향에 커브가 생긴 형태)으로 고정되고 후두 측의 골반은 앞쪽(골반이 앞쪽으로 돌아간 것으로, 측면에서 보면 오리 궁둥이처럼 보이는 자세)으로 돌아가게 된다. 이것은 대퇴를 지탱하지 못하는 자세로 남기게 되고, 대퇴가 내회전(몸의 중심방향으로 돌아가 대퇴가 구부려지는 자세) 되어 후두측의 대퇴관절은 관절면의 일부는 붙어있는 상태인 아탈구(subluxation)나 관절면의 접촉이 없이 완전히 분리된 상태인 탈구(dislocation)가 될 수 있다.

③ **치료 : 머리 목 근육의 긴장도를 완화시키고 머리, 목, 척추의 운동성을 증가시키며 능동적 굽힘과 중심선(midline)에 대한 적응관리부터 시작한다. 이에 따라 계속 양팔의 대칭적인 사용과 아동 자신의 신체 접촉 그리고 시각 집중을 촉진시킨다.**

(3) 어깨관절 제한(Shoulder block)

① 정상발달 : 정상적인 어깨뼈의 안정성은 서서히 발달되어 어깨뼈 들림(scapular winging)(어깨관절이 앞 톱니 근육의 약화로 들린 상태)없이 엎드린 자세에서 아래팔에 체중부하를 줄 수가 있다. 어깨뼈의 동적인 안정성은 어깨관절 굽힘 외회전 수평모음(양어깨를 앞으로 쭉 올린 후, 선자세를 취하고, 손목의 방향이 아래로 떨어지는 자세)과 같은 어깨관절의 운동을 분리(dissociation)시킨다. 이와 같이 어깨관절의 개별적인 운동이 일어나면, 어깨뼈와 어깨관절 사이의 근육들은 신장(elongation)되고 어깨뼈 조절은 발달된다.

② 비정상발달 : 발달장애 경우에 어깨뼈의 안정성은 발달되지 않아 아래팔지탱(forearm weight bearing)은 불가능하며 어깨뼈는 익상 모양이 된다. 어깨관절의 안정성 결여는 어깨관절 분리와 개별적인 발달을 저해하고, 어깨뼈 조절도 발달되지 않는다. 어깨관절 굽힘(팔을 앞으로 쭉 올리는 자세) 외회전(선서자세) 수평내전(팔을 몸의 바깥방향으로 쭉 아래팔을 뻗은 후 다시 몸의 안쪽으로 향하게 하는 자세)이 잘 안되고, 어깨뼈 조절의 결여로 인해 아래팔 지탱이 잘 안되어 아기는 어깨뼈 내전(어깨관절이 서로 모이는 상태)으로 척추 신전(척추가 펴지는 자세)을 보강하고, 머리를 신전(위로 들게 하는 자세)시켜 원시적으로 엎드려 누운 자세를 취하게 된다. 어깨뼈 안정성에 대한 보상작용은 어깨뼈의 운동성 발달과 어깨의 사용을 더욱 억제할 것이다. 어깨뼈의

불안정성이나 어깨뼈와 윗팔골(어깨에서 팔꿈치까지 내려오는 뼈) 사이의 단축(tightness)은 상지의 정상적인 기능을 제한(block)하거나 억제(inhibition)한다. 정상적인 어깨뼈의 안정성과 운동성의 결여는 팔꿈치에서의 보상작용을 요구하게 된다. 아기는 엎드려 누운자세에서 상지의 체중부하를 잘못하고, 잘 기지도 못하고, 협응을 이룬 보호신전 반응도 좋지 않게 된다. 손을 뻗기(reaching), 잡기(grasping), 손동작의 훈련 등도 협응이 잘 이루어지지 않을 것이다.

③ **치료 : 목과 어깨와 관련된 어깨뼈의 안정성의 증가와 어깨 윗팔의 운동성 그리고 외회전(선서자세)이나, 수평모음**(팔을 몸의 바깥방향으로 쭉 뻗은 후, 다시 몸의 안쪽으로 향하게 하는 자세)**처럼 어깨관절의 분리된 운동이 필요하다. 엎드린 자세에서 부가적으로 상지의 체중부하의 증가와 체중이동을 시켜주는 것이 좋다. 옆으로 누운 자세에서 어깨뼈의 움직임을 수동적으로 해준다.**

(4) 골반-대퇴관절(엉덩관절) 제한 / 골반 앞쪽 경사(pelvic-hip block/anterior pelvic tilt)

① 정상발달 : 정상아의 경우, 3-4개월 경에는 골반의 전후 운동이 활성화되기 시작한다. 골반의 앞쪽경사(골반이 앞쪽으로 돌아간 것으로, 측면에서 보면 오리궁둥이처럼 보이는 자세)는 일반적으로 요추의 과신전(허리와 등, 대퇴관절의 각도 차가 많이 나는 것으로, 측면상 허리가 정상보다 많이 들어간 자세)과 대퇴관절 굽힘(대퇴관절이 구부려진 자세)을 초래한다. 엎드려 누운 자세에서 개구리 다리모양(frog legged position)으로 양쪽 대퇴관절이 벌림 외회전 굽힘(대퇴관절관절)을 구부리고, 다리를 벌리면서, 무릎의 방향이 몸의 바깥을 향하여 구부러진 자세)된다. 골반의 뒤쪽 경사(골반이 뒤로 밀리는 상태로, 측면에서 보았을 때, 엉덩이가 아래로 둥글게 떨어지고, 등이 약간 구부러진 자세) 는 복부 굽힘에 의해 이루어지며 바로 누운 자세에서 양하지의 굽힘 벌림 외회전(대퇴관절을 구부리고, 다리를 벌리면서, 무릎의 방향이 몸의 바깥을 향하여 구부러진 자세)동반된다. 하지 운동에 의해 아기는 골반 몸통의 조절과 운동성이 발달되며 엎드려 누운 자세에서 옆쪽으로 체중이동이 시작된다. 체중부하측은 신장되고, 몸통과 골반의 옆쪽 바로 잡기(lateral righting)는 촉진되고, 하지는 운동이 분리된다.

② 비정상발달 : 발달장애 발달은 골반과 대퇴관절의 교대운동이 일어나지 않는다. 골반의 앞쪽경사(골반이 앞쪽으로 돌아간 것으로, 측면에서 보면 오리궁둥이처럼 보이는 자세)와 대퇴관절 굽힘, 벌림, 외회전(대퇴관절을 구부리고, 다리를 벌리면서, 무릎의 방향이 몸의 바깥을 향하여 구부러진 자세)되어, 몸은 중력에 저항하는 굽힘 요소로서 대퇴관절 내전도 평형을 취하지 못할 정도로 발달되지 못한다. 몸통/ 골반 조절의 결여는 옆쪽 체중이동을 저해하고, 따라서 정상 자세 바로

잡기반응의 발달에 장애를 주게 된다. 엎드려 누운 자세에서 옆쪽으로의 체중이동 저해는 손을 뻗었을 때 뒤로 넘어지게 한다. 아동은 엎드려 누운 자세에서 안정성을 유지하기 위하여 계속 개구리 다리 자세를 유지하여 대퇴관절의 굽힘, 벌림, 외회전 되어 (대퇴관절을 구부리고, 다리를 벌리면서, 무릎의 방향이 몸의 바깥을 향하여 구부러진 자세) 운동성이 증가된다. 대퇴관절 신전, 내전, 내회전(다리를 모으고, 대퇴관절을 구부리고, 무릎을 완전히 구부린 상태에서 무릎의 방향이 몸의 중심, 위쪽으로 오게 하는 자세)의 운동성은 감소되어 골반의 앞쪽경사(골반이 앞쪽으로 돌아간 것으로, 측면에서 보면 오리궁둥이처럼 보이는 자세)와 요추 신전(허리와 등, 대퇴관절의 각도 차가 많이 나는 것으로, 측면상 허리가 정상보다 많이 들어간 자세)은 강해지고 단축된다. 엎드려 누운자세에서 체중이동을 시도할 때, 신장되는 대신에 체중부하 측으로 측방 굽힘(한쪽으로 구부려진 자세)된다. 이것은 체중부하에 대한 발달장애 진행과정이 이루어지게 되어 하지의 정상적인 운동발달이 제한된다. 아동이 중력에 저항하는 방향으로 일어나기 시작하면 보상작용에 대한 조절은 더욱 절실하고 강해지게 될 것이다. 네발 기기에서 아동은 하지의 굽힘, 벌림, 외회전(대퇴관절을 구부리고, 다리를 벌리면서, 무릎의 방향이 몸의 바깥을 향하여 구부러진 자세) 과신전만(심하게 허리가 몸 앞쪽 방향으로 밀려 있는 자세)을 유지하고, 대퇴관절의 운동성과 조절이 발달되지 않아 체중이동을 정상적으로 할 수 없다. 따라서 네발 기기에서의 움직임은 토끼가 기어가는 모양(bunny hop)으로 하지를 함께 움직여 아동은 안정성을 잃게 된다. 아동은 앉혀 놓으면 양반다리(tailor sit)로 앉게 되고, 옆쪽으로 넘어지는 것을 방지하기 위하여 옆쪽 이동에 대비해야 한다. 어떤 상황(양반자세, 선 자세, 무릎서기)에서도 아동은 옆쪽이동을 할 수 없다. 선자세(standing position)에서 체중이동을 하지 못하기 때문에 걸음마를 할 수 없으나 아동이 의욕이 있고 충분히 운동조절이 가능하다면, 아동은 체중이동과 보행을 하는데 필요한 안정성을 취하는 부수적인 보상작용을 발달시키게 될 것이다. 아동은 골반을 앞쪽경사(골반이 앞쪽으로 돌아간 것으로, 측면에서 보면 오리궁둥이처럼 보이는 자세)로 유지하고, 척추와 골반을 안정시키기 위하여 양발을 벌려 지지면의 기저부를 넓게 유지하고, 중심을 낮추며 대퇴부를 안으로 모아 대퇴관절(다리를 구부리고)과 무릎관절을 굽힘(무릎을 구부린), 무릎이 몸의 안쪽으로 모인 자세를 시킨다. 또 발목관절은 발등 쪽이 바닥 쪽으로 돌아가는 동작(회내 ankle pronation)과 발목이 몸의 바깥으로 향해 돌아가는 자세로 전체적인 발가락의 방향이 바깥을 향함(외반 eversion)이 증가되고, 발가락은 갈퀴처럼 구부리게 된다(toe clawing). 이러한 자세를 유지하고 있는 동안 아동은 몸통을 체중 부하 측으로 기울여 쏠릴 수가 있고, 양 무릎과 발목은 움직임이 발생하는 상태(mobility points)가 된다. 대퇴관절과 무릎관절, 발목관절의 구축(contracture)과 변형(deformity)은 체중부하를 하는데 보상작용을 반복하기 때문에 이차적인 변형이 초래될 수가 있다. 그러나 구축과 변형은 아동이 좀 더 기능적으로 될 가능성을 갖기 위한 보상작용으로 인하여 일어난다는 점을 염두에 두고 치료해야 할 것이다.

③ **치료 : 불량한 복부근의 작용과 대퇴관절 운동성, 모든 방향에서의 불량한 능동운동 조절과 같은 원초적인 문제를 해결하도록 노력해야 할 것이다. 아동은 옆쪽으로 체중이동을 할 수가 없어 체중부하 측으로 신장되며 비체중부하 측으로 옆쪽 자세 바로 잡기반응(lateral righting reaction)(한 방향으로 몸을 바로 서려는 반응)을 자극한다. 치료는 엎드려 누운 자세, 앉은 자세, 네발 기기, 무릎서기, 선 자세와 같은 모든 자세에서의 운동성과 조절을 위한 작업이 중요하다. 아동은 정상 운동성이 필요하며 골반, 대퇴관절(엉덩관절), 무릎관절, 발목관절의 조절이 요구된다. 아동은 체중부하 측으로의 신장과 더불어 정상적인 체중이동을 경험할 필요가 있다. 스트레칭, 보조기, 수술에 의한 선 자세의 보상작용에 따른 변화는 아동을 다시 비기능적으로 만들게 되고, 또 다른 보상작용이 발달되므로 원초적인 문제는 치료할 때 함께 생각해야 한다.**

(5) 골반-대퇴관절(엉덩관절) 제한 / 골반 뒷쪽 경사(pelvic-hip block/pelvic posterior tilt)

① 정상발달 : 골반-대퇴관절 정상발달은 골반 앞쪽 경사(골반이 앞쪽으로 돌아간 것으로, 측면에서 보면 오리궁둥이처럼 보이는 자세)와 같다.

② 비정상발달 : 강한 신전을 나타내는 발달장애 아동은 골반-대퇴관절 제한이 매우 다양한 문제로 나타나고 있다. 강한 허리의 폄(strong lumbar extension)은 정상적인 중력에 저항하는 굽힘 작용이 되지 않기 때문에 아동의 엎드려 누운 자세에서 관찰 할 수 있지만 강한 대퇴관절 신전과 내전(strong hip extension and adduction)을 동반한다. 왜냐하면 펴는 근육(동작에 있어 쭉 펴는 근육)은 매우 단축되어 있고 신장되지 않아 대퇴관절의 운동성은 굽힘과 내전이 매우 제한되어 있고 복부근은 아주 비활동성으로 되어 있기 때문이다. 이것은 계속 머리와 목 부위에서 처음 관찰된 중력에 저항하는 굽힘으로 발달장애 발달의 두부-미부 진행과정(cephalo-caudal progress)을 입증하는 것이다. 앉아 있을 때 아동의 단축된 대퇴관절 펴는 근육은 대퇴관절을 충분히 구부릴 수 없게 하고, 대퇴관절 펴는 근육의 스트레칭은 골반의 뒤쪽 경사(골반이 뒤로 밀리는 상태로, 측면에서 보았을 때, 엉덩이가 아래로 둥글게 떨어지고, 등이 약간 구부러진 자세)를 초래하게 되어 요추와 흉추를 둥글게 만든다. 아동은 좌골결절(ischial tuberosity)로 앉는 대신 엉치뼈(sacrum)끝으로 앉는다. 또한 단축된 대퇴관절 펴는 근육은 무릎관절 굽힘을 증가시켜 보상작용을 하는데 이는 넙다리뒤근육(슬괵근 hamstring)(무릎을 구부리는 주 근육으로, 무릎의 뒤쪽에 위치함)을 느슨하게 만든다. 따라서 펴는 근육(동작에 있어 쭉 펴는 근육)이 강한 아동을 앉혀 놓으면, 제한된 부적당한 운동성을 보상하기 위하여 매우 굽힘 된 자세를 취하게 될 것이다. 아동은 발달장애 척추 굽힘, 골반의 뒤쪽 경사(골반이 뒤로 밀리는 상태로, 측면에서 보았을 때, 엉덩이

가 아래로 둥글게 떨어지고, 등이 약간 구부러진 자세) , 대퇴관절, 무릎관절 굽힘(엉덩이와 무릎이 구부러지는 자세)이 발달되어 결국에 굽힘 근육(동작에 있어 구부리는 근육)은 단축되고, 나이가 든 뇌성마비아의 경우에서 처럼 과도한 굽힘(excessive flexor)이 주된 문제처럼 보이게 될 것이다. 이처럼 척추를 구부린 자세 즉, W자로 앉은 자세는 기능적이지 못하나 골반을 뒷쪽 경사(골반이 뒤로 밀리는 상태로, 측면에서 보았을 때, 엉덩이가 아래로 둥글게 떨어지고, 등이 약간 구부러진 자세)로 유지할 수 있다. 아동은 무릎을 구부리고 있기 때문에 슬괵근의 당김이 감소되고 하퇴를 넓게 벌려 지지하게 된다. 따라서 아동이 기기를 한다면, 아동은 양다리를 토끼가 뛰는 것처럼 동시에 움직이게 된다. 이것은 옆쪽 체중이동의 결여와 골반과 다른 관절로부터 하지운동의 분리 결여(lack of dissociation)에 대한 보상작용인 것이다. 선 자세에서의 문제는 하지를 내전시켜 지지면의 기저부가 좁아지고, 하지의 체중이동과 분리는 불가능하다. 따라서 이 아동은 서 있을 때, 완전 외회전(대퇴관절을 구부리고, 다리를 최대한 벌리면서, 무릎의 방향이 몸의 바깥을 향하여 구부러진 자세)된다.

③ **치료 : 이 부위의 제한과 동시에 앞서의 모든 제한과 보상작용을 포함시켜서 한다. 단축된 근육 특히 넙다리뒤근육들을 신장시키고, 정상 관절 운동성을 증가시키고 중력에 저항하는 굽힘 근육**(동작에 있어 구부리는 근육)**의 정상적인 역 평형기능을 활성화시켜야 한다. 정상적인 옆쪽 체중이동도 포함시켜야 하며 하지의 분리된 반응과 더불어 능동적인 정상적 옆쪽 자세 바로 잡기반응도 포함시켜야 한다.**

(6) 요약(Conclusion)

위에 제시된 4가지 제한(block)으로 설명되는 비정상운동발달은 아동의 뇌의 기질적인 손상, 지적, 움직임에 대한 동기 부여 등과 관련되어지며 또한 이런 아동들은 어떻게 아동들을 장애 유형에 맞게 치료를 적용했느냐에 따라 달라질 수 있다고 할 수 있다. 치료적 목적은 앞에서 논의되었듯이 모든 아동들의 치료적 자극과 제한(block)을 이해해야 하며, 아동의 근원적인 문제를 파악하고 적절한 대처를 해야 할 것이다.

〈참고: 단어 부연 설명〉

- 신전(관절을 쭉 뻗음)
- 굽힘(관절을 구부림)
- 펴는근육(동작에 있어 쭉 펴는 근육)
- 굽힘근육(동작에 있어 구부리는 근육)
- 대근육(큰 근육)
- 소근육(작은 근육)
- 옆쪽굽힘근육(한쪽 방향으로 구부리는 근육)
- 회전근(관절을 주축으로 해서 돌리는 근육)
- 중력에 저항하는 (중력에 대항)
- 옆쪽 굽힘(한쪽 옆으로 구부림)
- 벌림(움직임이 몸의 바깥방향으로 벌림)
- 내전(움직임이 몸의 중앙방향으로 모임)
- 목 굽힘 근육(목을 구부리는 근육)
- 목 펴는 근육(목을 뒤로 젖히는 근육)
- 어깨관절의 벌림(팔을 올려 어깨를 벌리는 자세)
- 팔의 내전, 굽힘, 내회전(팔을 몸의 중심으로 모으고, 팔꿈치가 구부러지며, 손목의 방향이 아래로 떨어지는 자세)
- 어깨관절 굽힘 외회전 수평내전(양어깨를 쭉 올린 후, 선서자세를 취하고, 손목의 방향이 아래로 떨어지는 자세)
- 요추전만(허리와 등, 대퇴관절(엉덩 관절)의 각도 차가 많이 나는 것으로, 측면상 허리가 정상보다 많이 들어간 자세)
- 대퇴관절(엉덩 관절) 벌림+ 외회전(대퇴관절(엉덩 관절)을 구부리고, 다리를 벌리면서, 무릎의 방향이 몸의 바깥을 향하여 구부러진 자세)
  circle sits(아빠다리, 양반다리)
- 대퇴관절(엉덩관절) 내전+내회전(다리를 모으고, 대퇴관절(엉덩관절)을 구부리고, 무릎을 완전히 구부린 상태에서 무릎의 방향이 몸의 중심, 위쪽으로 오게 하는 자세)
- 골반 뒤쪽 경사(posterior pelvic tilt)(골반이 뒤로 밀리는 상태로, 측면에서 보았을 때, 엉덩이가 아래로 둥글게 떨어지고, 등이 약간 구부러진 자세)
- 골반 앞쪽 경사(pelvic ant. tilt)(골반이 앞쪽으로 돌아간 것으로, 측면에서 보면 오리궁둥이처럼 보이는 자세)
- 발목의 배측 굽힘(plantar flexion)(엄지발가락의 방향이 몸의 아래로 떨어지는 즉, 발을 쭉 뻗는 자세) 자세를 취한다.
- 외반(eversion)(발목이 몸의 바깥으로 향해 돌아가는 자세로 전체적인 발가락의 방향이 바깥을 향함)이 증가
- 발목관절 회내(ankle pronation)(발등 쪽이 바닥 쪽으로 돌아가는 동작)

〈참고문헌〉

Bly, L: The Components of Normal Movement During the First Year of Life. Chicago Neurodevelopmental Treatment Association, 1983

Bobath, B (1965) *Abnormal Postural Reflex Activity Caused by Brain Lesions.* London: Heinemann Medical

—(1969) The treatment of neuromuscular disorders by improving patterns of coordination. *Physiotherapy,* 55, 18-22.

—(1971) Motor development: Its effect on general development and application to the treatment of cerebral palsy. *Physiotherapy,* 57, 526-532.

—(1971) The normal postural reflex mechanism and its deviation in children with cerebral palsy. Physiotherapy, 57, 515-525.

Gatev, V. (1972) Role of inhibition in the development of motor coordination in early childhood. Developmental Medicine and Child Neurology, 14, 336-341.

Kendall, H.O.: Developing and maintaining good.posture. Phys Ther 49:319-336, 1968.

Kravitz, H., Gooldenberg, D., Neyhus, A. (1978) Tactual exploration by normal infants. *Developmental Medicine and Child Neurology,* 20, 720-726.

Newman, S.: Common Bone Abnormalities: Mother' s Manual, pp 44-45. March/April 1981

Palisano, RJ.: Concurrent and Predictive Validities of the Bayley Motor Scale and the Peabody Developmental Motor Scales. *Phys Ther* 66:1714-1719, 1986

Rushworth, G. (1960) Spasticity and rigigity. An experimental study and review. *Journal of Neurology, Neurosurgery and Psychiatry,* 23, 99-118.

Scherzer, Al.: Early Diagnosis and Therapy in Cerebral Palsy. New York, Marcel Dekker, 1982

Touwen, B. C. L. (1976) *Neurological Development in Infancy Clinics in Developmental Medicine,* No. 58. London: S.I.M.P. with Heinemann; Philadelphia: Lippncott

단원 II.

발달장애아동들이 가질 수 있는 질환들

이 책의 두 번째 부분에서는 발달장애 아동들이 신경계와 근골격계의 변형으로 가질 수 있는 문제점들을 각 질환별 분석 정리하였다. 대부분 우리는 아동들이 혼자 일상생활 활동하기 또는 걷기에 대한 치료 중심으로 아동들의 관리와 치료를 생각해 왔다. 그러나, 우리 아동들이 가지고 있는 신체적 조건을 구체적으로 생각하는 경우는 흔하지 않았다. 예를 들어, 지체장애아동이나 발달지연아동들이 가질 수 있는 고관절 탈구 또는 습관성 고관절 탈구(다운증후군) 경우가 치료 중 간혹 발생하는데 이를 좀 더 주의 깊게 생각하고 다뤄진다면, 빌생 빈도나 아동들이 갖는 동증과 어려움을 줄일 수 있을 것이나. 이와 같이 좀 더 우리 아동들의 관절과 근육의 상태를 이해하고 같이 활동 한다면, 아동들이 가질 수 있는 또 다른 고통(통증)들을 주의하며 활동을 했을 것이다. 그 이해를 돕기 위하여 정리 된 것이 이 책의 두 번째 부분이 된다.

제 3 장 뇌성마비

1) 뇌성마비란?

뇌성마비란 생의 초기 몇 년 동안에 나타나서 일반적으로 시간이 지나도 악화되지는 않는 운동 통제에 결함이 생기는 일군의 만성적인 장애들을 갖는 것을 기술하기 위해 사용되는 포괄적인(umbrella-like) 용어이다.

뇌성(cerebral)이란 뇌의 두 반쪽들, 또는 반구를 가리키고, 마비란 신체 운동 통제에 결함을 일으키는 모든 장애를 가리킨다. 즉, 이러한 장애들은 근육이나 신경의 문제에 의해서 발생하는 것이 아니다. 대신에, 뇌의 운동 영역의 손상 또는 잘못된 발달이 운동이나 자세의 적절한 통제를 하는 뇌의 능력을 방해하는 것을 말하는 것이다.

뇌성마비 증후군은 그 심한 정도가 매우 다양하다. 뇌성마비 장애인은 쓰기; 가위질 하기; 균형을 유지하면서 걷는 것에 어려움을 갖는 것 등의 작은 운동 과제에 어려움을 겪을 수 있다. 또는, 통제 불가능한 양손의 비틀림(writhing) 모션이나 침흘림(drooling) 같은 불수의적 운동을 하게 될 수 있다. 이러한 증상은 개개인에 따라 다르며, 개인 내에서도 시간에 따라 변할 수 있다. 어떤 뇌성마비 장애인들은 또한 간질이나 정신지체 같은 다른 의료적인 장애를 갖기도 한다. 그렇지만, 일반적인 생각과는 달리, 뇌성마비가 항상 최중도의 장애를 일으키지는 않는다. 심한 뇌성마비 아동은 걷지도 못하고, 집중적이고 평생에 걸친 보호가 필요한 반면에, 경도의 뇌성마비 아동은 단지 가벼운 증상(slightly awkward)만을 가지고 특수한 보조를 필요로 하지 않는다. 뇌성마비는 전염되지 않으며, 일반적으로 한 세대에서 다음 세대로 유전되지도 않는다. 지금으로서는, 과학적인 연구가 치료의 개선과 예방법의 향상을 시키고 있지만, 뇌성마비가 완치되지는 않는다.

2) 얼마나 많은 사람들이 뇌성마비를 갖는가?

미국뇌성마비협회에서는 500,000명 이상의 미국인이 뇌성마비를 가지고 있다고 추산한다. 뇌성마비의 원인에 대한 예방과 조치에도 불구하고, 뇌성마비가 침범하는 아동과 성인의 수는 기본적으로 변하지 않고 있거나, 과거 30년 동안에 다소 증가하고 있는 듯하다. 이는 부분적으로 보다 많은 결정적으로 덜 성숙되거나 약한 유아들이 개선된 집중적인 간호를 통하여 생존하고 있기 때문이다. 불행하게도, 이들 많은 유아들은 신경계의 발달 문제를 가지거나 신경학적 손상으로 고통 받는다. 호흡 곤란을 줄이기 위한 공학적 기법의 연구가 계속 진행 중이고, 출생 전 또는 직후에 뇌출혈을 예방하기 위한 약물의 시도가 진행되는 등 이들 유아들의 간호를 개선하기 위한 연구가 진행 중이다.

3) 뇌성마비의 원인은 무엇인가?

뇌성마비는 수두나 홍역처럼 단일 원인에 의한 질환이 아니다. 관련은 되지만, 아마도 원인들을 가진 장애의 일군이다. 의사들이 개개 아동의 뇌성마비 원인을 밝히려고 할 때, 그들은 뇌성마비의 형태를 관찰하고, 모자의 병력, 그리고 장애 발생시기를 본다.

뇌성마비아동의 10-20%는 출생 후에 장애를 갖게 된다. 후천적 뇌성마비는 생의 초기 몇 달 또는 몇 년 동안에 뇌 상해로부터 기인하며 종종 세균성 뇌막염이나 바이러스성 뇌염 같은 뇌감염이 뒤따르게 된다. 또는 교통사고, 낙하, 아동 학대 등에 의한 뇌손상으로 기인한다.

반면에, 선천성 뇌성마비는 생후 몇 개월이 지나야 발견될 수는 있지만, 출생 시부터 존재하는 것이다. 대부분의 경우에, 선천성 뇌성마비의 원인은 모른다. 그렇지만, 연구를 한 결과, 과학자들은 임신기간동안 또는 낳을 때에 발달하는 뇌 안의 운동 중추에 손상을 줄 수 있는 몇 가지 특정한 사건들을 정확히 지적하게 되었다. 이러한 선천성 뇌성마비의 원인 중 몇 가지는 다음과 같다:

산중 감염 - 홍역 또는 풍진이 임산부를 감염시키는 바이러스에 의해 발생할 수 있고, 그래서 자궁 안 태아의 발달하고 있는 신경계에 손상을 일으킬 수 있다. 발달하는 태아에게 뇌손상을 일으킬 수 있는 다른 감염은 거대 세포 바이러스와 톡소플라스모시스를 포함한다.

유아 황달(jaundice)-혈류 안에서 적은 양이 정상적으로 발견되는 복합물인 담즙색소(bile pigments)가 혈구가 파괴될 때 생산된다. 많은 혈구들이 짧은 시간동안에 파괴되면, Rh 부적합이라고 불려지는 조건에서와 같이, 황색 색소가 만들어지고 황달을 일으킨다. 심하고, 조치를 취하지 않는 황달은 뇌 세포에 손상을 줄 수 있다.

Rh 부적합 - 이러한 조건이 되면, 엄마의 몸이 신생아 황달의 형태를 가지면서, 태아의 혈구를 파괴하는 면역세포라 불리는 항체를 생산한다.

진통 및 분만 시의 뇌의 심한 산소부족 또는 두뇌 외상 - 신생아의 혈액은 특별히 낮은 수준의 산소를 보상할 수 있도록 되어있다. 그리고 질식(asphyxia-호흡 방해 또는 산소 공급 부족으로 발생하는 산소 결여)은 진통 및 분만의 스트레스를 받는 동안에 아기에게서 일상적으로 나타난다. 그러나, 질식이 장시간동안 유아의 뇌에 대한 산소 공급을 심하게 저하시킨다면, 그 아동은 저산소성 손상 뇌병증(hypoxic-ischemic encephalopathy)이라고 불려지는 뇌손상을 발달시킬 수 있다. 이러한 종류의 뇌손상을 받은 아기의 상당수는 죽으며, 그렇게 되지 않더라도 뇌성마비를 발달시킬 수 있고, 또한 자주 정신지체와 경기를 동반하게 된다.

과거에, 의사들과 과학자들은 뇌성마비의 대부분의 원인을 그들이 또 다른 원인을 찾아내지 못하면, 질식이나 출생 시의 다른 복합적 원인 때문이라고 하였다. 그렇지만, NINDS의 과학자들과 여러 다른 사람들에 의한 포괄적인 연구에 의하면, 출생 시 질식을 경험하는 아기들 중, 출생 후 곧바로 뇌질환을 발달시키는 아기는 거의 없음을 보여주었다. 연구 결과, 또한 질식을 경험하는 대부분의 아기들이 자라서 뇌성마비나 다른 신경학적 장애를 갖게 되지는 않음을 보여주였다. 질식과 같은 출생 시, 복합요인은 현재 선천성 뇌성마비의 3-13%를 설명하는 것으로 추산된다.

뇌졸중(Stroke) - 뇌출혈에는 몇 가지 원인이 있다.—뇌 안의 혈관 파괴, 혈관 막힘, 또는 비정상적 혈구—그리고 이런 것들이 뇌졸중의 형태가 된다.

조산아에게 특히 일상적으로 나타나는 호흡장애인 신생아 호흡 곤란이 한 가지 원인이다. 뇌졸중은 성인에게 영향을 미치는 것으로 알려져 있지만, 이는 또한, 뇌 조직에 손상을 주고 신경학적 문제를 일으키면서 임신 중의 태아 또는 출생 시 신생아에게서도 발생할 수 있다. 태아와 신생아의 뇌졸중을 방지하기 위한 잠재적 치료(potential treatments)를 검증하기 위한 연구가 진행 중이다.

4) 뇌성마비의 종류는?

경직형 양마비(spastic diplegia)는 1860년대에 Little 박사에 의해 처음 기술된 장애인데, 이는 뇌성마비라 불려지는 몇가지 장애 중 단 한가지일 뿐이다. 오늘날 의사들은 뇌성마비를 4가지 주된 유목으로 분류하고 있다. 운동 장애의 형태에 따라 경직형, 무정위운동형, 운동 실조형, 그리고 혼합형으로 분류한다.

(1) 경직형 뇌성마비

뇌성마비의 이 형태는 환자의 70-80%를 차지하는데, 근육이 딱딱하고 영구적으로 구축되어(contracted) 있다. 의사들은 경직형 뇌성마비의 형태를 환자가 사지 중 어디가 침범되었는가에 따라 타입을 기술하기도 한다. 이들 타입에 주어지는 이름은 마비된 또는 약한이라는 뜻의 plegia 또는 paresis라는 용어를 침범된 사지의 라틴 표기를 결합하여 사용된다.

경직에 의해 양 다리가 침범되면, 다리가 서로 겹쳐서(turn in) 무릎에서 교차될 수 있다. 이러한 사람이 걸을 때는, 그들의 다리는 떨듯이(awakwardly) 움직이며 딱딱하고 거의 무릎이 닿을 듯 말듯 한다. 이것이 특징적인 보행 리듬을 일으키는데, 이는 가위 걸음(scissors gait)로 알려져 있다. 경직형 편마비를 가진 사람은 또한 편마비성 열림(hemiparetic tremors)을 경험할 수 있는데, 이는 통제할 수 없는 흔듬(shaking)이 신체 한쪽의 팔다리를 침범한다. 이러한 진전(tremor)이 심하면, 운동에 심각한 결함을 줄 수도 있다.

(2) 무정위 운동형 또는 dyskinetic 뇌성마비

이러한 형태의 뇌성마비는 통제할 수 없고, 느리며, 몸을 뒤트는 이동으로 특징된다. 이러한 비정상적인 운동은 일반적으로 손, 발, 팔 그리고 다리 가끔씩은 찡그림(grimacing) 또는 침흘림(drooling)을 일으키면서, 얼굴과 혀의 근육에 침범한다. 이들 운동은 정서적 스트레스가 심할 때 증가하기도 하고, 잠잘 때는 사라진다. 환자들은 또한 발화(speech)에 필요한 근육 운동을 협응시키는데 문제를 가지기도 한다. 이것은 구음장애(dysarthria)로 알려져 있다. 이 증상은 아테토이드 뇌성마비 환자의 약 10-20%에서 나타난다.

(3) 운동실조형 뇌성마비

이는 드문 형태로서 균형 감각과 높이 지각에 영향을 미친다. 이들 환자는 종종 협응 능력이 떨어지고; a wide-based gait로 불안정하게 걸으며, 발을 비일상적으로 많이 떨어지게 하며; 글쓰기나 셔츠 단추 채우기 같은 빠르거나 정확한 동작을 시도할 때, 어려움을 겪는다. 그들은 또한 의도적 진전(intention tremor)를 가질 수 있는데, 이러한 형태의 진전은 책을 잡으려고 할 때처럼, 자발적인 운동으로 시작되었으나 사용되는 신체 부위에 침범되고, 그 사람이 목표로 하는 물체에 다가갈수록 악화되는 떨림(trembling)을 일으킨다. 운동 실조형은 뇌성마비 환자의 5-10%를 차지하는 것으로 추산된다.

(4) 혼합형

환자들은 지금까지 언급한 3가지 형태 중 하나 이상의 증후군을 갖는 것이 일상적이다. 가장 일반적인 혼합 형태는 경직성과 무정위 운동형 운동의 혼합이지만, 다른 결합 형태도 가능하다.

5) 뇌성마비와 관련된 다른 의료상의 장애는 무엇인가?

뇌성마비를 가진 많은 사람들이 의료적인 장애를 가지지 않는다. 그렇지만, 뇌와 뇌의 운동기능의 장애는 경기(seizure)를 일으킬 수도 있고, 지능 발날, 외부 세계에 대한 주의, 행동 및 활동, 그리고 시각 및 청각을 손상시킬 수도 있다.

뇌성마비와 관련된 의료적 장애는 다음과 같다:

(1) 정신지체

뇌성마비 아동의 약 3분의 1은 경증의 정신지체를 갖게 된다. 3분의 1은 중등도 또는 중도의 지체를 갖게 되며, 나머지 3분의 1은 지적으로 정상이다. 정신지체는 경직형 사지마비 아동에게서는 좀더 흔히 발생한다.

(2) 발작 및 간질

뇌성마비 아동의 반 정도는 경기를 한다. 경기를 하는 동안, 뇌의 정상적이고 규칙적인 전기적 활동이 이 통제할 수 없는 전기의 폭발(uncontrolled bursts of electricity)에 의해 방해를 받는다. 경기가 열 같은 직접적인 원인이 없이 발생할 때, 이를 간질이라고 말한다. 뇌성마비와 간질을 가지고 있는 사람은 이러한 혼란이 긴장 간대 발작(tonic-clonic seizures)처럼 뇌 전체에 번질 수 있고, 모든 신체에 다양한 증후군을 일으키는 원인이 되거나 부분 발작(partial seizures)처럼 뇌의 한 부분에만 한정되어 보다 특수한 증후군을 일으킬 수도 있다.

긴장 간대 발작(tonic-clonic seizures)은 일반적으로 환자를 울게 만들며, 이어서 의식의 상실, 양다리와 팔의 경련, 몸통 경련 운동 그리고 방광 통제의 상실이 따르게 된다.

부분 발작(Partial seizure)은 단일 또는 복합으로 분류된다. 단일 부분발작에서는 근육 경련, 씹는 운동 그리고 감각상실(numbness) 또는 흥분(tingling)과 같은 국부적 증후군을 갖게 된다. 복합 부분 발작에서는 환각에 빠지거나, 비틀거리거나, 자동적이고 목적이 없는 운동을 일으키거나, 손상된 의식 또는 혼란(impaired or confusion)을 경험한다.

(3) 성장 문제

성장 실패(failure to thrive)라고 불려지는 증후군이 중등도, 중도 뇌성마비 아동, 특히 경직성 사지마비 아동에게서 일상적으로 나타난다. 성장 실패란 충분한 음식을 섭취했음에도 불구하고, 성장이 지연되는 듯한 아동들을 기술하기 위해 의사들이 사용하는 일반적인 용어이다. 유아에게 있어서, 이러한 지연(lag)은 일반적으로 몸무게가 매우 낮게 나오는 것으로 나타난다.; 어린 아동에게 있어서, 이는 비정상적인 단축(shortness)로 나타날 수 있다.; 청소년기에는, 단축과 성적 발달의 결여가 함께 나타날 수 있다. 아마도 성장 실패는 여러 가지 원인을 가지고 있는 것 같다. 특히, 영양부족과 성장과 발달을 통제하는 뇌 센터(brain centers)의 결함이 포함된다.

특히, 뇌성마비에 의해 침범된 근육과 팔다리는 정상보다 작은 경향이 있다. 이는 특히, 경직성 편마비를 가진 몇몇 환자에게서 특히 눈에 띄는데, 이는 신체 중 침범된 부위의 팔다리가 보다 정상적인 쪽의 팔다리에 비해서 빨리 또는 크게 성장하지 못하기 때문이다. 이러한 증상은 일반적으로 손과 발에 가장 심하게 영향을 준다. 편마비에서 마비된 발이 걸을 수 있는 환자들 중에서 조차도 마비 안된 발보다 작은 경우가 많은데, 이러한 크기의 차이는 아마도 사용하지 않기 때문이 아니다. 과학자들은 이 문제가 정상 신체 성장에 책임이 있는 복잡한 과정의 혼란에서 기인하는 것으로 믿고 있다.

(4) 시각 또는 청각의 손상

많은 뇌성마비 아동들이 사시를 가지고 있다. 성인에게 있어서는, 이러한 조건은 복시(double vision)를 일으킨다. 그렇지만, 아동에게 있어서, 뇌가 잘못 정렬된 한쪽 눈으로부터의 신호를 무시함으로써 이러한 조건에 적응하는 경우가 많다. 조치를 취하지 않으면, 이것은 한쪽 눈의 시력을 나쁘게 만들고, 거리를 판단하는 것 같은 시각적 기술을 방해할 수 있다. 어떤 경우에는, 의사들이 사시를 교정하기 위한 외과적 수술을 추천할 수도 있다.

편마비를 가진 아동은 반맹(hemianopia)을 가질 수도 있는데, 이는 한쪽 눈의 정상적 시야에 결함을 일으키는 시력 결함이나 상실을 말한다. 예를 들어, 반맹이 오른쪽 눈에 영향을 미치면, 정면을 바라보는 아동이 완전한 오른쪽을 제외하고는 완전한 시력을 가질 수 있다. 동측반맹(homonymous hemianopia)에서, 이러한 결함은 양쪽 눈의 시야의 같은 부분에 영향을 미친다. 청각손상 또한 일반 인구에 비해서 뇌성마비 인구에서 보다 흔히 나타난다.

(5) 비정상적 감각과 지각

뇌성마비의 몇몇 아동은 촉각이나 아픔 같은 단순한 감각을 느끼는 능력에 결함이 있다. 그들은 또한, 입체감각인식불능증(stereognosia) 즉, 촉각을 사용하여 물체를 지각하거나 인식하는데 어려움을 갖기도 한다. 예를 들어, 입체감각인식불능증(stereognosia)을 가진 아동은 볼 수는 없지만, 손에 놓아둔 하드 볼, 스펀지, 또는 다른 물체를 인식하는데 어려움을 갖는다.

6) 위험요인들을 사전에 알 수 없는가?

연구과학자들은 수천명의 임신부를 조사하여, 그들이 출산할 때 까지 추적하고, 그들이 낳은 아동들의 초기 신경학적 발달을 조사하였다. 결과적으로, 연구자들은 아동이 나중에 뇌성마비라고 진단될 가능성을 증가시키는 어떤 특성들을 발견할 수 있었고, 이를 위험 요인이라고 부른다.

(1) 둔위태위(Breech presentation)

뇌성마비 아기들은 분만을 시작할 때, 머리가 먼저 나오는 대신에 발이 먼저 나오는 경향이 있다.

(2) 뒤얽힌 분만과 출산(난산)

분만 및 출산상의 아기의 혈관 또는 호흡기 문제는 때때로 아기가 뇌손상으로 고통 받고 있거나, 아기의 뇌가 정상적으로 발달하지 않았다는 첫 번째 신호가 될 수 있다. 난산은 영구적인 뇌손상을 가져올 수 있다.

(3) 신경계 이외의 선천성 기형

척추의 이상 형성, 사타 샅고랑 부근의 허니아(몸안의 비정상적 개방을 통한 기관 돌출; hernia), 또는 비정상적으로 작은 턱뼈 같은 물리적인 출생 시 결함을 가진 아기는 뇌성마비를 가질 위험이 높다.

(4) 낮은 아프가(Apgar) 점수

아프가 점수(마취전문의사 Virginia Apgar의 이름을 딴 것)는 신생아의 상태를 반영하는 숫자화된 평가이다. 아프가 점수를 결정하기 위해, 의사들은 아기의 심장 박동수, 호흡, 근육 긴장도(muscle tone), 반사, 그리고 출산 직후의 피부 색깔을 주기적으로 기록한다. 그리고 나서, 그들은 점수를 낸다; 점수가 높을수록, 아동의 상태는 보다 정상적이다. 출산 후 10-20분에서의 낮은 점수는 잠재적 문제들의 중요한 표시라고 고려할 수도 있다.

(5) 저체중과 조산

뇌성마비의 위험은 출생 시 2500grams(5 lbs., 7 1/2 oz.)보다 적은 아기들 그리고 임신 후 37주가 안되어서 태어난 아기들에게서 보다 높다. 이러한 위험은 출생 시 몸무게가 떨어질수록 높아진다.

(6) 복합 출산(multiple births)

쌍둥이, 세 쌍둥이 그리고 다른 복합 출산은 뇌성마비의 위험이 높아지는 것과 관련되어 있다.

(7) 신경계 기형

뇌성마비를 가지고 태어난 일부 아기들은 비정상적은 작은 머리(소두증) 같은 눈에 보이는 신경계 기형을 가진다. 이것은 아기가 자궁에 있는 동안 신경계 발달에 문제가 발생했음을 암시한다.

(8) 산모의 출혈 또는 임신 후기 심한 단백뇨

임신 6개월-9개월 사이의 질 출혈과 심한 단백뇨(소변의 단백질 과잉)은 뇌성마비 아기를 가질 위험을 높인다.

(9) 산모의 갑상선기능항진증(hyperthyroidism), 정신지체, 또는 발작(경기)

이러한 조건을 가진 엄마는 뇌성마비 아기를 가질 확률이 다소 높다.

(10) 신생아 경기

경기를 한 유아는 아동기에 뇌성마비를 가진 것으로 진단될 확률이 높다.

이러한 경고 표시를 알아두면, 의사들이 신경계의 장기간의 문제들에 직면하는 아동들에게 주의를 기울일 수 있도록 도울 수 있다. 그렇지만, 아기가 이러한 요인들 중 한 두 가지 정도를 가지고 있다고 하더라도, 부모들이 너무 걱정할 필요는 없다. 대부분의 그런 아동은 뇌성마비를 가지지고 않고 발달시키지도 않는다.

7) 뇌성마비는 예방될 수 있는가?

연구를 통하여 알게 된 뇌성마비의 원인 중 몇 가지는 예방 또는 치료될 수 있다:

- 뇌상해는 자동차 운전 시 아동용 안전시트를 적절히 하거나 오토바이 승차 시 헬멧을 쓰며, 그리고 또한, 목욕할 때 감독을 잘하고, 아기가 접근할 수 있는 곳에 유독물질을 두지 않는 등, 가정 내 아동 관리에 상식적인 주의를 기울여서 우연한 사고의 위험을 줄일 수 있다.

- 신생 유아의 황달은 광선요법(phototherapy)으로 다룰 수 있다. 광선요법에서는, 아기를 담즙 색소를 파괴시키는 특수한 청색 광선에 노출시켜서, 색소가 자라지 못하게 하고, 뇌에 대한 위협을 막는다. 이 치료만으로 충분하지 않은 경우에는, 의사들이 특수한 형태의 수혈(blood transfusion)을 함으로써 황달을 치료할 수 있다.

- Rh 부적합은 임산부에 대한 일상적인 단순 혈액 검사에 의해 쉽게 식별된다. 이러한 혈액형의 부적합이 일반적으로 여성의 첫 번째 임신동안에는 문제를 일으키지는 않는데, 이는 대부분의 경우, 엄마의 몸이 출산 후에야 원하지 않는 항체를 생성하기 때문이다. 대체로, 출산 후에 주는 특수한 혈청으로, 원하지 않는 항체의 형성을 막을 수 있다. 임신한 여성이 처음 임신에서 항체를 발달시키거나, 항체 생산이 예방되지 못하는 특수한 경우에는, 의사들이 발달하는 아기를 자세히 관찰함으로써, 필요하다면, 자궁에 있는 아기에게 수혈을 함으로써 또는 출생 후에 교환 수혈(아기의 대부분의 피를 제거하고 교체하는 것)을 실시함으로써 문제를 최소화할 수 있다.

- 풍진 또는 홍역은 여성이 임신되기 이전에 이 질병에 대한 백신을 접종받음으로써 예방할 수 있다.

추가적으로, 규칙적인 산전 보호와 영양 공급 그리고, 흡연, 알코올 섭취 그리고 약물 남용을 제거함으로써 건강한 임신을 위해 노력하는 것이 좋다. 그렇지만, 부모와 의사의 최선의 노력에도 불구하고, 아동은 여전히 뇌성마비를 가지고 태어날 수 있다. 대부분의 경우에, 뇌성마비의 원인은 알려져 있지 않기 때문에, 이를 예방하기 위해 현재 할 수 있는 일은 거의 없다. 연구자들이 기초 및 임상 연구를 함으로써, 뇌성마비의 원인에 대해 더 잘 알게 됨에 따라, 의사들과 부모들은 이 장애를 예방하는데 더 큰 도움을 받을 수 있게 될 것이다.

8) 뇌성마비의 초기증상은?

뇌성마비의 초기 증상은 주로 3세 이전에 나타나며, 부모들은 이 때 처음 자신의 유아가 정상적으로 운동 기술을 발달시키지 못하고 있지 않나 하는 의심을 하게 된다. 뇌성마비 유아는 흔히 구르기, 앉기, 기기, 웃기, 또는 걷기 같은 발달적 이정표에 도달하는 것이 늦다. 이러한 것을 때때로 발달적 지연이라고 한다.

몇몇 뇌성마비 아동은 비정상적 근육 긴장도를 보인다. 약화된 근육긴장을 저긴장도(hypotonia)라고 한다; 이 아기는 축 늘어지고 이완되며, 심하게 약해 보일 수 있다. 증가된 근육긴장을 긴장과도(hypertonia)라고 하며, 이 때 아동은 뻣뻣하고 딱딱해 보인다. 어떤 경우에는, 초기에 저긴장도(hypotonia)였던 아기가 생후 2-3개월 후에 긴장과도(hypertonia)로 진전된다. 뇌성마비 아동은 또한 특이한 자세를 가지거나 신체 한쪽을 선호하기도 한다.

어떤 이유로든 아기의 발달이 걱정되는 부모들은 의사와 상의하여야 한다. 그는 정상적인 발달과 발달 장애를 식별할 수 있도록 도울 수 있다.

9) 뇌성마비의 진단 및 평가

(1) 운동발달 이정표

운동발달 이정표는 인종을 막론하고 시기별로 정해진 순서대로 진행한다. 아기가 어느 정도 발달을 따라가다가 더 이상 진행되지 않을 때 혹은 처음부터 운동발달이 지연될 때 보호자들은 병원을 찾게 된다. 이때 환아의 자세한 발달력을 통하여 뇌성마비를 의심할 수 있는 비진행성 뇌증인지 발달 과정의 퇴행이 있는 진행성 혹은 퇴행성 병변인지를 구분하여야 한다.

(2) 이학적 검사

① 자세의 이상

뇌성마비가 심한 경우는 시진만으로도 뇌성마비의 유형까지 알아낼 수 있다. 견관절이 외전되고 주관절이 굴곡되며 주먹을 꼭 쥐고 있는 상지의 자세는 경직성 마비가 상지를 침범하고 있음을 알려준다. 손을 펴지 않고 주먹을 쥐고 엄지손가락을 손바닥과 나머지 손가락 사이에 쥐고 있는 양상을 볼 수 있다. 고관절이 외전, 외회전, 굴곡되며 슬관절의 굴곡이 동반되어 마치 개구리 다리 같은 양상을 보이는 경우는 하지의 근 긴장도가 감소된 경우에 볼 수 있고 저긴장성 뇌성마비이거나 경직성, 무정위 운동형 뇌성마비의 전구 증상으로 저긴장성이 보이는 경우를 생각할 수도 있다. 양하지가 뻣뻣하게 뻗치며 발끝이 가위 모양으로 겹쳐지는 양상이나, 복와위에서 하지 굴곡근의 긴장도 증가는 양하지의 경직성 침범 즉, 경직서 양측마비 혹은 경직성 사지 마비에서 자주 볼 수 있다. 운동 장애형 뇌성마비아의 경우 손가락, 손목, 발목, 견관절 등이 비정상적으로 뒤틀려져 있는 양상을 특징적으로 볼 수 있어 진단하는데 도움이 된다.

② 근긴장도 검사

대부분의 뇌성마비는 초기에 근 저긴장증을 보인다. 대체로 운동장애형에서 경직형보다 저긴장증의 지속 기간이 길며 어느 형이든지 저긴장증이 오래가고 정도가 심하면 운동 장애가 더 심하다. 근 과긴장증은 경직형과 강직형의 특징이고, 근 긴장도의 변화가 심한 것은 운동장애형의 초기 증상이다. 저긴장증인 근육긴장저하아(floppy infant)의 증상을 보이는 선천성 신경계질환이나 근육 질환과의 감별 진단을 요한다. 뇌성마비로 인한 저긴장증에서는 심부 건반사, Moro 반사, 긴장성 경부반사, 파악 반사 등이 나타나는데 비해 하부 운동계 장애로 인한 저긴장증에서는 이러한 반사를 잘 볼 수 없다는 것이 중요한 감별점이 된다.

③ 자발 운동의 관찰

시진의 다음 단계는 환아가 스스로 움직이는 양상을 관찰하는 것으로 정상적인 자발 운동의 성취 단계와 비정상적 운동 형태를 관찰하는 것이 중요하다. 시기별로 정상적인 발달을 하는지를 알기 위해 누운 자세, 기는 자세, 앉는 자세, 걸음걸이 등을 관찰하고, 각 뇌성마비의 유형별로 나타날 수 있는 비정상적인 운동형태가 나타나는지 관찰한다.

④ 자세빈사

보이타(Vojta)는 위의 소견들이 생후 초기부터 뚜렷이 나타나는 것이 아니므로 조기 진단하여 조기 치료를 시도하기 위하여 생후 초기부터 7가지 자세반사 검사를 시행하여 정량적으로 분석, 중추성 조화 운동장애(Central coordination disturbance)라는 임시 진단하에 조기 치료를 시도하였다. Vojta의 7가지 자세 반사 검사는 뇌성아비의 조기 진단에 도움을 주는 데 뇌성마비의 위험도가 높다는 의미의 중추성 조화 운동장애의 유무와 심도를 평가할 수 있을 뿐만 아니라, 자세 반응에서 보이는 이상 자세로 침범된 지체를 추정할 수 있게 한다.

⑤ 반사의 이상

심부건 반사의 증가와 함께 원시 반사가 지속적이고 강하게 나타나는 것은 뇌성마비의 진단에 중요한 실마리가 된다. 대칭성, 비대칭성 긴장성 경부 반사 (symmetric, asymmetric tonic neck reflex), 신근 반발반사(extensor thrust reflex), 상치골 신전반사(suprapubic stretch reflex), 교차 내전 반사(crossed stretch reflex), 자동 보행 반응(automatic walking stretch reflex), 자동 보행 반응(automatic walking reaction), 디디기 반응(placing reaction), 수족의 파악 반사(hand, foot grasp reflex), 긴장성 미로 반사(tonic labyrinthine reflex) 양성지지반응(supportive reaction), 손의 파악 반응(grasp response)은 경직형에서 오래 지속되고, 긴장성 경부 반사(tonic neck reflex)와 Moro 반사 등의 원시 반사와 낙하산 반응(parachute reaction) 등의 정상 방어 반응을 검사하는 것은 뇌성마비의 진단뿐만 아니라, 예후의 추정에도 도움이 되므로 검사 방법과 소실 또는 출현 시기를 정확히 알고 있어야 한다.

⑥ 기능적 평가

뇌성마비아의 재활 치료도 다른 재활의학과 환자와 마찬가지로 뇌성마비로 인한 장애를 최소화하는 방향으로 시행되어야 하므로 관절 운동 범위, 손의 기능, 보행을 포함한 이동 동작 등에 대한 기능적 평가도 반드시 이루어져야 한다. 기능적 평가 도구로는 GMFM(Gross Motor Function Measure), PEDI(Pediatric evaluation of disability Inventory), Wee-FIM(Functional Independence Measure) 등의 평가도구 등이 있다.

10) 뇌 영상 검사

뇌 영상 검사는 뇌성마비의 병리에 대한 이해를 도울 수 있다.

(1) 뇌 초음파 검사

대천문이 열려 있는 생후 6-9개월 정도까지 뇌 초음파 검사가 가능하다. 조산아나 저체중 출생아에서 관심을 가져야 하는 영상 소견은 출혈이나 저산소증 혹은 허혈로 인한 뇌실 내 출혈, 뇌 백질의 나성 병변, 뇌실 비대이다.

(2) 뇌 MRI 검사

MRI는 초음파 검사나 CT보다 고가의 검사이지만, 소아의 중추신경계 병변의 진단에 우수한 민감성과 특이성을 나타낸다. MRI를 통하여 비진행성 뇌증인지 퇴행성 뇌증인지 구별이 가능하며, 간질의 이유를 밝힐 수도 있으며, 종양, 염증성 질환, 신경이주질환을 포함한 뇌발달 이상, 혈관질환 유무를 알 수 있다. 뇌성마비에서는 저산소증에 의한 뇌병변, 백질내의 미세한 병변, 선천성 뇌기형, 수초형성의 평가를 이용한 뇌의 성숙도 분석 및 뇌량의 이상 소견 등을 관찰하는 데 매우 유용하다. 특히 저산소증에 의한 뇌실주위 백질연화증은 뇌 MRI의 T2 강조영상에서 뇌실주위 조영 증강과 백질 양의 감소, 뇌실 확장 소견을 나타내어, 환아의 임상양상과 비교한 병태생리를 추측하는 역할을 한다.

(3) 핵의학 검사

뇌 혈류 검사는 뇌의 해부학적인 이상보다 기능적인 이상 유무를 나타내는 검사로 PET(positron emission tomography)검사와 SPECT(single photon emission computerize tomography) 검사가 이에 속하며, 어른의 경우 치매, 뇌졸중, 경련과 종양 등 여러 신경질환에 진단적 도움을 주고, 소아의 경우 아직 소수의 질병에서 시도되고 있는 정도이나 비침습적인 방법이고 영상의 질이 좋아지면서 점점 많이 쓰이고 있다.

11) 근골격계의 변형

(1) 고관절 아탈구

고관절 아탈구의 원인은 고관절 내전근의 과도한 경직과 외전근의 근약증, 대퇴경부 외반(femoral

neck valgus), 대퇴골 전경(anteversion), 장요근의 굴곡 구축, 비구 이형성 등 다양한 원인들이 제시되고 있으나, 그중 내전근의 경직이 가장 중요한 요인으로 받아들여지고 있다. 고관절 탈구의 발생은 운동 장애의 심한 정도에 따라 달라진다.

10세 정도까지 고관절에 문제가 없는 아동은 그 이후 변형이 새롭게 발생될 가능성은 매우 떨어진다. 그러나 고관절 아탈구의 문제를 갖고 있던 경우는 보행이 가능한 경우라도 정기적 진찰과 방사선 촬영이 필요하며, 이는 성장이 활발히 일어나는 사춘기의 10대에도 지속적으로 이루어져야 한다. 이 시기에 변형이 진행되면 수술을 해야 하는데 뼈와 근육에 대한 수술을 함께 시행한다.

(2) 척추 변형

뇌성마비 아동에게서 등과 허리가 한쪽으로 휘는 척추 측만증과 둥그렇게 구부정해지는 척추 후만증이 관찰 될 수 있으나, 대부분 고착된 변형 상태가 아니고 자세에 따라 변화하는 경우가 많다. 척추측만증은 빠른 신체 성장을 보이는 사춘기에 가까워지면서 보다 심해지고 고착화되는 경향을 보인다. 척추 후만증이란 척추가 앞으로 구부러지는 것을 말한다. 이는 뇌성마비 아동이 어릴 때 몸통의 근력이 약하고 조절 능력이 떨어져 나타나는 현상으로 나이가 들고 운동 기능이 향상되면서 좋아질 수 있다.

(3) 발의 변형

뇌성마비 아동이 보행을 시작하면 발의 변형이 나타나기 시작하고, 일반적으로 몸무게가 늘어나면서 발의 변형이 심해진다. 발끝으로 걷는 첨족과 편평족을 어렵지 않게 관찰할 수 있으며 이러한 족부의 문제들은 대부분 단하지 보조기나 복사상 보조기, UCBL과 같은 발보조기 등의 보존적 방법으로 발의 안정성을 도모할 수 있다. 변형이 심한 경우 수술을 하게 되는데 관절을 고정시키는 수술은 뼈의 성장을 멈추게 하므로 성장이 끝나는 시기까지 최대한 기다리도록 한다.

(4) 상지의 변형

경직성 뇌성마비의 경우 주관절과 완관절의 굴곡 구축, 엄지손가락이 손바닥 안쪽으로 구부러지는 변형들이 많이 발생한다. 변형을 방지하기 위해서는 적절한 자세를 유지하도록 부목이나 보조기를 사용하고, 신전 운동 등 보존적 방법으로 효과가 없을 때는 수술을 시도한다. 수술은 근육이나 건을 연장하거나 전환해 주는 방법을 사용하며, 수술 효과는 대부분 만족스러워 외견상으로나 기능적으로 많은 향상을 보인다. 그러나 불수의 운동형에서는 지속적인 움직임으로 인해 그 효과가 좋지 않으므로 수술을 잘 시행하지 않는다.

12) 예후

(1) 보행 가능성

뇌성마비에서 독립적 보행은 대부분의 경우 2-5세 사이에 이루어진다. 대략 7-8세에는 뇌성마비 아동들이 앞으로 평생 취하게 될 이동의 형태를 확립하게 된다. 7-8세까지는 신체적 기능이 지속적으로 향상되나, 이후로는 새로운 운동 기능의 습들이 어려워서 더 이상 운동 기능의 향상이 크게 일어나지 않는다. 즉, 7세에 보조 도구를 이용하여 짧은 거리를 어렵게 걷던 뇌성마비 아동이 16세경에는 휠체어를 이용하게 될 가능성이 있다. 따라서 이 변화의 시기에 적절히 대응하는 일이 매우 중요한데, 환자 각자의 기능 수준을 부모와 뇌성마비 아동 모두가 객관적 사실 그대로 받아들이면서 이에 적극적으로 대처하는 태도가 요구된다.

외국의 연구 보고에 의하면, 전체 뇌성마비 아도의 75%에서 걸을 수 있으며, 이중 양지마비형은 85%, 사지마비형은 70%에서 가능하고, 편마비형과 이상운동형은 가장 예후가 좋아 심한 정신지체가 없는 한 거의 대부분에서 보행이 가능한 것으로 알려져 있다. 그러나 국내에서는 뇌성마비 아동의 독립보행 성취도가 외국에 비해 낮은 것으로 보고되어 있어서 전체 뇌성마비 아동의 58%에서 걸을 수 있었으며, 이 중 편마비형은 약 94%, 양지마비형은 68%, 사지마비형은 12%, 그리고 이상운동형은 30%에서 독립적 보행이 가능하다고 하였다.

(2) 일상생활 동작 및 사회 적응

일상생활동작의 수행에 있어서 뇌성마비 유형에 따라 경직성 편마비형과 양지마비형, 운동실조형의 경우 일상생동작의 수행에서 독립적인 경우가 많지만, 경직성 사지마비형의 경우에는 독립적이지 못한 경우가 많다.

뇌성마비 아동 중 약 90%는 성인으로 성장하며, 1/4-1/3은 성인이 되어 독립적인 일상생활을 영위할 수 있고, 뇌성마비 성인 중 35-50%는 직업을 갖는다. 독립적 생활을 방해하는 인자로는 정신 지체, 경련성 질환, 휠체어 의존적이 운동기능 장애등을 꼽을 수 있으며, 취업이 가능한 인자로 경미한 운동장애, 가족의 협조가 좋은 경우, 직업훈련을 받은 경우 등이 있고 작업환경이 좋은 경우도 취업을 가능하게 하는 중요한 인자이다.

13) 뇌성마비는 어떻게 관리되는가?

뇌성마비는 치료될 수 없다. 그러나 치료는 종종 아동의 능력을 향상시킬 수 있다. 사실, 의학적 연구에 따른 현재의 진전은 신경학적 문제가 적절히 다루어진다면, 많은 환자들이 정상에 가까운 삶을 즐길 수 있게 됨을 의미한다. 모든 환자에 효과적인 표준적인 요법은 없다. 대신에, 의사는 먼저 아동의 독특한 요구와 결함을 인식하고 나서 개별화 치료 계획을 세워서 건강 간호 전문가 팀과 함께 일해야 한다.

이 계획에 포함될 수 있는 접근들은 경기와 근육 경련을 통제하기 위한 약물, 근육 불균형을 보상하기 위한 특수 보조기, 외과수술, 장애를 극복할 수 있도록 도울 수 있는 기계적 장치, 정서적 심리적 요구에 대한 상담, 그리고 물리, 작업, 언어, 및 행동치료이다. 일반적으로 치료를 일찍 시작할수록, 아동이 발달 장애를 극복하거나 어려운 과제를 성취할 수 있는 새로운 방법을 학습할 더 좋은 기회를 갖게 된다.

뇌성마비아동을 위한 치료 팀의 멤버들은 폭넓은 전문성을 가진 지식있는 전문가들이어야 한다. 전형적인 치료팀은 다음과 같다:

- 발달 장애 아동을 돕도록 훈련받은 소아과 의사, 소아신경과 의사, 또는 소아 물리요법 의사 등의 의사-의사는 보통 치료 팀의 리더로서, 모든 팀 멤버들의 전문적 조언을 종합하여 포괄적인 치료 계획을 만들고, 치료를 실시하고, 수년 동안 환자의 진전을 추수하는 역할을 한다.
- 정형외과의사(뼈, 근육, 건(tendons), 그리고 신체 골격계의 다른 부분의 치료를 전공한 외과의사)-정형외과의사는 뇌성마비와 관련된 근육 문제를 예측하고, 진단하고 치료하는 역할을 한다.
- 운동과 힘을 증가시키고, 기능적 움직임을 개선하기위한 운동치료와 훈련 프로그램을 고안하고 실시하는 물리치료사.
- 환자가 일상 생활, 학교, 노동을 위한 기술을 배울 수 있도록 도울 수 있는 작업치료사.
- 의사소통 문제를 진단하고 치료하는 것을 전문으로 하는 언어치료사.
- 환자와 가족이 지역사회 지원과 교육 프로그램을 받는 것을 도와주는 사회사업가.
- 환자와 가족이 뇌성마비로 인한 스트레스와 부담에 대응할 수 있도록 돕는 심리학자. 어떤 경우에, 심리학자는 무익하거나 파괴적인 행동이나 습관을 수정하기 위한 치료를 시행할 수도 있다.
- 정신 지체나 학습장애가 있을 때, 특별히 중요한 역할을 하는 교사.

뇌성마비인과 그들의 가족 또는 보호자 또한 치료 팀의 핵심 멤버들이다. 그리고, 치료의 계획, 의사결정, 그리고 적용에 직접적으로 참여해야 한다. 연구 결과, 가족 지원과 개인의 결단이 뇌성마비인이 장기 목표를 성취하는 가장 중요한 예측변인 중의 두 가지라고 한다.

그렇지만, 너무나 자주, 의사와 부모는 개별 증상(특히, 걷지 못한다는 것)에 근본적인 초점을 둔다. 특정 기술을 습득하는 것이 매일 매일의 주요한 치료 초점이 되지만, 궁극적인 목표는 개인이 성인으로 성장하여 사회에서 최대한의 독립성을 획득하도록 돕는 것이다.

14) 치료

(1) 운동발달에 관한 치료

운동, 발화 또는 실제적 과제 등 어떤 것을 위한 치료는 뇌성마비 치료의 기본이다. 2세 유아가 세상을 탐구하는 기술은 아동이 교실에서 필요로 하는 기술이나 젊은 성인이 독립하기 위해 필요한 기술과는 매우 다르다. 뇌성마비 치료는 이러한 변화하는 요구에 맞게 이루어져야 한다.

물리치료는 일반적으로 진단이 된 직후, 삶의 첫 해부터 시작된다. 물리 치료 프로그램은 두 가지 중요한 목표를 추구하는 특수한 훈련 세트를 사용 한다: 사용하지 않기 때문에 오는 근육의 약화나 저하(비사용 퇴화(disuse atrophy))를 막는 것 그리고 근육이 굳어서, 비정상적인 자세로 고착되는 구축을 막는 것.

구축(contracture)이란 뇌성마비의 가장 일상적이고 심각한 합병증의 하나이다. 정상적으로, 뼈가 자라는 아동은 뛰기, 걷기, 그리고 다른 일상생활을 통하여 신체 근육과 건을 뻗어서 늘인다. 이렇게 해야 근육들이 같은 비율로 자랄 수 있다. 그러나, 뇌성마비 아동에게 있어서, 경직성이 이렇게 뻗는 것을 막게 되고, 결과적으로 근육들이 자라나는 뼈에 보조를 맞추어 빨리 성장하지를 못한다. 이로 인한 구축이 균형감을 분열시키고 신체 능력의 상실을 일으키는 발단이 된다. 물리 치료만으로, 또는 특수한 보조기를 함께 사용하여, 경직된 근육을 이완시킴으로써 합병증을 예방하는 역할을 한다.

어떤 물리 치료 프로그램의 세 번째 목표는 아동의 운동 발달을 향상시키는 것이다. 이 목표를 추구하는 물리치료 프로그램 중 많이 사용하는 것이 영국에서 처음 이 방법을 사용한 부부의 이름을 딴 보바스 기법이다. 이 프로그램은 뇌성마비 아동들이 많이 가지고 있는 원시반사가 자발적인 통제를 학습하는데 주된 장애물이 된다는 생각에 기초를 두고 있다. 보바스 기법을 사용하는 치료사는 이러한 반사에 반대되는 운동을 아동에게 시켜줌으로써 중화하려고 노력한다. 예를 들어, 뇌성마비 아동이 팔이 수축되어 있다면, 치료사는 반복적으로 팔을 확장시키는 것이다.

물리치료에서 이런 목표를 추구하는 두 번째 접근은 운동 기술은 정상적으로 발달하는 것과 다소 같은 계열로 가르쳐져야 한다는 원리에 기초한 "양식(patterning)"이다. 이 논의의 여지가 있는 접근에서는, 치료사가 운동 문제를 가진 아동이 정상적인 운동 발달의 경로를 따를 수 있도록 안내한다. 예를 들어, 아동의 나이에 관계없이, 걷기를 가르치기 이전에 선 자세에서 스스로를 당기기 그리고 기기와 같은 기본적인 동작을 먼저 가르친다. 미국 소아과학회와 같은 몇몇 전문가와 단체들은 연구들이 아직 양식의 가치를 문서화하지 못했기 때문에 이 방법의 사용에 대해 강력히 보류할 것을 표명해왔다.

물리치료는 다양하고 자극을 주는 환경을 제공하려는 노력을 하는 유아 발달 프로그램 중 단 하나의 구성요소일 뿐이다. 모든 아동처럼, 뇌성마비 아동도 학습을 하기 위해서 아동 주변의 세상과 상호작용을 하고 새로운 경험을 하는 것이 요구된다. 자극 프로그램은 신체적으로 탐구할 수 없는 아동에게 이러한 가치로운 경험을 제공할 수 있다.

뇌성마비 아동이 학교에 갈 나이가 되면, 치료의 강조점은 초기 운동발달에서 벗어나게 된다. 이제 아동의 교실 생활을 준비하고, 아동이 일상생활동작을 획득하도록 돕고, 그리고 아동의 의사소통 능력을 극대화하려는 노력에 초점을 둔다.

물리치료는 이제 뇌성마비아동이 앉거나 휠체어를 타고 독립적으로 이동하거나, 쓰기 같은 정밀한 과제를 수행하는 능력을 개선시켜 교실 생활에 준비가 되도록 도와 줄 수 있다. 작업치료에서는, 치료사가 먹기, 옷입기, 또는 화장실 사용하기 같은 기능을 발달시킬 수 있도록 아동과 함께 작업을 한다. 이것은 보호자의 부담을 줄이고 자기 신뢰와 자존심을 증진하도록 도울 수 있다. 의사소통이 곤란한 아동을 위하여, 언어 치료가 특정한 곤란을 인식하고 훈련 프로그램을 통하여 이를 극복시키는 역할을 한다. 예를 들어, 아동이 "ㄴ"으로 시작되는 말을 어려워 한다면, 치료사는 "ㄴ" 어휘 목록을 가지고 매일 연습을 시켜서 각각의 목록이 습득됨에 따라 난이도를 높여가도록 제안할 것이다. 또한 언어치료는 아동이 컴퓨터 음성합성장치와 같은 특수한 의사소통장치를 사용할 수 있도록 돕는 일을 할 수 있을 것이다.

행동 요법은 아동의 능력을 증가시킬 수 있는 또다른 방법을 제공한다. 심리학적 이론과 기법을 사용하는 이러한 요법은 물리, 언어, 또는 작업 치료를 보완할 수 있다. 예를 들어, 행동 요법은 상자 안에 장난감을 감추어 두고 아동이 잘 못 쓰는 손으로 상자 안에 도달할 수 있도록 보상하는 것을 포함한다. 마찬가지로, "ㄴ"음을 배우는 아동에게는 그 어휘를 습득하면 풍선을 줄 수도 있다. 치료사들은 머리카락 당기기 또는 물기같은 도움이 안되거나 파괴적인 행동들을 아동이 한다면, 다른 좀더 긍정적인 활동을 하도록 보상하고 칭찬함으로써 문제 행동을 줄이려고 노력할 수 있다.

뇌성마비 아동이 나이가 들어감에 따라, 치료 형태 및 다른 지원 서비스의 요구도 계속해서 변화될 것이다. 계속적인 물리치료는 운동 문제를 안내하고, 직업 훈련, 여가 및 오락 활동, 특수교육으로 대체된다. 정서적 심리적인 문제가 생길 때, 카운셀링은 모든 연령에서 필요할 수 있지만, 주로 청소년기에 가장 결정적인 역할을 한다. 성인들은 그들의 신체적, 지적 능력에 따라 보호, 생활적응, 이동 또는 고용 기회를 필요로 할 수 있다.

환자의 연령이나 어떤 치료를 사용하냐에 관계없이, 환자가 병원 또는 치료 센터를 떠난다고 해서, 치료가 끝나지는 않는다. 사실상, 대부분의 역할은 가정에서 주로 행해진다. 치료사는 코치의 역할을 하여, 부모와 환자에게 가정, 학교, 그리고 사회에서 수행을 향상시키도록 도울 수 있는 전략과 기술을 제공한다. 연구가 계속됨에 따라, 의사와 부모들은 새로운 형태의 치료법과 뇌성마비인에게 어떤 치료가 가장 효과적인가에 대한 더 좋은 정보를 기대할 수 있다.

(2) 약물 치료

의사들은 일상적으로 뇌성마비와 함께 경기(발작)를 하는 사람들을 위해 약물을 처방한다. 그리고 이러한 약물치료는 많은 환자들의 경기를 예방하는 데 매우 효과적이다. 일반적으로, 개별 환자에게 주어지는 약은 경기의 종류에 따라 선택되는데, 이는 하나의 약이 모든 종류를 통제할 수는 없기 때문이다. 그렇지만, 서로 다른 사람이 같은 종류의 경기 형태를 가지고 있다 할 지라도, 다른 약을 복용하여 더 효과를 볼 수가 있다. 그리고, 어떤 사람들은 적절한 경기 통제를 성취하기 위하여, 두 가지 이상의 약물을 조합하여 복용할 수도 있다.

약물은 때때로 경직을 조절하기 위해 사용되기도 한다. 특히, 수술 후에 그렇다. 가장 많이 사용되는 세 가지 약물은 뇌와 신체의 일반적 이완제로 쓰이는 다이아제팜(diazepam); 척수에서 근육을 구축하도록 보내지는 신호를 막는 백클로펜(baclofen); 근육 구축 과정을 방해하는 덴트롤렌(dantrolene)이다. 먹는 약인 이들 약은 단기간동안 경직성을 줄일 수 있다. 그러나, 경직에 대한 장기간의 조절 효과는 명확히 입증되어있지 않다. 이들 약물은 졸음 같은 의미있는 부작용을 유발할 수도 있고, 발달하는 신경계에 대한 장기적인 영향은 거의 알려져 있지 않다. 이런 부작용을 피하기 위한 한 가지 가능한 해결방법은 이들 약물을 전달하는 새로운 경로를 찾아내는 것으로 현재로서는 아직 연구 중이다.

무정위운동형 뇌성마비 환자는 가끔 비정상적 운동을 줄이는데 도움이 되는 약물을 복용한다. 흔히 처방되는 약은 항콜린작용 약물(anticholinergics)이라고 불리는 화학약품에 속하는 것으로, 아세틸콜린(acetylcholine)의 활동을 줄이는 역할을 한다. 아세틸콜린(acetylcholine)은 얼마간의 뇌세포가 의사 전달하는 것을 돕고, 근육 구축을 유발하는 화학적 메신저(messenger)이다. 항콜린작용 약물에는 염산트리헥시페니딜(trihexyphenidyl), 벤즈트로핀(benztropine) 그리고 염산프로시크라이딘(procyclidine hydrochloride)이 있다.

경우에 따라, 의사들은 알코올 "세척제(washes)" 또는 알코올의 근육 주사를 단기간의 경직성 완화를 위해 사용할 지도 모른다. 이러한 기법은, 의사들이 발달하는 구축을 교정하기를 원할 때 주로 사용된다. 근육에 알코올을 주사하는 것은 몇주간 동안 근육을 약화시켜 의사들이 보조기, 치료 또는 깁스를 하여 근육을 늘어뜨리는 작업을 할 시간을 벌기 위한 방법이다. 구축이 충분히 일찍 발견된다면, 이 기법은 수술의 필요성을 피하게 할 수도 있다.

(3) 수술

구축이 이동상의 문제를 일으킬 만큼 심할 때 가끔 수술이 추천된다. 수술실에서, 외과의사는 부분적으로 너무 짧은 근육과 건을 늘일 수 있다. 그렇지만, 먼저 그들은 정확히 결함이 있는 근육이 어떤 것인지 결정해야만 한다. 다른 근육을 늘였다가는 문제를 더욱 악화시킬 수 있기 때문이다.

교정이 필요한 근육을 찾는 문제는 어려운 과제일 수 있다. 정상적인 걸음으로 두 걸음을 걸으려면, 정확히 똑같은 때 그리고 똑같은 힘으로 30개 이상의 주근육을 작동시켜야 한다. 어떤 한 근육의 문제라도 비정상적인 걸음걸이를 일으킬 수 있다. 더구나, 신체가 근육의 문제를 보완하기 위하여 하는 자연적 조절이 혼동될 수 있다. 의사가 비정상적인 보행 지점을 찾고, 문제 근육을 정확히 지적하고, 실제 문제와 보상(compensation)을 구별하도록 도와주는 새로운 도구를 보행 분석(gait analysis)이라고 부른다. 보행 분석은 환자의 걷는 모습을 기록하는 카메라, 보행의 각 부분을 분석하는 컴퓨터, 발이 땅에 닿는 때를 찾는 포스 플레이트 그리고, 근육 활동을 탐지하는 특수한 기록 기법(근전도 검사)을 연결한다. 이러한 데이터를 사용하여 의사들은 의미 있는 문제에 더 잘 개입하여 교정할 수 있는 준비가 된다. 그들은 또한 수술 결과를 검토하기 위해 보행 분석을 사용할 수도 있다.

근육을 늘이는 것은 그것을 약하게 만들기 때문에, 구축 수술 다음에는 항상 회복기간이 필요하게 된다. 이 때문에, 의사들은 가능하다면 침범된 근육 모두를 동시에 교정하려고 노력한다. 수술을 한 번 이상 하는 것이 불가피하다면, 그들은 수술 시기를 가깝게 붙여서 하려고 할 것이다.

등쪽 신경근 절제(slective dorsal root rhizotomy)라고 알려진, 두 번째 수술기법은 신경을 통해 다리 근육에 도달하는 자극의 양을 줄임으로써 다리의 경직성을 완화하는 데 목표를 둔다. 절차상, 다리 근육을 통제하는 과잉활성화된 신경들을 찾아 선택적으로 절단하게 된다. 이 기법이 실제로 어떻게 근육을 선택하는 지에 대한 과학적인 논쟁이 있지만, 최근의 연구결과, 이 수술은 몇몇 환자, 특히 경직성 양마비의 경직을 완화시킬 수 있다고 제안한다. 이 수술의 효과를 평가하기 위한 연구가 진행중에 있다.

실험적인 수술 기법에는 만성소뇌자극(chronic cerebellar stimulation)과 정위적 시상파괴(stereotaxic thalamotomy)가 있다. 만성소뇌자극(chronic cerebellar stimulation)은 전극을 소뇌(운동의 협응을 담당하는 뇌의 부분)의 표면에 심어 특정한 소뇌신경을 자극하도록 한다. 이 기법이 경직을 완화하고 운동 기능을 향상시키기를 기대했지만, 이 침투 절차의 효과는 불명확하다. 몇몇 연구는 경직성과 기능의 개선을 보고했지만, 그렇지 않다고 보는 것도 있다.

정위적 시상파괴술(stereotaxic thalamotomy)은 근육과 감각기관들의 메시지를 받는 뇌의 중계국 역할을 하는 시상(thalamus)의 일부를 정밀하게 잘라내는 것을 말한다. 이 기법은 편마비 진전(hemiparetic tremors)을 줄이는 데에만 효과가 있는 것으로 보고 되었다.

(4) 보장구

뇌성마비 아동에서의 보조기는 관절 구축을 억제하고, 적절한 관절 배열을 유지하고, 선택적인 움직임이 일어나도록 도와주며, 비정상적인 근긴장도를 조절하여 기능을 향상시키고, 약한 근육을 보호하는 것이 목적이다. 뇌성마비 아동에게 처방되는 보장구는 아동 스스로 할 수 없던 기능을 이러한 장치를 이용하여 할 수 있다는 데 의미가 있다.

① 단하지 보조기(ankle foot orthosis: AFO)

뇌성마비 아동에서 가장 많이 처방되는 보조기이다. 이것은 보행 효율성 및 보행 양상의 호전, 균형의 증진뿐만 아니라, 의자에 앉은 자세에서 일어서기를 할 때와 앉은 자세를 유지하는 데에도 도움을 준다는 보고들이 있다. 뇌성마비 아동에게 주로 사용되는 발목관절 보조기에는 관절이 없는 보조기와 발목이 중립자세에서 더 척굴되지 못하게 경첩관절을 장착한 보조기가 주로 사용된다. 발목이 있는 보조기가 발목이 없는 보조기보다 더 우수한 것으로 보고 있다.

② 정형구두(orthopedic shoe)

족관절 경직으로 인한 과도한 슬관절 신전이 없는 경우에는 편평 외반족을 예방할 목적으로 정형구두를 사용하기도 한다.

③ 고관절 외전 보조기

고관절 내전 구축이 있거나 고관절 아탈구의 위험이 있는 경우, 고관절 외전 보조기를 사용한다.

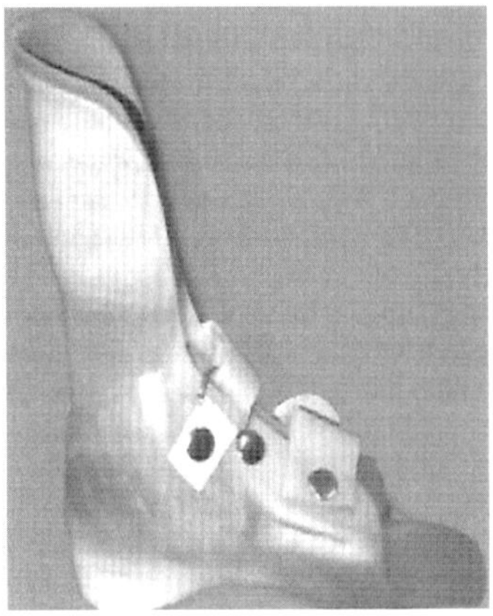

〈그림 3-1〉 고정형 단하지 보조기

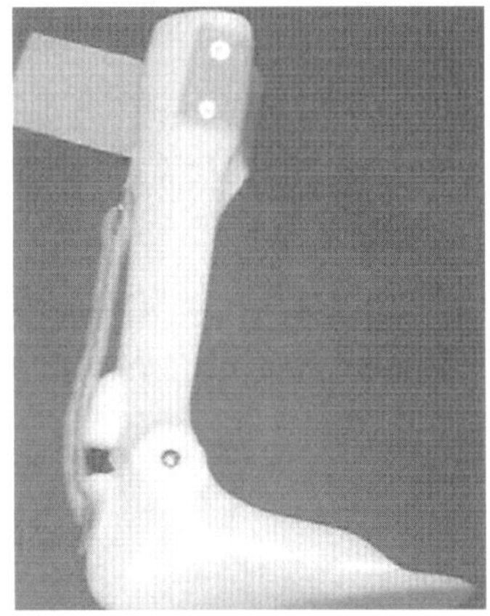

〈그림 3-2〉 경첩달린 단하지 보조기

④ 손 보조기

경직성 뇌성마비에 적용하여 손목을 기능적 상태로 유지함으로써 손가락을 보다 안정적으로 사용할 수 있게 해주고 손목 관절의 변형을 막아준다. 손목을 신전시키는 보조기는 손바닥 보조기(volar splint)와 손등 보조기(dorsal splint)가 있다. 손등 보조기는 기능적으로 손바닥 보조기보다 좋다고 할 수 는 없으나, 손을 사용하는 과정에서 감각 피드백이 용이하다는 장점이 있으므로 손가락의 사용이 가능하다면 손등 보조기를 사용하도록 한다. 한편, 손바닥 쪽에 힘을 받는 면이 적어서, 피부가 눌리는 부작용이 생기기 쉽다는 단점이 있다. 또한 엄지 보조기와 손가락 보조기가 있다.

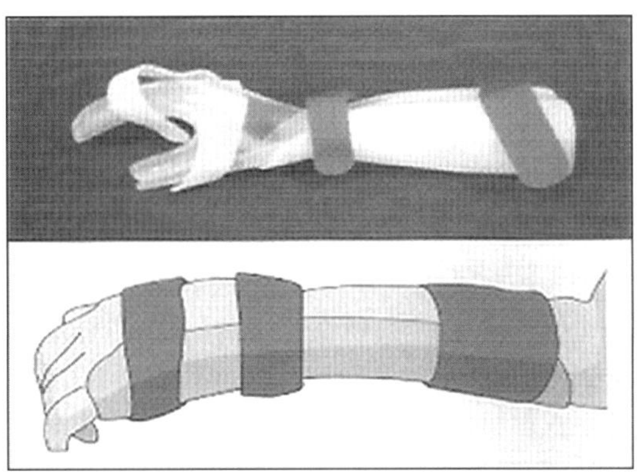

〈그림 3-3〉 손바닥보조기

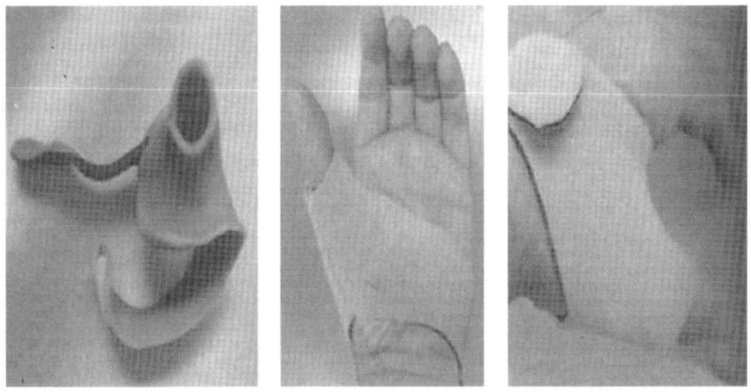

〈그림 3-4〉 엄지보조기

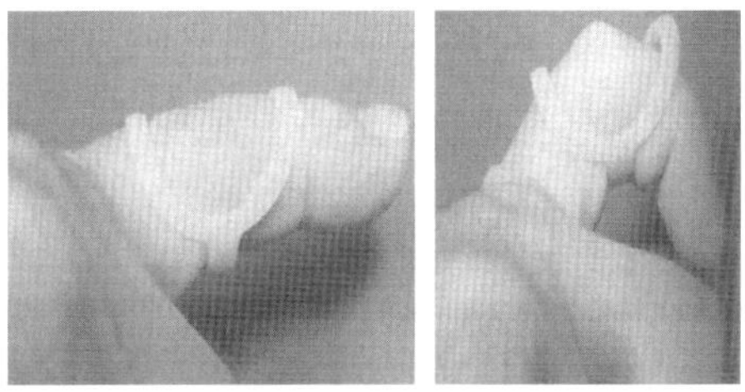

〈그림 3-5〉 손가락보조기

⑤ 보행기(walker)

독립적으로 보행이 어려운 경우에 사용한다. 보행기는 몸통 앞쪽에 놓이는 전면 보행기(anterior walker)와 몸통 뒤쪽에 놓이는 후면 보행기(posterior walker)가 있다. 후면 보행기를 사용하면 보행 패턴과 에너지 소모면에서 유리할 뿐 아니라, 앞쪽이 막혀 있지 않으므로 친구들과 만날 때와 같은 사회교류적인 면에서 유리하다.

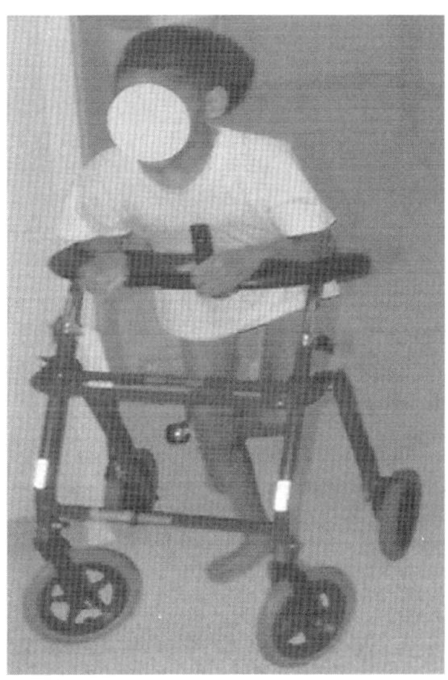

〈그림 3-6〉 전면 보행기

⑥ 기립대(prone stander)와 의자차(wheelchair)

혼자서 서지 못하는 중증의 뇌성마비에게는 기립대를 사용할 수 있고, 이동을 위해서는 의자차를 사용한다.

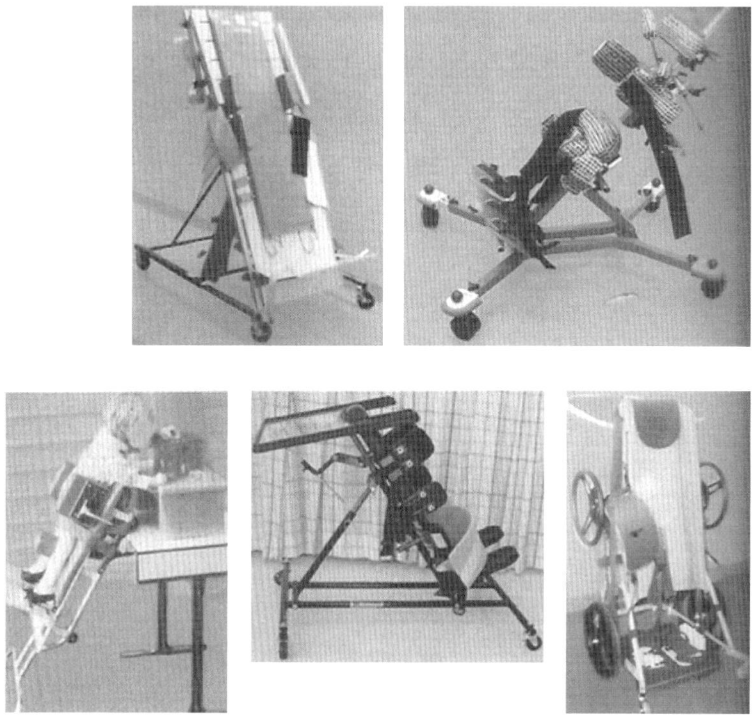

〈그림 3-7〉 기립대(prone stander)

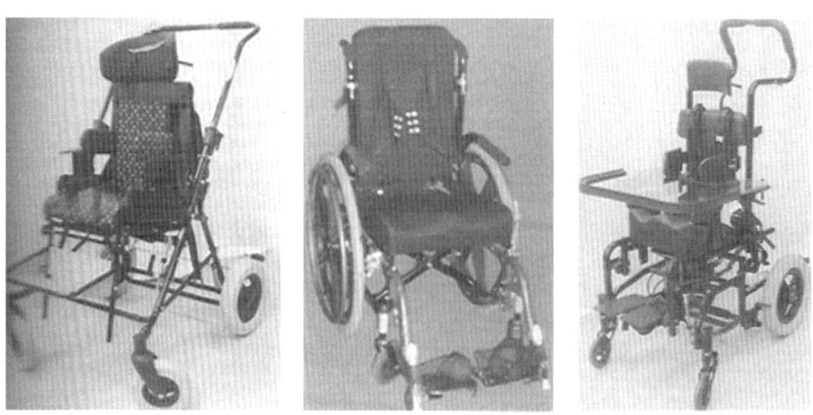

〈그림 3-8〉 의자차(wheelchair)

15) 합병증

일반적인 합병증은 방광을 폐쇄한 채로 유지하는 근육의 통제 결함으로 발생하는 실금(incontinence)이다. 실금은 잠결에 싸는 오줌(eneuresis)이라고도 한다. 신체 활동을 하는 동안에 비통제적으로 나타나는 배뇨(또는 스트레스 실금), 또는 방광으로부터 소변이 천천히 새는 것 등의 형태로 나타난다. 실금에 사용가능한 의학적 치료는 특수 훈련, 바이오피드백, 약물 처방, 수술, 또는 근육을 대체하거나 보조하기위해 외과적으로 심는 장치 사용 등이 있다. 특수하게 고안된 속옷도 사용이 가능하다.

목, 입, 그리고 혀의 근육에 대한 빈약한 통제는 침 흘리기(drooling)을 발생시킬 수도 있다. 침 흘리기는 심한 피부 염증을 일으킬 수도 있으며, 침 흘리기가 사회적으로 수용되는 행동이 아니므로, 침범된 아동의 동료로부터의 고립을 심화시킬 수도 있다. 침 흘림에 대한 수많은 치료법이 수년간 검토되었지만, 언제나 도움이 되는 치료법은 없다. 항콜린 작용제(anticholinergics)라고 하는 약은 침이 흐르는 것을 줄일 수 있으나, 입 마름과 소화 불량 같은 의미 있는 부작용을 일으킬 수가 있다. 수술도 때로는 효과적이지만, 음식물 삼키기 문제를 더 악화시키는 것 같은 부작용의 우려가 있다. 어떤 환자들은 그들에게 언제 침을 흘리며 입을 닫아서 근육을 조정하기 곤란한 지를 말해주는 생체되먹음(biofeed back)이라는 기법으로부터 도움을 받을 수 있다. 이런 종류의 치료는 환자가 2-3세 이상의 정신연령을 가지고 있을 때 가장 효과적으로서, 침 흘림을 통제하고, 침 흘림이 사회적으로 수용할 만한 행동이 아니라는 것을 이해시킨다.

또한 입 안의 운동 문제로 유발되는 먹기와 삼키기 곤란은 영양부족을 일으킬 수 있다. 그리하여, 영양부족은 개인이 감염에 취약하게 만들고, "성장실패(뇌성마비인에게 보통 나타나는 성장과 발달의 지연)를 일으키거나 악화시킬 수 있다. 좀더 쉽게 삼킬 수 있도록, 보호자는 변형시킨 야채와 과일 같은 반고체 음식을 준비하려 할 수도 있다. 먹거나 마시는 동안에 질식할 위험을 줄이기 위해 목을 뒤로 빼고 앉히는 것 같은 적당한 자세가 도움이 될 수도 있다. 삼키는 문제와 영양 결핍이 심한 경우에는 의사가 관으로 음식과 영양제를 목과 위로 전달하는 관 영양(tube feeding) 또는 관을 위장 안으로 곧장 연결시키는 수술을 하는 위절개술(gastrostomy)을 추천할 수도 있다.

〈참고문헌〉

1. Fay. T : The Result of treatment in cerebral palsy, C. Thomas Publisher. 1969.
2. Freeman(2007). Physical Therapy of Cerebral Palsy. Springer-Verge.
3. Gillete, H.E.' Systems of therapy in cerebral palsy, Charles. C. Thorr Publisher 1974.
4. Korte Meyer. J. : Parent instruction and home programs for the cerebral palsied. The physical Therapy review. Vol 35, No. 3. pp. 125-127. 1977.
5. Krusen, F.H. Kottke, F.J. and Elwook, P.M. : Handbook of physical medicine and rehabilitation, 2nd ed.. W.B, Saunders. 1971.
6. Marx. M. : Intgrating physical therapy into a cerebral palsy early education program. Physical therapy, Vol. 49. p. 2793. 1949.
7. Phelps, W.M. : The rehabilitation of cerebral palsy. Southern Medical Journal Vol. 34. pp. 770-771. 1941.
8. Sophie Levitt, B. Sc. : Physiotherapy in cerebral palsy today. The Physical Therapy Review, Vol.S5, No. 8, pp. 430-435.
9. Twitchell, T.E. : A symposiumon the child with central nervous systt deficit, Washington, D. C., American Physical Therapy Association, 1965. Physical Therapy, Vol. 33. p. 121. 1973.
10. Woods G.E. : ALowered incidence of infantile cerebral palsy development medicine child neurology, Vol. 5, p. 449, 1963.

제 4 장 근육퇴행위축(Muscular dystrophy)

1) 근육퇴행위축의 개요

근육퇴행위축이란, 근육 약화가 진행적이고 근육의 퇴행과 재생의 변화를 보이며, 근섬유의 길이가 고르지 않고 다양하며 근섬유가 괴사된 자리에 지방 및 섬유화 조직으로 대치된 소견을 보이는 근질환을 모두 이르는 말이다. 근 위축 증후와 관련된 동의어는 다양하게 나타난다. 문헌 자료와 인터넷 사이트에서 찾아본 동의어로는 근 위축증, 진행성 근 위축증(PMD), 근 이영양증 등이 있다.

근 위축증(이하 MD)은 중추신경계나 말초신경계의 손상이 없는 상태에서 근 자체에 발생하는 질병으로 아직까지 원인이 불명확한 희귀질환이다. 모든 근육이 점차 약해지는 것으로, 근세포가 퇴화하고 그 대신 지방 세포와 섬유 조직으로 대체되는 것이 특징이다. 그래서 근 이영양증 아동의 경우, 위축된 부위의 하지 근육은 지방조직에 의해 대체되기 때문에 상대적으로 비대해 진다. 태어날 때에는 아무렇지도 않다가 세 살 정도되면 증상이 나타나기 시작하는데, 위축은 팔, 다리, 얼굴 근육으로 서서히 진행되며 근육이 점차 지방과 섬유 조직으로 침투됨에 따라 몸의 기형은 더욱 심해져 간다. 차츰 상체와 하체를 사용하지 못하게 되고 결국 걷지도 못하게 되며, 경우에 따라서는 더욱 심각한 증상을 보이기도 한다.

발생 빈도로 볼 때, 국내에는 약 14,000명의 환자 있는 것으로 추정되며, 지체부자유 학교에는 1-3명이 재학하고 있다(전헌선, 2005). MD의 종류는 유전 성향과 임상양상, 병변의 부위에 따라 5가지 주요 유형으로 구분하고 있는데, 그 중 듀센형(Duchenne Muscular Dystrophy)과 베커형(Becker Muscular Dystrophy)이 가장 대표적이고 흔한 유형이다.

지금까지 알려진 근육퇴행위축의 원인에 대한 학설은 다음과 같다.

근육퇴행위축의 원인에 대한 학설;

① 신경설; 자율신경계 이상으로 발생한다는 설

② 혈관설; 혈소판 세로토닌 대사작용의 장애 또는 혈액순환의 지연으로 인해 발생한다는 설.

③ 근막이상설; 근육의 수축과 이완에 관여하는 가로소관 계통(T-tubular system)의 이상이나 아데닐사이클레이스(adenyl cyclase)의 비활성화 등으로 인해 발생한다는 설.

④ 디스트로핀 결핍설; 특정한 유전적 물질 중, 디스트로핀의 결핍으로 인해 발생한다는 설.

근육퇴행위축에는 임상, 유전 양식이 다른 몇 개의 병형이 있다. 임상 증상 면에서 발병이 빠르고 급속히 진행되는 것으로부터 성장 발달이 완성된 후 증상이 출현하여 비교적 서서히 진행되는 것까지 다양할 뿐만 아니라, 예후도 다양하여 양성과 악성의 임상 경과를 취하기도 한다. 각 형은 공통적으로 ① 유전적 소인, ② 진행성, ③ 근육기원 변성 질환이며, ④ 근육효소 활성치가 상승하고, ⑤ 근본적인 치료가 현재까지 없다는 것이 특징이다.

2) 원인

각각의 근섬유는 근섬유막으로 싸여 있고, 이 막은 두 개의 층으로 이루어져 있다. 근수축과 이완에서 중요한 역할을 담당하는 Na^{+} 이나 Ca^{++} 등은 이 두 개의 막에 있는 채널을 가로질러 이동하게 된다. 근섬유막 중 안쪽 막에는 격자처럼 정렬되어 있는 단백질 분자가 있는데 이것은 두 개의 막을 서로 붙잡아 주며 또한 근육이 수축할 때 막이 찢어지는 것을 방지해 준다. 디스트로핀은 바로 이 격자구조 내에 있는 단백질로 다른 단백질들을 따라 막에 붙어서 막을 고정하고, 근섬유막의 구조물을 유지하는 역할을 한다. 그러므로 디스트로핀이 결핍되면 막이 무너져서 세포막 안의 물질들이 비정상적으로 유출되고, 이렇게 유출된 섬유막 안쪽의 물질이나 분자들은 인체 순환계로 유리된다. 따라서 근위축과 관련있는 효소나 물질들을 혈중에서 측정함으로써 이영양증을 진단하는 지표로 활용할 수있다. 혈중으로 유리되는 물질 중 크레아틴 포스포키나아제라고 하는 근효소는 근수축 에너지를 생산하는데 쓰이는데, 중증의 이영양증이라고 널리 알려진 Duchenne형과 Becker형에서 이 효소의 혈중농도를 조사한 결과 정상인에 비해 현저히 높은 것으로 밝혀졌다.

근육퇴행위축의 발생과 관련있는 단백질로는 디스트로핀 외에도 라미닌 수용체(laminin receptor), 카베올린(caveolin), 다양한 사코글리칸(sarcoglycan)등이 있는데 이 단백질 중에서 한 개라도 결핍될 경우, 근막이 붕괴되어 근위축이 발생할 수 있다.

(1) 신경설

자율신경장애에 의한 근육의 영양장애가 생각되었다. 이완근 조직에 신경원성 소견과 근육 내에 신경의 현저한 변성이 이를 뒷받침 한다고 생각한 것이다.

(2) 혈관설

혈류 이상으로 순환시간의 지연과 혈소판 세로토닌(serotonin) 대사 이상을 보인다고 보는 것이다.

(3) 근막 이상설

근 구성 단백질의 양 및 분화의 이상, 크레아틴인 활성효소(CPK)를 시작으로 하는 혈청 효소의 높은 수치, 근세포 막의 투과성 항진 등이 나타난다. 유전자의 이상으로 인해 세포막의 이상을 초래하면 Ca^{++}이 세포 내로 유입하여, 근육 내에 존재하는 활성중성단백분해효소(CANP)를 활성화시켜 이로 인하여 Z대의 단백을 분해시켜 근세포의 괴사를 일으킨다고 말하는 것이다.

(4) 유전적 특징

열성과 우성

사람은 어머니와 아버지로부터 각각 23개씩의 염색체를 물려받아 모두 46개를 갖고 있다. 이중 22쌍은 상염색체로서 개체의 성과 관련이 없으며, 남은 한 쌍의 염색체는 개인의 유전적 성을 결정짓기 때문에 성염색체라 한다.

부모로부터 물려받은 두 유전자가 모두 정상이며 같을 경우 이 사람을 그 유전자에 대해 동형접합성이라 하고, 질병을 발생시키는 돌연변이 유전자와 정상유전자를 물려받아 두 유전자가 서로 다를 경우 그 사람을 그 유전자에 대해 보인자 혹은 이형접합성이라고 한다.

이형접합성인 사람으로부터 전사된 비정상적 유전자가 상보성 정상유전자에 의해 억제될 경우, 이때의 돌연변이형질을 열성이라 하고, 질병을 유발하는 돌연변이 유전자가 이형접합체에서 발현할 경우 이때의 돌연변이형질을 우성이라고 한다. 질병유전자는 우성 혹은 열성일 수 있는데, 상염색체 우성, 상염색체 열성, 성염색체 열성, 성염색체 우성과 같은 네가지 방법으로 유전된다. 하지만 아직까지 성염색체 우성유전 형태를 갖는 근육퇴행위축은 발견되지 않았다.

반성 형질

질병유전자가 Y-염색체에 있다고 밝혀진 질병은 아직까지 없으며, 질병유전자는 X- 염색체나 22쌍 상염색체 중 어느 부분에 위치한다. 유전자가 Y-염색체에는 없고 X-염색체에만 있을 경우, 반성형질이라고 한다. 형질을 지배하는 유전자가 성염색체에 있기 때문에, 반성유전은 개체의 성과 연계되어 있다고 할 수 있다. 일반적으로 형질을 지배하는 유전자가 X-염색체에만 있고, Y-염색체에는 없기 때문에 여성은 두 개의 반성유전자 복사본을 갖는 반면 남성은 한 개의 반성유전자를 갖게 된다.

3) 진단 및 검사

진단은 생후 1년이나 1년 반이면 가능하지만, 대개 증상이 2-4세 경에 나타난다.

(1) 운동능력결함

일반적으로 18개월에서 36개월 사이에 명백하게 나타나기 때문에 부모들이 조기에 발견하기는 어렵고, 보행이 늦어지거나 아이가 발가락으로 걷는 등의 비정상적인 상태를 통해 알게 된다. 3세 정도가 지나도 일어서지 못하고 넘어지거나 비틀거리며 뛰거나 달리지 못한다.

(2) 가성비대 (pseudohypertrophy)

발병 초기에 비복근(gastrocnmius muscle: 종아리 근육)이 딱딱하고 비대해 지는 증상이 나타나는데, 이것은 다리근육이 발달한 것이 아니라 근육 대신 지방조직이 뭉쳐 있기 때문이다.

(3) 가우어 징후(Gower' s sign)

요추전만과 척추 그리고 대퇴 사두근 등이 약화되었으므로 엎드린 상태에서 일어서게 하면 바로 일어서지 못하고, 처음에는 네발로 기는 자세를 취하고, 연이어서 손으로 하퇴를, 그리고 다시 대퇴를 짚으면서 서서히 일어나게 되는 현상이다.

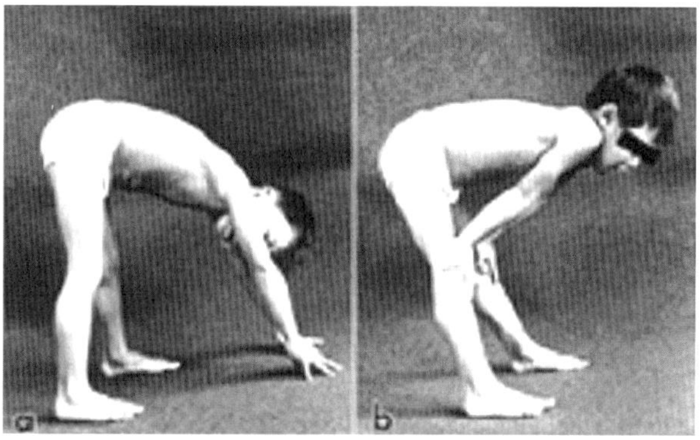

〈그림 4-1〉

(4) 근 골격계 변화

대둔군 침범으로 이것을 보상하기 위하여 머리와 어깨를 골반 후방으로 이동시키는 자세를 취한다. 계속해서 체간과 골반대의 근육이 약화되면 중력선을 골반의 후방에 위치하게 하기 위하여 요추 전만이 더욱 증대되고 상지의 운동이 거의 소실된다.

(5) 진단

근력약화 (muscle weakness) 증세로 병원에 찾아 왔을 때, 이것이 근 질환 자체에 의한 것인지 다른 근신경계의 이상에 의한 것인지를 먼저 확인한다. 그리고 환자의 병력을 물어보고, 근질환의 분류 및 원인적인 요소를 밝히기 위해서

- 가족에 비슷한 증상을 가진 분이 있는지
- 언제부터 증상이 시작되었는지
- 신체의 어느 부분이 약해졌는지
- 얼마나 빨리 진행하는지
- 기타 다른 신체 증상 등에 대한 정보를 물어본다.

(6) 면역조직 검사: 혈액검사

병력을 청취한 후 신경과적인 진찰을 통하여 근력, 근위축, 긴장도, 침범부위, 반사 등을 확인한다. 신경학적 검사 후 혈액검사, 근전도 등을 시행하고, 이 시점에서도 진단이 불명확하거나 좀 더 확인을 하고자 **근생검(muscle biopsy)**을 시행한다. 근생검은 주로 허벅지나 어깨에 있는 근육에서 일부를 떼어서 현미경으로 검사한다. 이것은 근 질환 진단뿐만 아니라, 운동신경세포 병변을 진단하는 데에도 널리 응용된다. 특히 선천성 근 질환을 진단하는 데에는 특수염색법을 이용하여 진단에 도움을 받고 있다. 듀센형(DMD)의 경우에는 이양소(dystrophin)에 대한 염색으로 근 질환을 감별하는데 사용되고 있다(**면역 조직 화학적 검사 : immunohistochemistry**). 그러나 이러한 검사로 근 질환이 있다는 것을 진단할 수는 있으나, 특별한 근 질환에 대한 확진은 어려운 경우가 종종 있다.

혈중에 존재하는 근육 효소에는 CK, GOT, GPT, LDH 등이 있지만, **혈액검사**를 통해서는 일반적으로 근육세포가 파괴될 때 올라가는 CK, LDH 라는 효소가 증가되었는지 여부를 확인한다. 특히 CK(Creatinine Kinase)는 근육 내에서 에너지 대사에 관여하는 중요한 효소로 근육이 손상되면, 일부의 CK가 혈중으로 흘러나와 정상인 보다 10배 내지는 100배 높게 나오게 된다.

(7) 근전도 검사

근육에 의한 질환인지, 신경에 의한 질환인지를 검사하고, 일부 특이한 질환, 예를 들면 근 긴장성(myotonia) 근 질환에서는 특징적인 근전도 소견을 보여 진단에 도움을 얻을 수 있다.

(8) 분자 유전학적인 기법

기법의 발달로 인해 이러한 질환에 대한 검사가 가능해지고 있다. 예로, 듀센형(DMD) 또는 베커형(BMD) 근 위축증의 경우는 이양소이라는 유전자에 대한 분석으로 확진이 가능해지고 있고, 이러한 유전자 진단 기법의 발달로 진단을 정확하게 할 수 있고, 오진율을 줄이며 산전검사가 가능해지고 동시에 환자나 보호자에게 앞으로 예후에 대한 정보를 제공하는데 중요한 역할을 하고 있다. 그러나 최근들어 이러한 유전자의 결실을 확인하는 분자 유전학적인 진단이 우선적으로 시행되기는 하지만, 전체 환자 중 50-60% 정도만 진단(우리나라의 경우, 약 40% 정도로 추정됨) 되므로 그 한계가 있다고 한다.

보인자 진단과 출생 전 진단을 위해서는, 가계도를 분석하며, CK의 측정, 근생검 및 면역조직 화학적 검사, DNA 분석을 시행할 수 있다.

4) 유형과 분류법

근육퇴행위축에는 여러 가지 아형이 있는데 분자생물학이 본격적으로 발전하기 시작한 1980년대 이전까지는 특징적인 진찰 소견과 주로 침범되는 근육군이 어떠한가 하는 임상적 소견, 그리고 유전되는 양상이 어떠한가 하는 점을 조합한 형태의 분류법을 사용해 왔다. 이 분류법은 일부 아형들의 감별진단에 매우 유용하므로 현재까지도 여전히 요긴하게 사용된다. 하지만 연계분석결과 임상적으로 유사하고 유전 양식이 같은 가족례들이 서로 다른 유전자로 연계되어 있음이 밝혀지고, 나아가 수많은 발병유전자가 규명되면서 이전에 사용하던 분류법만으로는 근육퇴행위축의 다양한 아형을 더 이상 합리적으로 분류하기 힘들게 되었다. 즉, 과거에는 임상적 특징과 유전 방식이 동일하여 동일한 아형이라고 생각되던 질환이 서로 다른 유전자 돌연변이에 의해 발병함이 규명되는가 하면, 전혀 다른 아형이라고 생각되던 두 질환이 동일한 발병유전자에 의함이 규명되기도 하였는데 이러한 발견에 힘입어 최근에는 기존에 사용되던 분류법의 큰 틀 아래에서 연계분석과 발병유전자 ,그리고 발현장애가 초래되는 단백질을 발견함에 따라 아형들의 세부 분류를 조금씩 보완해 나가는 형식의 분류법이 사용되고 있다.

(1) Duchenne형 근육퇴행위축(DMD)

1868년에 Duchenne에 의하여 최초로 기술되었으며, 근육퇴행위축 중에 가장 발생 빈도가 높은 유전질환이다.

【유전과 역학】

유병률은 인구 10만명 당 약 4명이고, 발병률은 신생아 10만명 당 약 30명이다. 유전양식은 성염색체 열성유전이며, 1/3 정도는 돌연변이에 의하여 남아에서만 발생한다. 유전자는 Xp21.2이며, dystrophin이란 단백의 결핍이 원인이다. 여아에서 발병하는 경우, 임상 증상의 정도는 대부분 가벼우나, Turner 증후군을 동반한 경우에는 증상의 정도가 심하다.

【발생병리】

주로 골격근에 진행성의 변성이 일어나 근육 자체가 결합 조직이나 지방으로 대치됨으로써 근육의 거짓비대(pseudohypertrophy)가 출현하고 근력이 저하되는 것이다. 병인은 근막의 디스트로핀 결손으로 세포내로 유입된 Ca^{++}에 의하여 각종 단백 효소가 근육 구조 단백을 분해시키는 것으로 생각되고 있다.

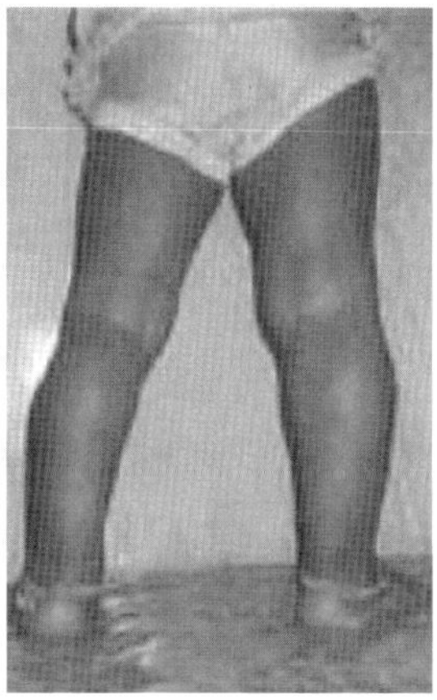

〈그림 4-2〉 하지근육의 거짓비대

【증상】

▷출현 시기: 개인에 따라 다소 차이는 있지만, 대개 보행 개시 후에 발견되는 경우가 많으며, 서서히 진행하므로 정확히 언제 발병했는지를 확실히 인지하기는 힘들다. 주의깊게 관찰하면 생후 1년이나 1년 반 사이에 진단이 가능하지만, 대개는 2~4세경에 발견된다. 또 대다수의 환아에서 보행 개시가 늦어져 생후 1년 반 이후에 시작되는데, 3~4세경까지는 운동발달이 정상이었다고 말하는 부모도 있다.

▷ 질환의 특징: 거짓비대라고 불리우는 장딴지 근육의 딱딱하고 비대해지는 것이며, 초기에는 발끝걷기(toe walking)가 되고, 점차 다리이음근육 및 대퇴사두근(quadriceps muscle)의 근력저하로 다리를 넓게 벌리고 허리를 흔들면서 걷는 오리걸음(waddling gait)과 복부를 앞으로 내밀고 걷는 전굴보행을 한다. 이후 점차적으로 계단을 오르내리는 것이 불가능하게 되며, 누운 상태에서 일어서려면 먼저 손을 사용하여 옆으로 누운 다음 다시 손을 사용하여 앉은 후 손으로 무릎을 짚고 손을 조금씩 대퇴부로 옮기면서 일어나는 등반성 기립(climbing up on himself)을 볼 수 있는데 이것을 가우어(Gower) 징후라고 한다.

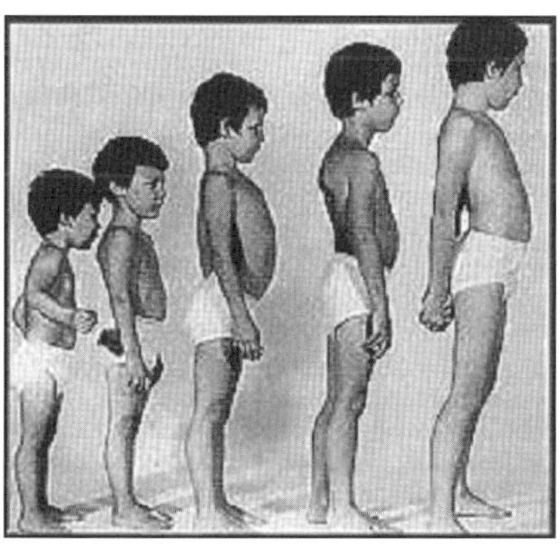

〈그림 4-3〉 전굴보행자세로의 변화

이 징후는 팔다리이음 근육형 근육퇴행위축, 다발근염등 기타 질환에서도 볼 수 있어, Duchenne형만의 특이 증상은 아니다. 또 팔 및 다리이음 근육의 근력 저하와 근위축으로 인하여 어깨근이 불안정하게 되어 환아의 겨드랑이를 양 손으로 잡아 올리면, 어깨가 빠져 나가는 미끄럼 통과(sliding-through)현상도 볼 수 있다.

▷ 골관절의 변화; 보행이 불가능해지면서 관절 구축과 척추측만으로 나타난다.

▷ 심장변화로; 심전도 이상을 90% 정도에서 볼 수 있으며,중요한 변화는 동성 빠른 맥과 V_1, V_2에서 높은 R파와 낮은 S파, V파, V파에서 깊은 Q파가 나타나는 것이다.

▷ 호흡 기능장애에 의한 몸통 근육의 위축과 근력 저하로부터 척추와 흉곽의 변형이 첨가되어 호흡장애를 초래하고, 말기에는 환기 부전에 의하여 CO_2 혼수상태로 빠진다.

▷ 지능; 드물게 아주 우수한 환아도 있지만 ,일반적으로 정상아의 평균 지능분호의 1SD 정도 이동된 경한 지능장애를 볼 수 있다. 지능 장애는 진행성은 아니며 신체 장애 정도와는 관계가 없다.

▷ 병의 진행으로 12~13세경에는 기립 곤란, 그 후에는 휠체어 생활을 하다가 20대 전반에 사망한다. 처음부터 전혀 보행이 불가능한 급성의 악성 경과를 밟거나 Becker형과 구별하기 힘든 양성의 경과를 밟는 경우도 있다.

▷ 말기에는 거의 전신의 근육이 위축되고 얼굴 근육도 침범되어 무표정한 얼굴이 되기도 한다. 드물게는 상기도 감염등에 의하여 급속히 증세가 악화되어 보행이 가능했던 환아가 수일 후에 기립 불능이 되는 경우도 있다.

▷ 사망원인; 심부전과 호흡 부전 등이나, 최근에는 보존적인 처치가 발달되어 호흡기 감염에 의한 사망은 감소하고 있으며 평균 수명도 점차 증가하고 있다.

【검사소견】

검사소견 상 가장 유용한 검사는 혈청 크레아틴 키나아제(CK), 근전도, 근생검 등이다.

① 혈청효소; CK, GOT, GPT, LDH 등이 증가하지만, 그 중 CK가 가장 특이하게 고도로 상승하여 보조 진단으로 많이 사용한다. 근위축이 진행됨에 따라 점차 저하되다가 말기에는 거의 정상에 가깝게 된다. 여성 보인자에서 CK의 상승을 보이는 경우가 있어 보인자 발견에 사용되기도 한다.

② 근전도; 근육기원 변화인 저진폭과 지속 시간 단축의 방전을 볼 수 있다. 신경전달 속도는 정상이다.

③ 근생검; 근섬유의 지름이 다양해지며, 중심핵이 존재한다. 농염(opaque)근섬유와 비대된 근섬유 및 사이질 조직의 증식, 그리고 말기에는 근섬유가 지방 조직으로 대치된 소견을 볼 수 있으며, 염증 변화는 거의 없다.

④ 면역 조직 화학 검사; 근생검에서 근 세포막에 존재하는 이양소 단백의 유무를 항체 염색을 통해 검출하는 방법이다.

⑤ 유전자적 진단; 이양소 유전자의 결실을 중성연쇄반응(polymenase chain reaction)를 이용하여

진단하는 방법이다.

【 치료 】

특이한 치료법은 없으며, 환아의 상태에 따라 물리치료, 보조기, 외과적 치료로 기형된 부분을 교정하는 정도이다. 약물요법으로는 프리디니슨(predinisone)의 투여가 시도되고 있으나 효과는 미지수이다.

(2) Becker형 근육퇴행위축

유전양식과 임상증상의 특징이 Duchenne형과 유사하나, 발병 연령이 늦고 병의 경과도 서서히 진행되는 양성의 질환이다.

【 유전과 역학 】

X연관 열성유전을 하는데 ,유전자는 Duchenne형과 같다. Duchenne형과 다른 점은 많은 환자가 수정 능력을 가지고 있으며, 결혼도 가능하다는 점이다. 그러나 자녀 중 여아는 모두 보인자가 된다.

발생빈도는 남아의 경우 출생 10만 명당 3~6명으로 Duchenne형의 1/5~1/10 정도이다.

【 증상 】

Duchenne 형과의 공통점은 근위축과 근력 저하가 하지대로부터 시작하여 상지대에 출현하고, 병이 진행됨에 따라 장딴지 근육의 거짓비대가 동반되는 점이며, 차이점은 ① 초발연령이 5~25세로 늦고, ② 병이 서서히 진행되어 보행 불능은 병발 후 25년 이상 경과한 다음에 나타나며, ③ 심근 장애의 합병은 매우 드물고, ④ 관절의 구축이나 변형도 드물며, ⑤ 사망연령은 23~63세 정도이다.

【 검사소견 】

혈청효소는 근 증상의 정도와는 관계없이 상승하며, 근전도를 비롯한 근생검의 소견도 Duchenne형과 유사하다.

【치료】

근본적인 치료는 없으나 예후는 비교적 양호하다.

(3) 팔다리이음 근육형 근육퇴행위축(지대형이 영양증: Limb-girdle MD)

팔다리이음 근육형 근육퇴행위축은 요대를 중심으로 근력 저하를 보이는 것으로, 우성 유전하는 경우도 있지만, 주로 상염색체 열성으로 유전하는 진행성의 근육퇴행위축이다. 임상적, 유전적으로 다양한 질환을 포함하고 있어 팔다리이음 증후군이라고도 한다.

【일반적 특징 】

발병시기는 소아에서 성인에 이르기까지이며, 구간근위근(요대 또는 어깨근)의 좌우 대칭적 근력 저하가 발생한다. 요대와 하지의 근력 저하가 선행하고, 어깨근 및 상지의 근력 저하가 계속된다. 얼굴 근육은 침범되지 않는다.

병의 경과는 보통 서서히 진행되지만, Duchenne형과 유사하게 급속히 진행하는 예도 있다. 혈청 CK는 상승하나 ,병의 경과에 따라 저하되는 경향이 있다. 유전양식은 상염색체 열성이지만, 우성 유전하는 경우도 있는데, 이 경우에는 증상이 비교적 가볍다.

【분류】

유전자 진단에 기초하여 상염색체 우성 유전하는 것을 사지근육 위축1(LGMD1), 열성유전하는 것을 LGMD2로 명명하며, IHC 검사로 진단에 유용한 대표적 경우로 살코글라이켄(sarcoglycan) 돌연변이에 희한 LGMD2C-2F형, dysferlin돌연변이에 의한 LGMD2B형, 캐브오린 3(caveolin 3) 돌연변이에 의한 LGMD1C형 등이 있다.

【진단】

혈청 CK 상승과 더불어 근전도 및 근 병리 검사 상 근육기원의 변화를 볼 수 있지만, 이와 유사한 질환들과의 감별이 용이하지 않다.

(4) Emery-Dreifuss형 근육퇴행위축

【유전과 역학】

X연관 열성유전(일부는 상염색체 우성)을 하는 비교적 드문 진행성의 근육퇴행위축으로 Xq28에 있는 종양의 병기 유전자에서 생성되는 에머린(emerin)이라는 단백의 결핍에 의한 것이다.

【증상】

① 조기 관절 구축(뒷목,팔꿉,발목관절)
② 서서히 진행되는 근위축 및 근력저하(위팔,다리 부위)
③ 심전도 장애 및 높은 비율의 급사
④ 거짓비대가 없다.

【검사소견】

일반적 근육퇴행위축과 유사하나, 신경기원의 소견인 섬유 근육 부분 수축이 근전도에서 보이는 경우도 있다.

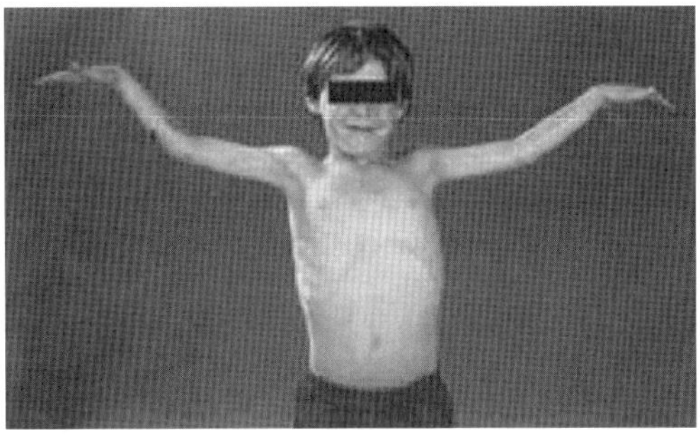

〈그림 4-4〉
Emery-Dreifuss형 근육퇴행위축 환아

(5) 얼굴어깨위팔형 근육퇴행위축(Facioscapulohumeral MD)

【유전과 역학】

상염색체 우성 유전을 하지만, 드물게는 열성 유전하는 경우도 있다. 유전자는 4q35-qter이며, 유전자의 말단부의결실에 의한 것으로 생각되고 있다. 10~20세경에 주로 발생하지만 그 후에 발생하는 예도 있다. 빈도는 10만 명중 0.4~5.0명이다.

【증상】

발병시기는 주로 사춘기에 많지만 소아기에 발생하는 경우도 있다. 대개 6~20세경에 최초로 얼굴 및 어깨위팔 근육이 침범되고, 상지를 들어올리기 힘들며, 얼굴도 표정이 없어 가면과 같은 얼굴이 된다. 또한, 상지대의 근력 저하로 날개모양어깨(winging of the scapular)를 보이는 것이 특징이다. 점차 눈을 뜨고 감는 것도 힘들어지나, 일상생활을 수행하는 운동기능은 평생 가지고 있는 경우도 있다. 난청과 얼굴 근육의 운동 장애로 인하여 언어에 대한 이해력은 있어도 표출이 곤란하기 때문에 언어 발달 지연으로 진단되는 경우도 있다.

【검사소견】

혈청CK는 정상이거나 경도의 상승을 보인다. 근전도는 근원 변화가 주변화이지만, 증상이 가벼운 경우에는 분명하지 않은 경우도 있다.

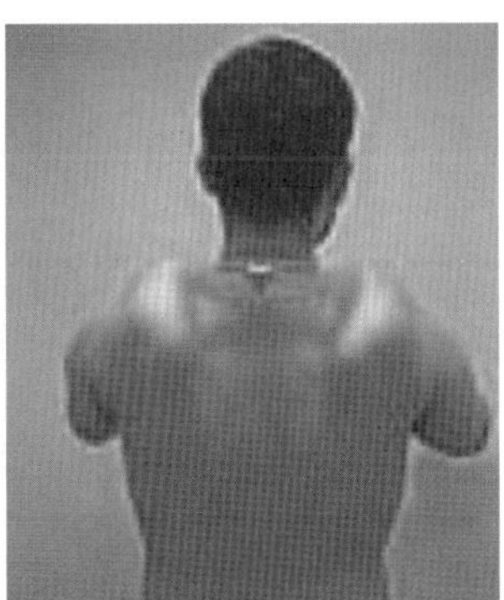

〈그림 4-5〉 얼굴어깨위팔형 근육퇴행위축 환자

(6) 선천성 근육퇴행위축(Congenital MD)

영아 초기부터 근력 저하와 근생검상 근육퇴행위축의 소견을 보이는 질환으로서 지적 장애의 유무에 의하여 Fukuyama형과 비Fukuyama형으로 대별된다.

선천 근육퇴행위축의 진단의 기본 조건은 ① 만1세 이전의 발병, ② 운동 발달의 지연, ③ 전신 좌우 대칭의 근력저하, ④ 건반사의 소실 또는 저하, ⑤ 혈청CK치의 상승, ⑥ 근생검상 근육퇴행위축의 소견 등이다.

기타 동반되는 증상으로는 정신지체, 간질 등의 중추신경계증상, 관절구축, 거짓비대 등이 있다. CMD 중에서 특발성 고칼슘뇨증(IHC) 검사가 유용한 경우는 메로신(laminin α 2) 결손형 선천성 근육퇴행위축(MDCIA), 아교질 Ⅵ결손에 의한 Ullrich형 선천성 근육퇴행위축(UCMD)과 Bethlem 근병증, 그리고 당전달효소의 결손으로 인해 이차적으로 알파-디스트로글라이캔(α-dystroglycan)의 발현이 저하되는 질환들로서 Fukuyama형 선천성 근육퇴행위축(FCMD),근-눈-뇌병(muscle-eye-brain병), Walker-Warburg증후군, 선천성 근육퇴행위축 IC형(MDCIC) 등이 있다.

1) Fukuyama형 선천성 근육퇴행위축 (FCMD)

【유전과 역학】

유전 양식은 상염색체 열성 유전으로 유전자는 9q31-33이며, 원인 단백은 푸쿠틴(fukutin)이다. 근친 결혼한 부모에서 출행한 남녀의 모두에서 높은 빈도로 발생한다.(전체 환아의 25% 정도)

【증상】

특징적인 임상증상은 신생아기 또는 영아기부터(대부분 9개월 이전)근긴장 저하로 시작되는데, 운동 발달이 되다가 병의 진행에 따라 차츰 저하되는 것이 아니고, 처음부터 몸통, 상 · 하지근 등 근위근과 원위근에 관계없이 좌우 대칭적으로 침범한다. 중추신경 장애로 정신지체, 열성 또는 무열성의 경련을 동반하는 것이 특징적인 질환이다. 또, 얼굴 근육을 침범하여 얼굴 표정이 없고, 중증의 지능 장애와 정신 운동 발달의 지연으로 대다수의 경우 도움 없이는 평생 서거나 걷지를 못한다. 관절구축과 근위축이 조기에 나타나며, 장딴지 근육의 가성비대도 볼수 있다.

【검사소견】

혈청효소가 고도로 상승하고, 근전도와 근생검 소견은 Duchenne형과 거의 유사하다. 뇌 MRI상 다소뇌회증(polymicrogyria), 뇌백색질의 형성 저하 및 소뇌 충부 형성 저하 등을 볼 수 있고, 뇌파에도 이상 소견이 출현한다.

2) Merosin 결손형 선천성 근육 퇴행위축(MDCIA)

Merosin(laminin 2)은 라미닌(laminin)의 여러 가지 동종 단백 중 하나로서 $\alpha 2\beta 1\gamma 1$사슬로 구성되어 있는데 이중 $\alpha 2$ 사슬의 돌연변이에 의해 발병한다. Merosin 결손형 선천성 근육 퇴행위축은 지능저하나 뇌의 구조적 이상은 동반 되지 않지만, MRI에서 광범위한 백질의 변화를 보이는 특징이 있다. 그리고 IHC 검사에서 골격근형질막의 merosin 발현이 완전히 소실되거나 현저히 감소된 소견을 보인다.

3) Ullrich형 선천성 근육퇴행위축(UCMD)과 Bethlem근병증

UCMD는 출생 직후부터 발생해 진행하는 근력저하, 근위부의 관절 구축, 원위부 관절의 이완과 정상지능이 특징인 질환으로 아교질 Ⅵ 유전자의 열성 돌연변이에 의해 발병한다.

이에 반해 Bethlem 근병증은 비교적 경한 근력 저하와 함께 경부, 팔꿈치, 무릎 등의 관절에 다발성의 굴곡구축이 발생하며 아교질 Ⅵ 유전자의 우성돌연변이에 의한다.

5) 진행과정

MD의 진행과정을 보행 시기, 휠체어 시기, 침상 시기로 구분하여, 각 진행 시기별 특징과 유의 사항을 살펴보면 다음과 같다.

(1) 보행 시기

최초로 장애가 되는 것은 허리에 가까운 수족의 근육(근육로)이다. 이 근육은 팔 · 다리를 들거나 일어서는데 중요한 근육이기 때문에 달리기, 점프가 어렵고, 계단 오르기에 난간을 이용하거나, 일어설 때, 무릎에 손을 짚게 된다. 장단지에 가성비대가 일어나 커 보인다. 다리의 근력 저하가 진행되면 상체를 좌우로 뒤뚱거리며 걷게 되고, 아킬레스건의 위축으로 뒤꿈치를 들고 발가락으로 걷게 된다. 또한 허리의 근력 저하로 가슴과 배를 쑥 내민 특유의 자세를 나타낸다.

보행 시기 유의사항으로는 운동량의 조절, 외상 위험 제거, 변형 및 구축의 예방, 호흡훈련이 필요하다.

① 운동량 조절

과도한 운동은 근육을 파괴시키기 때문에 가벼운 운동이 필요하며, 환자가 피로를 느끼지 않도록 하는 것이 좋다. 반면 운동량이 많아 근육통이나 피로가 다음 날까지 남는 것은 적신호이다. 친구와 함께 좋아하는 놀이(특히, 물장난)에서 무리하기 쉬우므로 주의할 필요가 있다.

② 외상 위험 제거

보행이 불안정하기 때문에 자주 넘어져 뼈의 골절이나 머리, 무릎 등에 타박상의 위험이 높다. 외상으로 인해 보행에 지장이 있을 수 있다. 따라서 주변 환경의 정비와 적절한 때에 도움이 필요하다. 보행통로에 차단을 없게 하고 위험한 것을 두지 않으며, 머리 부분에 보호모를 착용시키는 것이 좋으며 언제라도 손을 댈 수 있는 상태에서 지켜보는 것이 적절하다. 계단에서는 아이보다 아래쪽에서 보호해야 한다. 놀고 있을 때에 친구들이 장난으로 쓰러뜨리는 일이 있으므로, 질환에 대해 친구들에게 이해시킬 필요가 있다.

③ 변형 및 구축의 예방

아킬레스건의 위축으로 인해 뒤꿈치가 바닥에 닿지 않으며, 무릎의 구축과 척추측만으로 몸의 중심을 잡기 어려워 보행이 힘들다. 목욕 후 근육이 부드러울 때에 관절운동을 하면 좋다. 감기나 상처로 운동량이 떨어졌을 때에는 특히 조심해야 한다. 한쪽 다리로 서 있을 때에 체중이 한쪽으로 치우치기 쉬워지므로, 서있을 때 중심이 양다리 중앙에 오도록 조심해서 좌우의 균형을 맞추도록 해야 한다.

④ 호흡 훈련

호흡근의 저하로 심호흡이나 기침의 힘이 약하기 때문에 감기에 걸리면 가래를 뱉기 힘들기 때문에 조기부터 복식 호흡의 연습을 하는 것이 바람직하다. 훈련 이외에도 피리 · 하모니카 등의 연주나 노래 등 취미 활동, 큰 소리로 이야기하는 연습이 필요하다.

(2) 휠체어 시기

개인에 따라 차이는 있지만, 사춘기 초기에 보행이 불가능하게 되어 휠체어 생활이 시작된다. 이 시기가 되면, 많은 어려움이 나타나 식사 · 목욕 · 옷 갈아입는 것 · 배설 등 일상생활에서부터 많은 도움이 필요하다. 또한 척추측만, 관절구축의 진행이 많이 나타나며, 운동량이 부족하여 비만이나 순환장애로 욕창 등이 생길 수 있다.

휠체어 시기의 유의 사항으로는 변형 및 구축의 예방, 감염, 욕창, 순환 장애의 예방, 청결 유지, 비만 방지 등을 위한 균형 있는 식사지도가 필요하다.

① 변형 및 구축의 예방

휠체어 시기 생활에서는 다리를 사용하지 않기 때문에 무릎과 발목에 굴곡구축이 일어난다. 팔에서도 팔꿈치나 손목 · 손가락 등에서 구축을 볼 수 있게 된다. 관절 운동이나 서 있기 운동이 구축 예방에 중요하다. 척추가 구부러져 흉곽(가슴을 둘러싼 골격)을 좁게 해 호흡기능의 저하, 가래의 배출 곤란이 오기 때문에 주의할 필요가 있다. 좌우의 균형을 맞추는 올바른 자세가 필요하며, 적당한 수

면으로 과로를 막는 것이 중요하다.
앉은 자세에서도 좌우의 균형이 중요하고, 한 손과 한쪽 무릎으로 이동하는 것은 가급적 피하게 한다.

② 감염 예방

가래 배출이 곤란하게 되면 세균이 폐에 머물기 때문에, 감기에 걸리기 쉽고 폐렴이 되기 쉬워진다. 감염에 의해 급성 호흡 곤란으로 병세가 악화되는 일도 있을 수 있다. 양치질이나 마스크 착용 등으로 예방을 하는 것이 중요하다. 또 복식호흡에 의한 자력 가래배출 훈련도 필요하다. 감기증상이 올 경우 신속하게 의료기관을 방문하게 한다.

③ 욕창 예방

앉은 자세에서는 바닥에 체중이 실리기 때문에 뼈가 나와 있는 곳(선골부, 좌골 결절부 등)에 욕창이 생기기 쉽다. 예방을 위해서 물 방석, 공기방석과 같은 쿠션의 활용하고, 누워있는 동안은 장시간 동일한 자세를 취하지 않는 것이 중요하다. 마사지나 외용약의 이용도 가능합니다. 욕창이 악화되기 전 신속하게 의료기관에서 치료를 받아야 한다.

④ 순환 장애의 예방

운동량의 감소와 혈액순환 감소로 손과 발이 냉하고, 겨울에는 동상에 걸리기 쉽다. 마사지 등으로 손과 발을 따뜻하게 하여 혈액순환 개선을 해주어야 한다.

⑤ 청결 유지

본인 스스로 몸을 씻거나 이를 닦거나 할 수 없다. 앉은 자세에서는 특히 몸 아래 부분의 환기 부족으로 습기가 많아 여러 종류의 피부병에 걸리기 쉽고, 무좀도 생길 수 있다. 구강에 대해서는 전동 칫솔의 사용으로 이 닦기를 권장하기도 하며, 항상 몸을 청결하게 유지할 수 있도록 해야 한다.

⑥ 비만 방지

과도한 체중 증가는 그 만큼 심장에 부담을 주게 된다. 따라서 운동량의 감소에 맞추어 식사량을 조절하고, 균형 있는 식사를 하는 것이 중요하다.

(3) 침상 시기

앉은 자세의 유지가 곤란하게 되면, 대부분의 생활이 침상에서 이루어진다. 이때에는 호흡 기능과 심장 기능이 저하되며 여러 가지 투약이 필요한 경우가 많이 생기므로, 가정에서도 의료적인 지식 및 기술이 요구되고, 경제적인 부담과 체력적인 부담이 생길 수 있다.

이 시기에는 영양장애 개선을 위한 규칙 생활과 균형 식사, 욕창, 순환장애의 예방이 필요하며, 삶의 질을 개선하고 어떻게 하면 의미 있는 생활을 할 것인지가 중요한 문제이다.

① 영양 장애 예방

호흡 곤란이나 심부전의 징조로서 나타나는 경우가 있다. 반대로 영양 장애로 의한 체력 저하가 질환을 악화시켜 악순환에 빠지게 되는 일도 있다. 규칙적이고 올바른 생활, 균형 있는 식생활이 기본이 되어야 한다. 갑자기 체중감소가 생길 경우에는 의료기관을 찾아 진찰하여 호흡 기능, 심장 기능의 검사를 받거나 영양제 투여, 영양 지도를 받는 등의 조치를 취해야 한다.

② 욕창 및 순환장애 예방

몸의 움직임이 감소되고, 영양장애가 심해지기 때문에 악화되기 쉬워진다. 만약 심부전을 동반하면 혈전이 쌓이기 쉬워져, 뇌경색이나 폐경색의 원인이 된다. 투약이 필요한 경우도 있기 때문에 정기적으로 맥박 체크 등의 검사를 받는 것이 필요하다.

③ 생활의 질 개선

가정의 경제적, 체력적 부담이 커지면서 어떻게 하면 의미 있는 생활을 보낼 수 있는가 하는 것이 중요한 문제이다. 그러나 과학 및 의학 기술의 발달은 어제까지의 불가능을 가능하게 바꾸어 가고 있다. 따라서 인터넷이나 전자 음악 기기 등 첨단기술 제품을 다양하게 이용해 지식을 넓히고, 사회참여의 기회를 늘림으로써 자기 능력을 유지 및 발휘할 수 있도록 해야 한다.

6) 치료

아직까지 근육퇴행위축에 대한 완치법은 개발되지 않고 있으며, 현재까지는 지속적인 재활치료를 통해 이 질병으로 인한 문제들을 해결해 나가는 것이 중요하다.

포괄적 재활치료를 위해 조기진단, 재활치료 계획의 수립, 보행과 일상생활 동작수행의 유지, 관절구축 및 호흡기 감염 등의 합병증 예방 및 치료, 보조기 사용 등이 포함되어야 한다.

(1) 물리치료

a. 치료 전 고려사항

▷ 가장 많은 부하를 받는 근육이 부하를 덜 받는 근육에 비해 보다 빨리 이환됨은 물론 질환의 진행 정도가 더 심해진다.

▷ 적당한 정도의 운동 후 혈청 내 크레아틴과 마이오글로빈 수치가 상승하는 것으로 보아 적당한 정도 이상의 근력강화운동은 질병의 진행을 오히려 촉진할 것이라는 예측을 할 수 있다.

▷ 저주파전기자극으로 약화된 근육을 수축시키면, 그 근육의 상태가 호전된다는 보고가 있다. 물론 근피로가 나타나기 이전까지만 시행한다.

▷ Duchenne형 근육퇴행위축(DMD)환아는 상 · 하지의관절 구축 감소와 예방을 위해 신장운동과 수동운동이 매우 중요하다.

▷ 흡기저항운동은 호흡근의 지구력을 증가시키는 것으로 알려져 있다.

▷ 비활동적인 환아는 비만이 되기 쉬운데 폐활량과 신체의 활동을 감소시키고, 이동을 어렵게 하는 원인이므로 체중조절이 중요하다.

▷ 간헐적 환기보조는 후기 Duchenne형 근육퇴행위축(DMD)환아의 저호흡증후군에 도움이 되지만 폐기능은 계속해서 악화되기 때문에 지속적인 환기와 기관절개가 필요할 수 있다.

▷ 척추측만증은 한쪽 폐에 압박을 주어 호흡곤란과 흉부감염의 원인이 될 수 있다.

b. 초기치료

▷ 초기단계에는 가장 중요한 것이 근력이 약화되기 전에 근력유지 및 증진시킬 수 있는 치료계획을 세우는 것이다.

▷ 구축의 교정보다는 예방에 관점을 두고, 수동운동을 하루 2~3회 규칙적으로 시행한다.

▷ 구축방지를 위한 운동으로 고관절, 무릎관절 굴근, 대퇴근막, 슬괵근, 발목관절 저측 굴곡근 등의 신장운동 필요하다.

▷ 척추측만증이 진행되지 않도록 주의를 요한다.

▷ 너무 무리하고 강한 운동은 근육을 파괴하기 때문에 피하는 것이 좋다.

▷ 환아가 피로하지 않는 범위에서 골반대와 체간근육 운동을 하루에 짧게 반복하여 시킨다.

c. 후기치료

▷ 후기에는 신장운동과 등척성운동을 중심으로 근육의 침범 시기나 영역을 유념하여 운동계획을 세운다. 환자가 독립적으로 보행하는 것이 어려울 때 근력을 보조해 줄 수 있는 보조기를 착용시키고, 넘어질 때 심한 손상을 당하지 않도록 상지를 이용한 넘어지는 방법 등을 가르쳐 준다. 또한 환아가족, 환아 그리고 학교, 가정에서의 생활 등에 대해 의논한다.

d. 호흡재활훈련

근력약화가 진행되면서 호흡근육도 약화된다. 약해진 호흡근육은 폐를 최대 용적까지 충분히 팽창시키지 못하며 최소 잔기량까지 압축시키지도 못하게 되는데 이 상태가 장기간 되면 흉곽조직이 단축되고 근육은 섬유화되어 흉곽의 유순도가 감소할 뿐 아니라, 미세 무기폐가 확산되어 호흡에 심각한 문제 야기된다. 또한 호흡기내 분비물이 발생하면 기침을 하여 외부로 배출시켜 폐렴을 예방해야 하는데 근육퇴행위축 환아들은 기침 능력이 떨어져 분비물을 충분히 제거 못해 간단한 감기에도 폐렴이 발생해 사망에 이르게 된다.

기침능력향상; 기도내 분비물을 제거하여 폐기능장애로 이환되지 않도록 호흡근 강화훈련, 복부근육 전기자극, 수동적 흡입 공기량을 늘인 후 기침 시행하는 방법 등 이용

e. 골다공증 예방 운동필요

보행이 가능하지 않은 환아에게서 골다공증이 많이 발생한다. 이는 환자가 걷지 못하고 활동량이 감소되어 장골의 편평골의 피질에서 골화중심의 출현이 지연되고, 탈미네랄화 되면서 얇아지는 것을 기전으로 하고 있다. 골다공증이 심화되면 병적 골절이 발생할 가능성이 높고 특히, 관절 구축이 있는 주변은 골절이 더 쉽게 발생 할 수 있다. 보행불능에 따른 합병증을 예방하기 위해 보행 가능한 시기를 최대한 연장하는 것이 중요하다.

(2) 약물치료

약물치료로는 스테로이드 요법이 비교적 안전하고, 투여 후 쉽게 그 효과를 판정할 수 있으며, 실제로도 Duchenne형 근육퇴행위축뿐만 아니라, 다른 종류의 근육퇴행위축에 효과가 입증된 유일한 치료법이다. 이외에도 현재까지 베타길항제, 인슐린 유사 성장인자, 크레아틴, 아미노글리코사이드계 항생제등이 동물실험과 임상실험을 마치거나 진행중이다. 그러나 이 약물들은 치료 용량에서의 심각한 부작용 또는 장기간 복용에 의한 합병증이 문제가 되고 있다.

L-카르니틴(L-carnitine)은 체내에서 자연 합성되거나 음식을 통해 섭취되는 영양소로 지방산의 대사에 관여하는 기존에 알려진 기능외에도 최근 항 세포자멸사작용, 스테로이드 유사작용, 세포내 · 외부의 삼투압 조절을 통한 세포막 보호작용, 미토콘드리아 보호작용, 항 상화작용 등 다양한 기능이 밝혀지고 있다. 현재로서는 유일한 근육퇴행위축 치료제라고 할 수 있는 스테로이드와 그 구조나 기능이 유사하다는 점과 증상발현에 관여하는 세포고사 및 근육 원형질막의 취약성, 산화기 스트레스 등 여러 병리기전에 보호 효과를 가진다는 점을 고려하면 L-카르니틴(L-carnitine)은 흥미를 끄는 약물이다.(오지영 외 5, 2005)

(3) 보조기

관절구축예방 및 감소, 근위축된 근육의 운동조절을 위해 필요.

(4) 외과적 수술

족부의 첨족 변형이나, 첨내반족 고관절과 무릎관절의 굴곡구축, 척추변형에 대한 수술이 대부분이다.

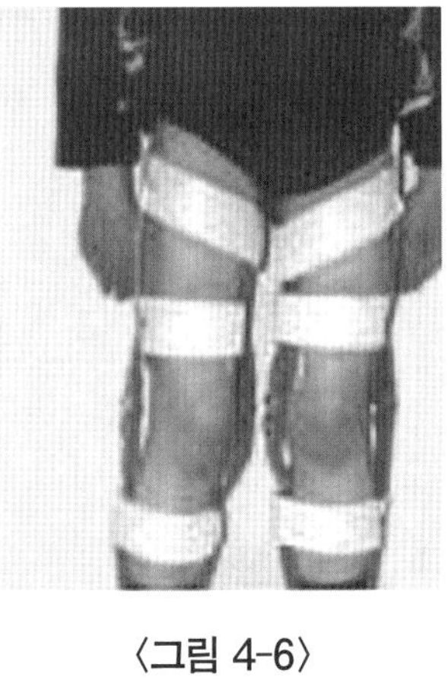

〈그림 4-6〉

7) 가족 중심 간호

(1) 최적의 운동기능 보존

물리치료와 작업치료 등이 활용 될 수 있도록 하며, 운동성 보존과 위축을 방지하기 위해 관절가동운동과 신장운동을 꾸준히 하는것이 중요하며, 하루중 컨디션이 가장 좋을 때 시행하는 것이 효율적이다.

(2) 합병증 예방

가장 흔한 합병증은 호흡부전 및 심부전 외에 감기, 배변장애, 피부질환, 욕창, 총상,비만 등 다양하다. ① 호흡부전을 예방하기 위해 심호흡과 기침유도하는 방법으로 풍선불기, 하모니카 불기, 발성훈련, 복식호흡을 적용할 수 있다. ② 심부전은 염분이 많은 음식, 정신적 스트레스, 지나친 운동, 감기등의 감염을 악화시키는 원인을 피하도록 하며, ③ 변비를 해소하기 위해서는 복부 온 찜질,복부마사지, 섬유질 식품 섭취, 적당한 운동이 필요하다. ④ 환아가 보행을 할 수 없어 휠체어 생활하는 시간이 길어지면 음부의 습진이나 진균류 감염 등의 피부질환과 욕창 등이 생기는데 예방을 위해 환기를 자주 하고 자세를 자주 바꿔주며, 흡수성있는 침구, 방석등을 사용하고 청결하게 해주어야 한다. ⑤ 말초순환장애로 겨울철 동상에 걸리기 쉬운데 늘 몸을 따뜻하게 하고 온욕, 두꺼운 양말 착용을 해야 한다. ⑥ 휠체어 이용 환아중 비만이 흔한데 비만이 심하면 심장에 부담을 주고, 호흡부전이 악화된다. 따라서 균형있는 식단으로 체중조절을 해야 한다.

(3) 삶의 질 향상

① 환아가 학교에 다니지 못할 경우, 가정에 고립되기 쉽다. 따라서 취미 동아리나 동호회 등을 소개하여 사회생활을 하도록 유도한다.
② 부모로부터 독립하고자 하는 욕구가 강한 청소년기에도 부모에게 의존해야 하는 상황에 심리적 위축이 된다. 따라서 부모를 포함한 가족들이 환아의 독립성을 증진시킬 수 있도록 격려한다.
③ 청소년 환자는 자신의 질병을 받아들이지 못하고 삶의 의미를 찾지 못할 경우 삶의 의미를 발견할 수 있도록 돌보아 준다.

(4) 가족 지원

가족들이 질병의 유전적인 전이, 질병의 진행에 따른 특성에 대처할 수 있도록 가족지지가 필요하다. 환아가 있는 가족에게 어려움을 최소화하고 가족이 지닌 긍정적인 면을 최대화시켜 가족의 정상화를 유지하기 위한 사회적 지지망 개발이 필요하며, 여기에는 보건의료인, 사회복지사, 자원봉사자 등이 포함된다.

참고문헌

1. 강성웅 외(2003), 뒤시엔느형 근디스트로피에서 폐 역학 및 기침 관련 인자에 대한 분석, 대한재활의학회지, 제27권1호, 43-48
2. 김대성(2006), 근이영양증에서 면역조직화학염색의 진단적 의의, J Korean Neurol Assoc Vol. 24 , No.1,1-12
3. 김순희 외(2006), 질환별물리치료, 하늘뜨락, 23-80
4. 박중현 외(2003), 보행 가능한 뒤시엔느형 근디스트로피 환자의 골밀도 소견, 최신 의학 Vol.46,No.9, 42-47
5. 오상은(2004), 가족중심 근디스트로피 환아간호, 최신의학, Vol. 47, No.2, 95-99
6. 오지영 외(2005),L-Carnitine이 근이양증 생쥐의 근육 병리 및 지구력에 미치는 효과, J Korean Neurol Assoc, Vol. 23,No.23,519-526
7. 이의진 외(2003), 뒤시엔느형 근디스트로피에서 제지방 체중과 근력의 관계, 대한재활의학회지,제27권 5호 ,688-692
8. 장현정 외(2006), 뒤시엔느형 근디스트로피 환자에서 Sniff Nasal Inspiratory Pressure의 임상적 의의, 대한재활의학회지, 제 30권 6호 ,632-638
9. 홍창의(2007), 소아과학, 대한교과서, 1055-1063
10. William L. Heward(2000). Exceptional Children: An Introduction to Special Education(6th ed.). Upper Saddle Rever, NJ: Merrill/Prentice Hall.
11. Hill, J. L.(1999). Meeting the needs of students with special physical and health care needs. Upper Saddle River, NJ: Merrill/Prentice Hall.

제 5 장 선천성 만곡족(Club Foot)

1) 선천성 만곡족(club foot) 이란?

선천성 만곡족(club foot)은 다른 병 없이 태어날 때부터 발의 모양이 기형으로 생기는 것을 말하며, 발뒤꿈치가 작고, 들리고, 발바닥이 안쪽으로 향하며, 발의 앞쪽 끝부분이 안쪽으로 휘어져서, 전체적으로 골프채와 같은 모양의 변형을 보이는 선천성 기형을 말한다.

(1) 발의 해부학적인 구조

발목관절은 발의 거골, 경골과 비골의 관절결합으로 형성되어 있다. 경골이 근본적으로 무게를 지탱하고, 비골은 실제적인 지지 기반이 되지 못한다.

거골은 종골과 결합하여 거골하관절을 이루고, 주상골과 연결되어 종측족궁을 형성한다. 발에는 족근골이라는 불규칙한 모양의 7개 뼈와 5개의 중족골, 5개의 지절골, 그리고 각각의 지절골은 3개의 마디뼈를 가지며, 엄지 발가락은 2개의 마디뼈로 되어 있다.

(2) 뼈의 구조

발을 이루는 뼈는 족근골(tasal bone), 중족골(metatasal bone), 지절골(phalange)로 이루어진다. 발의 근위부는 발목쪽으로 거골(talus), 종골(calcaneus), 입방골(cuboid)), 내측성 설골(medial cuneiform), 중간설상골(intermedate cuneiform) 및 외측설상골(lateral cuneiform)이 자리 잡고 있다.

종골은 발뒤꿈치를 이루며, 장단지의 여러 근육이 부착하는데, 이것은 인체에서 가장 강한 것으로 종결건(calcaneus tendon : achilles)이라고 칭한다.

종골 위에 거골이 놓여 있고, 거골은 사이에 있어 경골 및 비골과 관절한다. 이 관절에서 거골은 체중 전체를 받게 되고, 이것을 다른 족근골에 분산하게 된다. 3개의 성상골과 입방골은 종족골의 근위단과 관절한다.

5개의 중족골이 발의 중간부를 형성하는 뼈들로 내측에서 외측으로 번호를 붙인다. 각 중족골의 근위단을 기반이라고 하고, 족근골과 관절하며 원위단을 두(head)라 하며 지절골의 저와 관절한다. 발가락을 이루는 뼈는 손가락의 뼈와 같으며 14개의 지절골로 이루어진다.

발가락은 거절골(proximal phalange), 중절골(middle phalnage), 말절골(digital phalange)이 있으며 엄지 발가락에서는 중절골이 없다. 종자골(sesammoid bone)은 부착전 근육 건에 생겨나는 작은 섬유성 뼈로 골과 건의 마찰을 방지하고, 지레 받침의 작용을 한다. 인체에는 개인차가 있지만, 손바닥이나 발바닥의 골격에 부속해서 있다.

(3) 발목 관절 인대의 구조

발목 관절은 경골과 비골의 하단 관절면과 거골의 불룩한 상면 사이의 경첩 관절이다. 관절낭은 내측에서 편평하고 3각형인 삼각 인대가 보강해 준다. 이 인대는 경골의 내과에서 주상골, 거골 및 종골로 연결된다.

외측에서는 3개의 인대 즉, 전거비 인대(anterior talofibular ligment)가 앞쪽으로 해서 비골의 외과에서 거골로 가고, 후거비 인대(posterior talofibular ligment)는 뒤로 해서 비골의 외과에서 거골로 가며, 종비 인대(calcaneofibular ligment)는 아래로 해서 비골의 외과에서 종골로 간다.

(4) 발과 발가락에 작용하는 근육의 구조

경골과 비골 사이를 연결시키는 골간막(interosseus membrane)이 전면부와 후면부로 나누고, 비골에서 뻗어나간 전 · 후 결합 조직 중격이 이 외면부에 경계가 된다. 전면부를 보면, 전경골근(tibialis anterior)은 길고 가늘며, 육부를 정강이 측면에서 촉지할 수 있고, 가시부는 경골 측면이다. 이근의 건은 발목 내측으로 건너가서 발의 내측연 아래로 돌아 발바닥에 정지한다. 발목 앞으로 넘어가기 때문에 발의 강력한 배굴근으로 작용하며, 발의 내측면 아래로 돌아가기 때문에 발의 내면 작용을 한다.

장지신근(extensor digitorum longus)은 외측지절골에 정지하고, 장무지신근(extensor hallucis longus)은 무지의 말절골에 정지한다. 이 두 개의 근육은 발목 앞으로 지나가기 때문에 중족지절관절, 지절간관절의 신전과 더불어 발의 배굴을 보조한다. 외면부는 발의 내축으로 단비골근(peroneus bravis)은 발의 외측에 정지한다. 비골근은 발의 주동근과 전 · 후 경골근의 길항근 및 발의 저측굴곡으로서 작용하게 된다. 장비골근 건은 전경골근을 따라 발의 중족의 방어대를 형성한다. 후면부의 근육들은 주로 발의 저측골곡 및 발가락의 굴근으로 작용하고 있다. 천군 및 심근으로 구별하여 전근은 하퇴의 장단지라고 하는 근육 덩어리를 형성하다.

비복근(Gastrocnemius)은 대퇴과의 머리쪽에 기시하며 가자미근은 비복근 아래서 경골과 비골의 골간에서 기시한다. 이들 2개의 근육은 종골에서 종골건이라는 공동건으로 되어 정지한다. 장단지 근육은 발의 주동근이 되어 보행, 달리기, 도약 등에 중요한 역할을 한다. 비복근은 발목과 마찬가지로 무릎 뒤를 지나게 되므로 하퇴의 굴곡에 관여한다. 심근은 횡근간 중격에 의해 천근과 나누어지며, 장지굴근은 경골체에서 기시하여, 발목이 내과를 지나 엄지 발가락의 말절골에 정지한다. 이 2개의 근육이 발목뒤를 지나므로 중족지관절관절, 지절간관절을 굴곡시킬 뿐만 아니라, 발의 저측굴곡도 보조한다.

후경골근(tibialis posterior)은 가장 깊이 있는 근으로 이 근의 건도 발목의 내측과를 지나 발 아래로 돌아가서 발바닥에 광범위하게 정지한다. 이 근육은 발의 내번에 관여하고, 발목 관절 뒤를 교차함으로 척굴의 보조 작용을 한다. 발목에는 이곳을 지나는 긴 건들이 제자리에 고정되도록 상신근지대(superior extensor retinaculum)와 하신근지대(inferior extensor retinaculum), 비골지대(peroneal retinaculum)가 망상구조를 이루고 있다.

발의 고유근은 종골에서 지절골까지 뻗쳐있는 질긴 섬유성 족저건막(plantar aponeurosis)으로 지지 되어 있다. 손과 비교하여 다른 점은 발장 능에 단지신근 (ectensor digitorrum brevis)이라는 근이 있는 것이다. 나머지 근은 모두 발바닥에 있는데 4층으로 나누어져 있으며, 기능적으로는 엄지발가락에 작용하는 단무지굴근(halluci bervis), 무지내전근(adductor hallucis), 무지외전근(abductor hallucis)과 새끼발가락에만 작용하는 소지외전근(abductor digiti minimi), 단소지굴근(flexor digiti minimi brevis) 그리고 외측 4개의 발가락에 작용하는 단지굴근(flexor digitorum brevis), 족지방형근(quadratus plantea), 충양근(lumbrical)으로 나눈다.

2) 원인과 발병

(1) 발병 시기

선천성으로 태어날 때부터 발의 모양이 기형으로 생겼다.

(2) 원인

선천성 만곡족에 대한 원인은 정확히 밝혀져 있지 않고, 몇 가지 가설만 이 알려져 있다.

① 자궁 내 기형적 요인설

아기가 엄마 뱃속에 있을 때, 자궁 내에서 팔, 다리, 발 등이 눌려 있어서 발에 변형이 생기고, 이것이 계속되어 선천성 만곡족이 되는 것.

② 유전자 요인설

아기가 부모로부터 전해 받은 유전자의 이상 때문이라는 것.

③ 신경 근육 요인설

종아리와 발 사이에 위치하는 근육과 이 근육에 작용하는 신경의 이상.

선천성 만곡족의 원인으로 확실하게 인정받고 있는 것을 없으나, 어느 정도의 유전 가능성이 있는 것으로 생각되는데, 그것은 부보 중 어느 한쪽이 선천성 만곡족 환자일 경우, 그 사이에 태어나는 아이나 형이 선천성 만곡족 환자인 경우가 그 동생이 정상인 경우보다 더 많기 때문이다.

(3) 발병률

신생아 1000명 출생 당 1~2명의 빈도로 출현하며 발에 생기는 가장 흔한 선천성 기형 중 하나이고, 한쪽 발에만 나타나는 경우가 양쪽 발에 나타나는 경우보다 약간 많거나 같은 비율로 나타난다. 약 50% 정도가 양측성이며, 일란성 쌍생아는 약 32.5%에서 함께 발생하고 부모의 나이와는 상관이 없다.

(4) 성별

남아가 여자아보다 약 2배 발생율이 높다.

3) 병리학적 견해

선천성 첨 내반 족의 특징적으로 나타나는 3가지 변형은 첨족, 내반 그리고 내전이며, 족관절, 족근관절, 거골하 관절에 변화도 생긴다. 때로는 중족근 관절에서 요족 변형을 동반하기도 한다.

① 거골의 전방으로 전위된다. 거골두와 거골경은 직접 하방과 전방으로 전위되고, 거골경은 동시에 신장된다. 뼈의 전방으로 과(malleoli)로부터 압력결핍 때문에 크기가 과대해 진다. 경부가 거골체에 대하여 내측 및 족저부로 심하게 편향되고, 거주상 관절과 종입방 관절면은 족저 및 내측으로 편향되고, 거골 상부 관절면의 앞 부분은 족근 관절 격자로부터 아탈구된다.
② 종골은 보통 내측 방향으로 경사지고, 종골의 수직축을 따라 내회선 한다.
③ 주상골, 입방골, 기타의 족근골들은 상방과 내방으로 끌리게 된다.
④ 경우에 따라서는 주사골이 없거나 경골이 내회선 되기도 한다.
⑤ 후방 구축 : 아킬레스건과 족관절의 후관절막이 주로 구축된다.
⑥ 내측 족저 구축 : 삼각 인대와 스프링 인대 후경골근의 건, 장무지굴근과 장지굴근 등이 주로 구축된다.
⑦ 거골하 구축 : 거골 종골간 인대와 Y인대가 구축된다.
⑧ 장딴지근은 위축이 오고, 전경골근과 후경골근 등에는 단축이 온다.
⑨ 비골근은 신장된다.
⑩ kite 각이 정상 범위인 30°~55° 범위 내에 있지 않다.

〈 Kiet 각 〉

정상적인 소아의 경우 거골의 종축이 제1중족골의 종축에 일치하고, 종골의 종축이 제4중족골의 종축에 일치하는데 이 전후 거골종골간 각을 Kite 각이라고 한다. 정상의 경우는 30~50° 정도이며, 이 각이 55° 이상이면 후족부의 외반을 그리고 30° 이하이면 내반을 의미한다. 다음 그림의 예에서는 거곡과 종골이 심하게 굴곡 되어있고, 종골 입방골 주상골이 내전되어 있다.

4) 증상

① 족부의 내측연이 상승되면서 단축되고, 정상요면이 크게 증가한다.

② 종궁이 일반적으로 과도하게 된다.

③ 족부의 외측연은 볼록한 면(convexity)이 되는데, 걷는 환자일 경우 외측연에서 체중을 받게 되고, 아주 심한 환자는 발등으로 걷게 된다.

④ 발 모양을 강제로 바르게 하려고 하면 저항이 느껴지고, 환아를 일으켜 세우면 발등으로 체중을 지탱하는 것을 볼 수 있다.

⑤ 이들 부위의 피부는 비대해지고, 섬유염과 가성 점액낭이 발달된다.

⑥ 발뒤꿈치는 어린이가 성장을 해도 함께 자라지 않고, 작은 모양을 유지하며 피부가 매우 얇다.

⑦ 발이 뒤틀린 것 외에 종아리 부위가 가늘고 발뒤꿈치가 작아 보이며, 복숭아 뼈가 잘 보이지 않는다.

⑧ 적당한 치료를 하지 않는 환아의 경우에는 발의 크기가 고유한 모양을 하지 못하고 발의 앞 부분이 넓어진다.

⑨ 보행이 서툴고, 만일 양측성으로 왔을 경우 오리걸음을 걷는다.

⑩ 선천성 만곡족과 함께 동반되는 선천성 기형으로 목에 있는 한쪽의 근육이 짧아져서 고개를 한쪽으로 돌리고 있는 선천성 사경, 흔히 '히프' 라고 말하는 고관절이 빠져 있는 발달성 고관절 탈구 등이 있을 수 있다.

5) 진단

① 골프채 모양으로 발의 변형이 생기고, 아기가 태어날 때부터 가지고 있어 눈으로 식별이 가능하다.

② X선 방사선 검사 → 발의 변형 정도를 가장 쉽게 알 수 있다.

③ 초음파 검사 → 태아의 조기 이상 발견이 가능하며, 24주 이전에 태아 이상 발견율은 16.6%로 높은 발견율을 나타낸다. 하지만 만곡족에서는 발견율이 현저히 낮으며, 아직까지 전체 근골격 이상의 26%만 발견이 가능하다.

초음파로 만곡족을 조기발견하는 방법은 초음파의 3차원 영상-2차원적인 영상을 먼저 얻은 후에 다음 2차원적인 영상을 다시 얻어 3차원으로 만드는 방식이다. 이는 32주 이후엔 양수 양이 감소하고 자궁벽이나 태반에 가려서 적절한 영상을 얻기 힘들기 때문에 28주에 32주에 검사하는 것이 가장 좋다.

④ 도플러 초음파 검사 → 태아의 혈관이 주행의 이상으로 이상을 발견할 수 있다.

6) 치료

일반적으로 최초의 변형이 강직할수록 수술적 치료를 요할 때가 많다. 교정은 첫째로 전족부의 내전, 둘째로 후족부의 내반을 치료하고, 이들이 완전 교정되었을 때 마지막으로 족근 관절의 첨족을 교정하는 순서로 하여야 한다. 후족부의 내반이 교정되기 전 족근 관절의 첨족을 교정하게 되면, 후족부에서보다 중족부에서 배면 굴곡이 되어 발바닥이 밑으로 볼록한 흔들의자와 같은 호상족을 형성하게 되고, 또한 거골제가 족근 관절격자에 잘 맞추어지지 못한 상태에서 무리한 힘을 받게 되어 거골체의 무혈성 괴사나 퇴행성 변화가 일어날 수도 있다. 만약 이런 호상족 변형이 생기면, 전족부를 다시 처음 위치로 환원하여 교정을 시작하여야 하며, 이 경우 수술의 필요성이 증가한다. 만곡족의 비수술적 치료는 보고자들에 따라 달라 약 15~80%에서 성공률을 보인다고 한다.

① 생후 2~3개월의 유아의 경우

생후 2~3개월의 유아일 경우에는 보통 수술을 시행하지 않으며 정형 물리 치료나 고정 혹은 지지를 통하여 치료한다. 치료는 이들 증상이 진단되자마자 곧바로 실시해야 하며 되도록 일주일 혹은 출생 10일 이내에 실시하는 것이 좋다.

② 생후 2개월 ~ 2년까지의 유아의 경우

2개월에서 2년까지의 유아는 마취 하에서 실시하는 강제적 도수 교정이 필요하며 이렇게 하여 정복된 정산위치는 고정이나 지지를 하여 유지한다.

③ 2년 이상의 어린이의 경우

2년 이상이 경과되었을 경우에는 외과적 수줄이 필요한데 수술의 방법에는 환자의 상태에 따라 시행된다.

(1) 비수술적 방법

선천성 만족곡의 최초의 치료는 부목, 접착 테이프, 또는 석고 등을 이용한 비수술적인 방법이다. 치료는 생후 첫 6주까지는 매주 도수 조작 후 석고 붕대를 하고, 그 이후에는 임상적 및 방사선적으로 교정 될 때까지 매 2주마다 실시하여야 한다.

(2) 수술적인 방법

비수술적인 치료에 반응이 없거나, 조기 치료가 수개월 또는 그 이상 늦어지거나 재발된 경우에는 족부의 후방과 내측의 연부 조직 구축을 수술적으로 이완시켜 주어야 한다. 비수술적 방법에 반응하지 않는 경우에 억지로 과도한 정복을 시도하면, 정복은 되지 않고, 중족부의 관절 연골이 파괴되고, 호상족 변형이 생기기도 하며, 때로는 족근 관절 연골이 파괴되기도 한다.

최근 정도가 심하고 기존의 치료로 잘 낫지 않는 선천성만곡족에는 일리자로프라는 외고정기기를 통한 치료로 좋은 결과를 얻고 있다. 아래 그림은 선천성만곡족의 일리자로프 치료 방법이다.

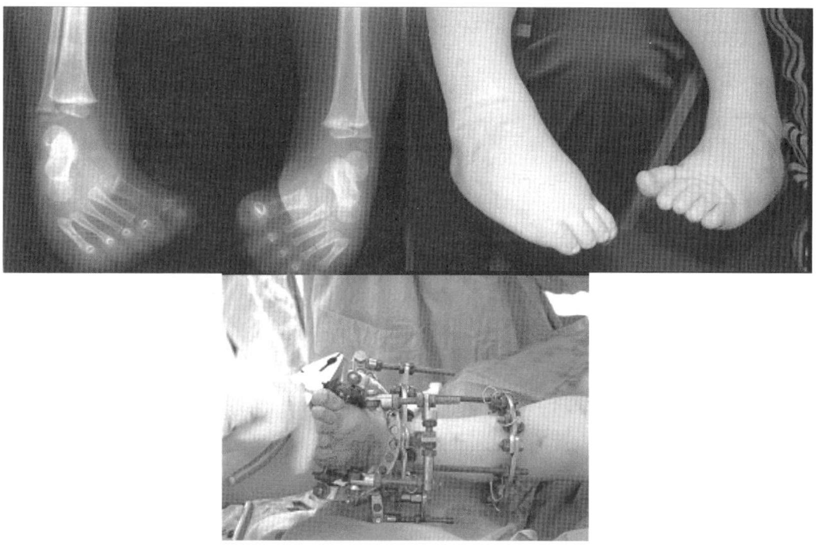

〈그림 5-1〉 일리자로프 외고정 장치를 이용한 선천성 만곡족의 치료

① Turoo의 수술법 (후내측 이완술)

동일 피부 절개 하에서 후측 및 내측 연구 조직을 동시에 이완시키는 방법으로 아킬레스건의 하부는 내측 1/2, 상부는 외측 1/2로 짜르는 전후면서의 Z 연장을 하고, 심층부의 지방 조직을 제거한다. 노출된 거퇴관절 및 거골하 관절의 관절 막을 절개하고, 후거비인대, 종비인대를 분리한다. 필요에 따라서 장모지 굴건을 연장하기도 한다.

※ 변형된 Turoo의 수술법

a) 피부 절개는 제1 중족골 경부에서 내과를 거쳐 부드러운 곡선을 그리면서 아킬레스건을 따라 약간 연장 한다.
b) 족모지 외전건(abductor hallucis)은 건막 절제술을 시행한다.
c) 제1 중족골 - 내측 계상골건관절 및 내측 계상골-주상골간 관절은 내측 관절 절개술을 시행하고, 전경골건 부착부의 내측 연장부를 절개한다.
d) 후경골건을 자르지 않고, Z 모양으로 연장시킨다.
e) 족저근막 절개술(plantar fasciotomy)을 시행한다.

② Brockman 수술법 (내측 이완설)

모지 외전근, 족저방형근, 장족저인대를 분리하고 내측부에 밀집된 섬유 조직 덩어리를 제거한다. 후경골건과 장족골건을 확인하고 Z형으로 길게 해준 다음 족저부 내측에 모여 있는 스프링 인대와 삼각 인대의 표제부를 분리한다. 다음 거주 관절과 설주관절의 관절막을 절개하고, 골간거주인대와 이분인대를 분리하여서 주상골이 자유로이 움직일 수 있게 한다.

거주 관절의 내고정-내측으로 탈구된 주상골을 거골의 두부 전면으로 이동시켜 거주 관절을 정상적 위치로 정복한 후 거골의 후방에서 키스너 철심을 삽입하여 주상골을 관통시켜 고정한다.

③ Tendon Transfer(건의 교환술)

걸을 때 회전력에 도움을 주기 위하여 만곡족 초기 시에 실시한다. 전경골건의 반을 잘라 2번째, 3번째 중간설상골에 붙여서 걸을 때 외회전시 도움을 준다.

7) 물리 치료

선천성 첨내반족의 기형 요소는 크게 요족(pes cavus), 내전과 내반, 족관절의 저축굴곡 등이 있다.

(1) 도수 교정 치료

① 요족

발의 앞부분과 뒤 부분을 각각 잡고 발바닥의 단축된 구조물을 신장시킨다.

② 내전과 내반

양손의 엄지손가락을 거골위에 위치한 다음 손가락으로 하퇴와 족부를 감싸쥔다. 교정을 실시할 때 거골은 마치 축과 같이 작용하며 거골을 고정점으로 하여 신장운동이 일어난다. 전족부는 외반시키고, 발바닥은 하방 측방으로 회전시키면서 지속적인 힘을 가하여 교정을 실시한다.

③ 족관절 저측굴곡

일반적으로 아킬레스건의 신장 운동과 같으나, 주의하여야 할 점은 정상적인 범위를 넘어서까지 족관절을 배측 굴곡시켜서는 안된다는 것이다. 중족골 관절의 지나친 과신장에 의해 보트 모양의 발이 될 수 있기 때문이다.

(2) 고정

교정을 실시하여 발의 모양이 정상적인 위치에 있을 때 연이어 고정을 실시하는데 고정을 하는 방법에는 석고를 이용하는 방법, 탄력붕대, 접착성 반창고를 이용하는 방법 등이 많이 쓰인다. 이 방법을 사용한 후 2개월이 지나도록 교정되지 않으면 지지 방법으로 바꾼다.

접착성 반창고, 탄력 붕대를 이용하여 한쪽 끝을 경골의 내측과(medial condyle)에 부착시킨 다음 발뒤꿈치를 통과하게 하여 발의 모양이 외반 위치에 있게 한 상태에서 반창고를 하퇴의 외측 및 슬관절 위까지 연장시켜 슬관절 위에 접착시킨다. 또 다른 하나의 외과에서 시작하여 발등과 엄지발가락 아래를 통과시켜 발의 외반 상태에 있도록 끌어당긴 다음, 하퇴의 외축을 거슬러 올라가 슬관절 위에서 끝을 맺는다. 반창고나 붕대를 감기 전에 거골 위에는 패드 같은 것을 해두는 것이 좋다.

(3) 지지

① 석고 붕대를 사용하는 방법

석고 붕대는 가벼우며, 부드럽게 그리고 점진적인 교정을 요할 때 많이 이용하는데 이러한 조작을 1-2주일 간격으로 완전히 교정이 이루어질 때까지 보통 6주 정도 착용하여야 한다.

② 데니스-브라운 부목을 사용하는 방법

주로 첨내반족이나 고관절의 내회전 혹은 외회전의 정도를 조절할 때 사용하는 보조기로 한 개의 세움대 (spreader bar)와 두 개의 금속성 신발판이 구두에 부착되어 있고, 과잉 교정된 상태로 유지시켜주어야 한다.

교정의 정도가 완전하다고 판단될 때, 약간 과교정한 위치로 3-6주 간 석고 붕대를 더 고정하고, 석고 붕대를 해체하여 전후면 및 측면 방사선 사진을 촬영하여 교정이 완전한 것을 확인 한 후엔 야간엔 데니스-브라운 보조기를 착용시키거나 보행이 가능한 아이에게는 교정 구두를 착용하도록 하는 것이 좋다.

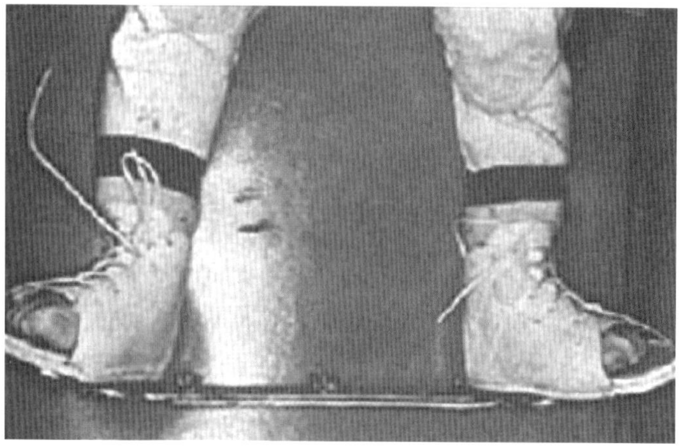

〈그림 5-2〉

8) 예후

수술하지 않고 만곡족을 교정하는 환아의 경우, 석고 붕대 환아의 경우와 같다. 환아는 상당한 기간 동안 교정 장치를 하고 있어야 하기 때문에 장단기 목표를 포함시켜야 한다. 어린 영아는 정상적으로 급속한 성장을 하기 때문에 특히 피부와 혈액 순환을 세심하게 관찰하여야 한다. 치료와 추후 간호를 하는데 있어서 부모에 대한 교육과 지지가 중요하다. 전반적인 치료 프로그램, 정기적인 석교 붕대 교체의 중요성, 장기 치료 효과에 있어 부모의 역할 등을 이해시킬 필요가 있다. 또한 보조기의 사용은 족부의 근육들이 조화를 이룰 때까지 즉, 배굴근과 비골근이 능동적으로 작용하여, 외반과 배면 굴곡을 충분히 할 수 있을 때까지 계속되어야 하는데, 대개 9-12개월이 소용된다.

선천성 만곡족에 대해서 비수술적인 치료, 혹은 수술적인 치료를 받고, 발의 기형에 대해서 만족할 만한 교정이 이루어진 환아에 대해서도 정기적으로 병원을 방문하여 진료를 받는 것이 중요하다. 왜냐하면 치료 후에도 재발이 있을 수 있고, 치료에 따른 합병증이 점차로 생기는 경우가 있기 때문이며, 이 때에는 추가적인 치료가 필요할 수도 있기 때문이다.

※ 석고 붕대 시의 안전 지침

① 석고 붕대가 완전히 마를 때까지 압박하거나 함몰하게 해서는 안된다.
② 눈에 보이는 사지의 운동을 자주 점검한다.
③ 처음 며칠 동안은 격렬한 활동은 삼간다.
④ 앉아 있을 때 손상된 하지를 높게 하고, 너무 오랫동안 서 있지 않도록 한다.
⑤ 석고 붕대 안쪽의 가려움은 알코올 솜막대, 선풍기 등의 시원한 바람을 이용한다.

참고 문헌

1. 송병호(2004). 근골격계 질환별 평가와 치료. 서울: 단국대학교 출판부.
2. 홍준석 외 (2001). 선천성 만곡족의 수술적 치료 후 잔류한 전족부 내전. 대한정형과학회지, 36(1), 79-84.
3. 이석현 외 (1996). 특발성 선천성 만곡족의 수술적 치료에 대한 결과분석. 대한정형외과학회지, 31(1), 418-425.
4. 양규현 외 (1992). 3차원적 재구성을 이용한 선천성 만곡족의 족근부 변화에 대한 고찰. 대한정형외과학회지, 27(2), 421-428.
5. 최장석, 정해일 (1991). 선천성 만곡족에 대한 후방 내측 유리술에 의한 수술적 처치. 대한정형외과학회지. 26(3), 812-818.
6. 이광진(1989). 저항성 만곡족 치료의 임상적 고찰. 대한정형외과학회지, 25(5)1470-1477.
7. Richards BS, Dempsey M. Magnetic resonance imaging of the congenital clubfoot treated with the French functional(physical therapy) method. J Pediatr Orthop. 2007 Mar;27(2): 214-9.
8. Richards BS, Johnston CE, Wilson H. Nonoperative clubfoot treatment using the Feench physical therapy method. J prdiatr Orthop. 2005 Jan-Feb; 25(1): 98-102.
9. Ghanem I, Seringe R. Comparison of evaluation methods of the results of congenital club-foot treatment. Rev Chir Orthop Reparatrice Appar Mot. 1995;81(7): 615-21. French.

제6장 근위 대퇴 골절(Fractures of Proximal femur)

1) 대퇴골 골절이란?

(1) 정의

대퇴골은 인체에서 가장 긴 뼈로 양 골단과 체로 구성되어있으며, 위로는 고관절, 아래로는 슬관절을 형성하고 있다. 대퇴골은 많은 근육과 인대들이 통과하고 체중을 지지하는 관절을 형성하기 때문에 골절 시 체중지지 등을 할 수 없는 여러 가지 문제를 일으키게 된다. 여기서는 근위 대퇴 골절(고관절주변)의 종류와 그에 따른 치료방법을 알아보고자 한다.

(2) 해부학적 구조

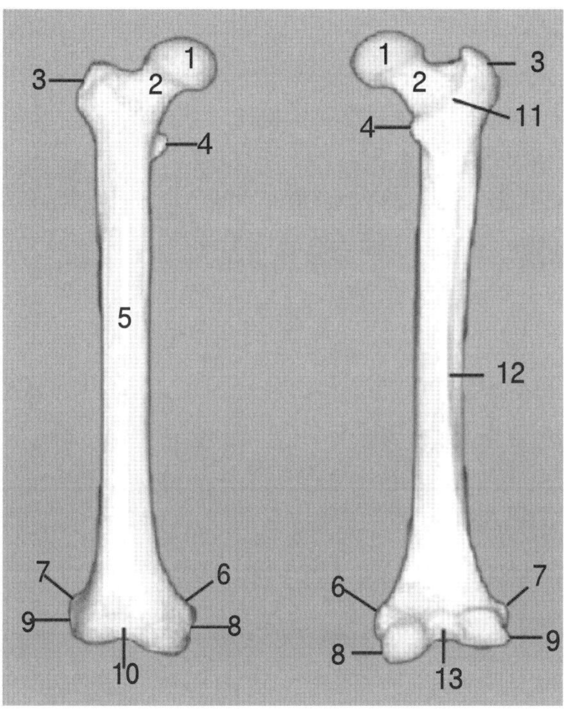

〈그림 6-1〉 대퇴골

1. 대퇴머리 (head of femur)
2. 대퇴골목 (neck of femur)
3. 큰대퇴돌기 (greater trochanter)
4. 작은대퇴돌기 (lesser trochanter)
5. 대퇴골몸통 (body of femur)
6. 내측관절융기 (medial epicondyle)
7. 외측관절융기 (lateral epicondyle)
8. 안쪽관절융기 (medial condyle)
9. 가쪽관절융기 (lateral condyle)
10. 무릎면 (patellar surface)
11. 대퇴돌기사이능선 (intertrochanteric crest)
12. 거친선 (linea aspera)
13. 융기사이오목 (intercondylar fossa)

a) 대퇴골

대퇴 머리(head)는 공모양을 이루고 내상방으로 돌출되어 있다. 대퇴골머리 중앙부의 약간 아래쪽에는 면이 거친 작은 오목면이 있으며, 이 것을 대퇴골머리 오목(fovea of head of femur)이라고 한다. 대퇴골머리 바로 아래는 잘록한 대퇴골목(neck)이 되며, 둔각을 이루면서 대퇴골몸통(body 또는 shaft)이 이어진다. 이 목부분축과 뼈 몸통축의 각도는 약 120~130°이며, 목몸통각(vertical neck-shaft angle)이라고 한다. 대퇴골목은 골절이 빈발하는 부위이다. 대퇴골 몸통 위끝 부위에는 외측상방으로 큰 대퇴 돌기(grater trochanter), 내측후방에 작은 대퇴돌기(lesser trochanter)라는 돌출부가 있는데 이곳은 많은 근육이 부착하는 곳이다. 큰 · 작은 대퇴돌기 앞면에서는 대퇴돌기 사이선(intertrochanteric line)에 의해서 뒷면은 대퇴돌기 사이능선(intertrochanteric crest)에 의해 연결된 상태가 된다. 또 큰 대퇴돌기 내측의 깊은 홈은 대퇴돌기 오목이다. 이것은 모든 근육이 부착하는 곳이다. 대퇴골몸통부분의 앞면은 전체적으로 매끈하지만, 그 뒷면에는 세로로 달리는 융기선 즉, 거친선(linea aspera)이 있다. 거친선은 근육의 부착부로서 현저하게 융기 되어있다. 거친선은 내 · 외측선의 두줄로 되어 있으며, 특히 거친선 외측선의 위쪽은 큰대퇴 돌기까지 이르며, 둔부근육거친면이 되어있다. 대퇴골 아래끝은 내 · 외측으로 비대하며, 무릎관절을 이루기 위한 내측관절융기(medial epicondyle)와 외측관절융기(lateral condyle)로 되며, 그 중간의 앞면을 무릎골면(patellar surface)이라고 한다. 내 · 외측관절융기와 무릎골면은 경골 위끝의 내 · 외측관절융기와 무릎골 후면에 대응한다.

b) 대퇴 관절

관골의 외측면에 있는 커다란 관골절구(acetabulum)와 대퇴골 머리(head)가 형성하는 절구 관절(ball and socket joint) 이다. 관골절구의 언저리에는 절구테두리(acetabular lip)가 있고, 깊은 관절강내에는 튼튼한 대퇴골 머리인대(ligament of the head of femur)가 있다. 이 인대는 대퇴골 머리오목(fovea of head of femur)에서 기시하여 관골절구 중앙부로부터 관골 절구 아래서의 패임에 걸쳐서 널리 부착하며, 관골절구 패임을 가로로 연결하는 관골절구가로인대(transverse ligament of acetabulum)에도 일부가 이행하고 있다. 관절주머니의 앞쪽은 특히, 대퇴골목까지 싸고 있기 때문에 이 부위에는 골막이 없다. 따라서 대퇴골목부위에 골절이 일어나면, 잘 치유되지 않는 원인이 된다. 좌골대퇴인대(ischiofemoral ligament)와 치골대퇴인대(pubofemoral ligament)는 관절주머니를 뒤쪽과 아래쪽에서, 그리고 강인한 장골대퇴인대(iliofemoral ligament)는 관절주머니의 앞면을 보강하고 있다. 대퇴관절은 견고하고 운동범위가 넓은데 굴곡(125°), 신전(10°), 외전(45°), 내전(10°), 외회전(45°), 내회전(45°) 등의 운동이 작용되고 있다.

c) 대퇴 근육

앞면에 있는 신전 근육무리, 내측에 있는 내전 근육무리 및 뒷면에 있는 굽힘근육무리로 나뉜다.

① 펴짐 근육무리 (extensors): femoral nerve

대퇴 비스듬근(sartorius)

대퇴 네 갈래근(quadriceps femoris)- 대퇴 곧은근(rectus femoris), 내측 넓은근(vastus medialis), 외측 넓은근(vastus lateralis), 중간 넓은근(vastus intermdius)

② 내전근육무리 adductors: 폐쇠신경(obturator nerve), 좌골신경(sciatic nerve)

치골근(pectinneus), 긴 · 짧은 내전근(adductor logus, brevis), 큰 내전근(adductor magnus), 치골경골근(gracilis)

③ 신전 근육 무리 floxors

대퇴 두갈래근(biceps femoris), 반힘줄 모양근(semitendinosus), 반막모양근(semimembranosus)

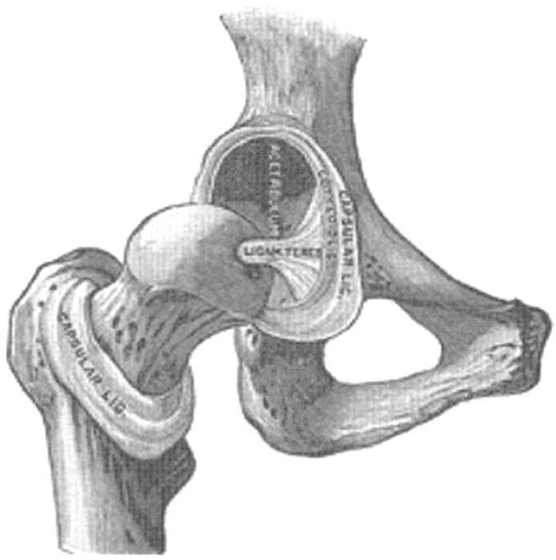

〈그림 6-2〉 고관절 전면(Hip-joint, front view)

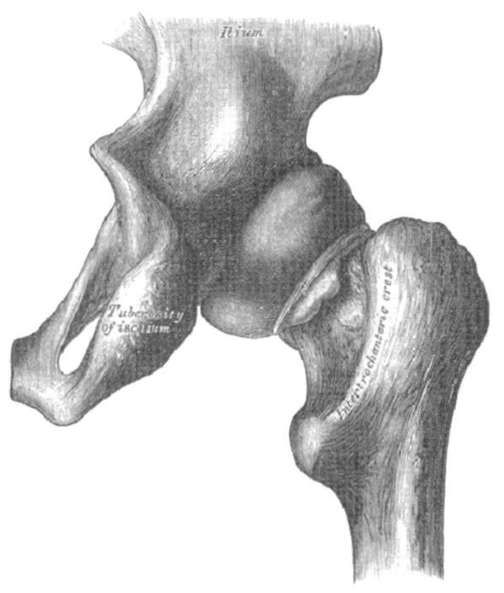

〈그림 6-3〉 고관절(Capsule of hip-joint)

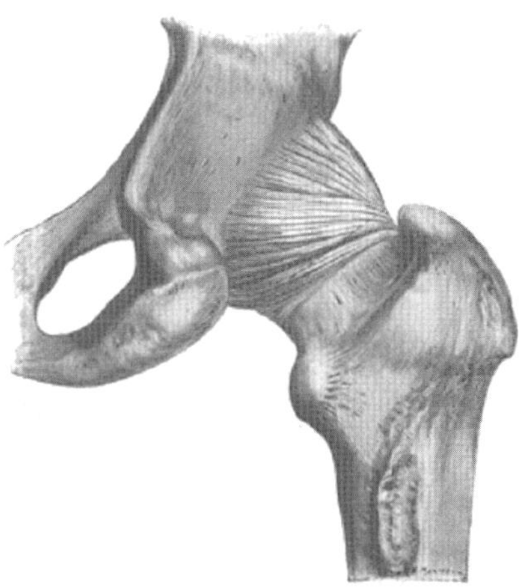

〈그림 6-4〉 고관절 후면
(The hip-joint from behind)

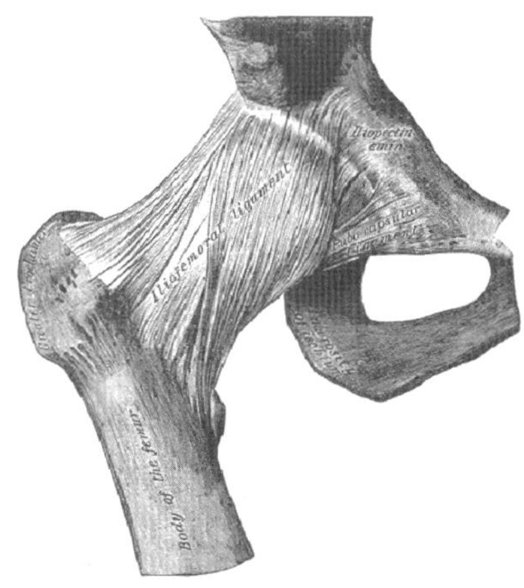

〈그림 6-5〉 고관절 전면
(Right hip-joint from the front)

(3) 골절 형태

대퇴돌기사이 골절(intertrochanteric fractures), 대퇴골목골절(femoral neck fractures), 큰 대퇴돌기 골절(greater trochanteric fracture), 돌기아래골절 (subtrochanteric fractures)로 나누어 질 수 있다.

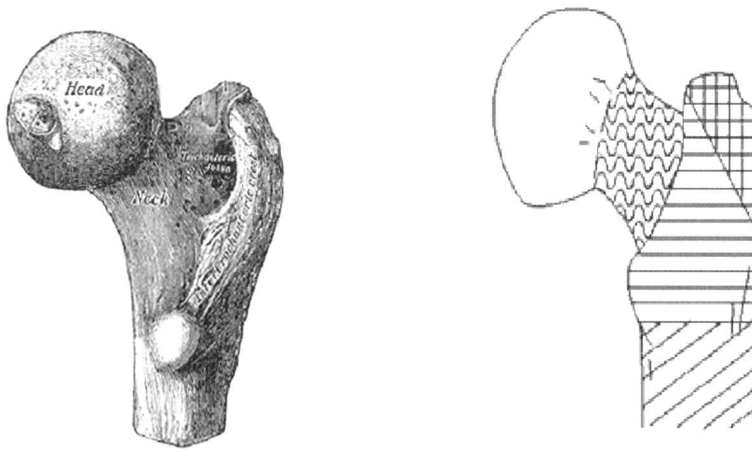

〈그림 6-6〉 근위 대퇴골절의 해부학적 위치(Anatomic regions relating to areas of proximal femoral fractures).

대퇴돌기 사이골절은 대퇴목과 대퇴 몸체 사이에서의 일어난 골절이다. 대퇴골목골절은 대퇴머리의 관절면에서 대퇴돌기 사이골절 사이에서 발생되는 골절을 의미한다. 큰 대퇴 돌기 골절은 중간 둔부근(glusteus medius), 작은 둔군근(gluteus minimus)와 좌골구멍근(piriformis), 속폐쇄근(obturatorius internus), 쌍둥이근(gemelli muscle)이 붙는 돌기에 발생한다. 돌기 아래 골절은 작은 대퇴 돌기와 대퇴골의 골간에서 작은 대퇴돌기 사이에서 발생한 골절을 말한다.

1) 대퇴골목골절(femoral neck fractures)

대퇴목골 골절을 살펴 보면(그림 6-8), 고든 1골절(그림 6-8.A. Garden I fracture)은 불완전, 약간의 이탈(incomplete and minimally displaced)이있다. 골절은 충격으로 인해 발생되었고, 바깥쪽으로 좋지못한 정렬(valgus malalignment)을 하고 있다. 고든 2골절(그림 6-8.B. Garden II fracture)은 완전하게 골절되었으나 이탈은 없다. 고든 3골절(그림 6-8.C. :Garden III fracture)은 완전하게 골절이 되고 부분적으로 이탈이 일어났다. 안쪽으로 좋지 못한 정렬을 가지고 있다.(varus malalignment) 마지막으로 고든 4골절(그림 6-8.D. Garden IV fracture)는 완전하게 이탈이 되어 있으나 2개의 파편을 가지고 있지는 않다.

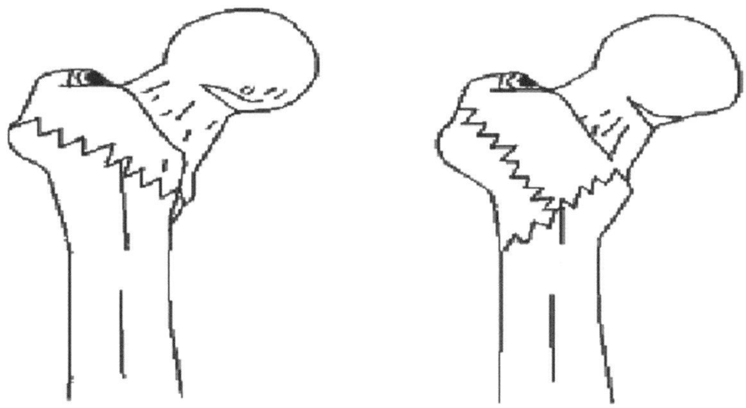

〈그림 6-7〉 대퇴돌기사이골절의 에반스 분류: 표준사선 골절(좌), 역전 사선골절(우)

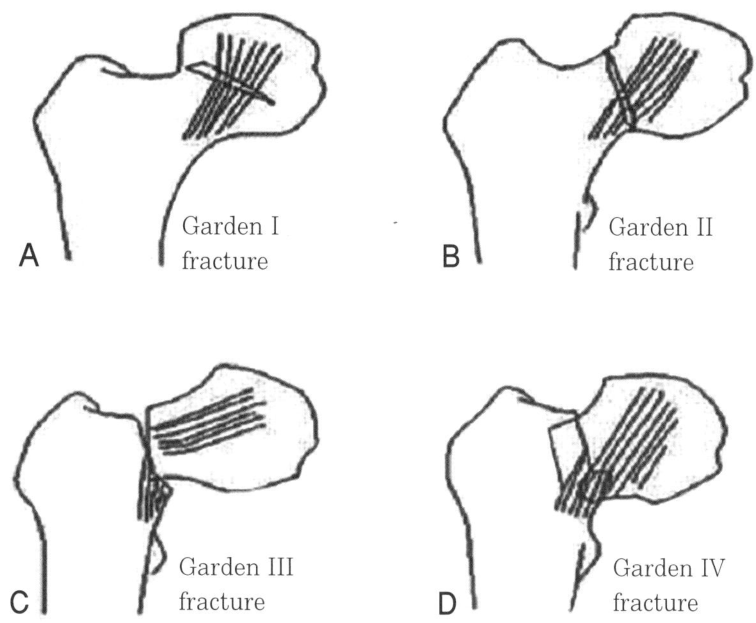

〈그림 6-8〉 대퇴목골 골절의 고든 분류(Garden classification system of femoral neck fractures)

2) 큰 대퇴돌기 골절(greater trochanteric fracture)

두가지 형태로 나눌 수 있는데 대퇴골의 큰 돌기 골단(apophysis)찢어짐(avulsion) 골절과 큰 대퇴 돌기의 골절이다.

3) 돌기아래골절 (subtrochanteric fractures)

돌기 아래 골절의 분류 방식은 새로운 치료 장치의 발전과 관련하여 변화되어왔다. 초기의 분류는 골절 파편의 수와 위치로 하였다. 특별한 골수 막대기(special intramedullary rods)가 이런 골절의 치료방법으로 대두되면서 러셀-테일러 분류(Russell-Taylor classification)를 사용하게 되었다. 러셀 테일러분류는 작은 대퇴돌기의 연속성과 골절이 뒤쪽으로 되었는지 그리고 구멍근 와(piriformis fossa)를 침범했는지를 기초로 한다. 첫 번째 골절은 구멍근와까지 침범하지는 않는 골절로 폐쇄골수내고정술(closed intramedullary nailing)로 약간의 혈액공급이 가능하게 된다. 이와 대조적으로 두 번째 골절은 큰 대퇴돌기와 구멍근와 까지 침범한 것으로 폐쇄 골수내 고정술을 별로 선호하지 않는다.

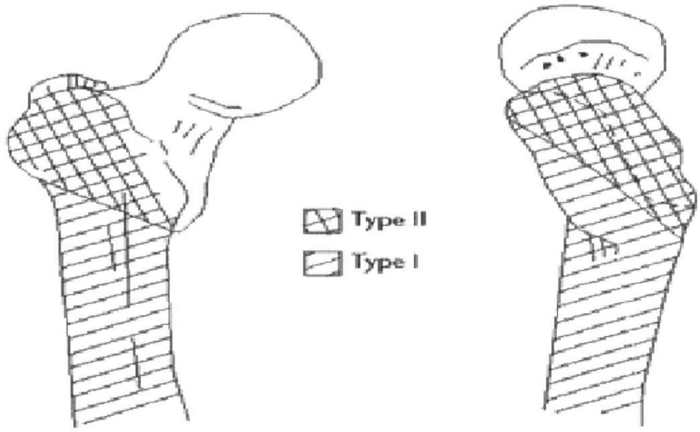

〈그림 6-9〉 러셀-테일러 분류(Russell-Taylor classification of subtrochanteric fracture)

Type I 골절이 이상근 오목 전, 그래서 골수내 못 고정술이 가능한 경우.
Type II 골절이 대전자 근위부까지 그리고 이상근 오목 부위까지 손상이 있어서 골수내 못 고정술이 어려운 경우.

2) 병의 원인

(1) 역학

미국에서는 매년 220,000~250,000명의 근위 대퇴 골절이 발생한다. 이 중 90%는 50세 이상의 연령에서 나타난다. 젊은 환자에서는 근위 대퇴 골절은 심한 물리적인 외상(예를 들면, 빠른 속도의 오토바이 사고)으로 인해 발생되고 병에 의해서 발생되지는 않는다. 노령 환자에서는 약 90%가 돌기사이선(Intertrochanteric) 또는 대퇴 골목 골절이다. 노령 환자에서 근위 대퇴골절은 병적인 것으로, 골다공증에 의해 손상된 뼈에 최소에서 중간정도의 물리적 외상이 가해졌을 때 발생된다. 우리나라에서도 평균 수명이 점차 길어짐에 따라, 인구의 노령화에 의해 점차 선진국과 같이 골절 환자도 증가하여 골다공증에 대한 관심도 증가하고 있다. 우리나라의 경우, 약 200만 명의 골다공증 환자가 있는 것으로 추산되며, 골다공증과 관련된 골절 환자도 매년 약 5-10만 명 정도로 추산되며 여성에서 50세 즉, 폐경기 이후에 고관절 골절의 발생이 급격히 증가하여 50세 이후의 여성에서 평생 고관절 골절이 발생할 가능성은 17%라고 하며, 남성에서도 60세 이후에 급격히 증가하지만 여자가 남자의 2배 정도 많이 발생한다. 환자의 대부분이 고령자이므로 내과적 질환을 많이 동반하고 있으며 신속한 조치를 취하지 않으면 내과적 질환의 악화와 합병증의 발생으로 수술의 기회를 놓치게 된다. 골다공증에 의한 골절 중 골다공증성 고관절 골절은 1년내 사망률이 20%로 매우 높고, 치료 후에도 약 25%만이 다치기전 상태로 되돌아갈 수 있기 때문에 커다란 사회문제가 되고 있다. 대퇴 목골 골절은 60대 중반 이후에서 잘 발생하며, 여성에서 많이 발생하여 70-80%를 차지한다. 대퇴 돌기 골절은 대퇴 목골 골절 보다 빈도가 4배 정도 많으며, 대퇴 목골 골절 보다 고령, 주로 70세 이후에서 발생되고 여성에서 호발한다. 전자간 골절은 더 강한 외력에 의하여 발생되어 분쇄골절이 많고, 출혈량도 더 많다. 수술 시 더 큰 절개를 하며, 견고하게 내고정하기 힘들어 조기 합병증이 많다.

(2) 고관절 골절의 위험 인자들

고관절 골절의 빈도는 연령이 많을수록 증가한다. 즉, 50세 이후에는 매 10세가 증가할수록 고관절 골절은 2배로 증가한다. 이는 골밀도와는 별도로 시력, 청력, 반사신경 등 전반적인 건강상태가 나빠지기 때문이다. 흡연, 과다한 음주 또는 커피, 활동량이 적은 사람, 전에 고관절 골절의 병력이 있는 환자, 정신과 약을 복용하고 있는 사람과 치매가 있는 사람이 위험인자가 된다. 남녀의 비를 보면, 여자에서 2배 발생률이 높다. 그 이유로 최대 골양이 적고, 폐경기 이후에 골소실이 급격하게 증가하며 여성이 남성에 비해 평균 수명이 길 뿐만 아니라, 골반의 폭이 넓어 넘어질 때 고관절 골절을 일으키기 쉽다는 것이다. 고령에서 고관절 골절의 90% 이상은 집안에서 미끄러져 넘어지는 정도의 경한 외상으로 발생한다. 노인에서는 시력이나 청력이 감퇴되고 반사신경이 느리므로 손으로 바닥을 짚으면서 충격을 완화시키는 작용을 못하는 것도 고관절 골절이 발생하는데 관여한다. 가벼운 외상에 의해서도 보행이 불가능하거나 고관절 부위의 통증이 지속될 시 고관절 골절을 의심하고 이에 대해 치료를 받아야 한다.

3) 병리학

대퇴돌기 사이 골절은 골 괴사는 덜 일어나서 대퇴머리골의 혈액공급에 방해를 주지는 않는다. 대퇴목골 골절은 대부분 골다공증이 있는 고령의 여자에서 가벼운 외상에 의하여 발생한다. 주로 넘어지면서 직접 외력을 받거나 다리가 돌아가면서 대퇴목골이 후방의 골반골의 비구에 부딪히면서 충격이 가해져서 골절이 생기는데 정상 골 조직을 가지는 젊은 사람에서는 추락 또는 차량 사고 등 큰 외력이 대퇴골을 따라 전달되어 경부 골절이 발생한다. 골절은 안 주머니(intracapsular)와 고관절 활액(hip synovial fluid)에 문제를 일으켜서 치유가 어렵게 한다. 골절된 곳과 대퇴머리에 동맥혈의 공급을 방해하고 내측 대퇴 순환 동맥(medial femoral circumf-lex artery)도 제한을 받을 위험이 있다. 혈액공급의 제한은 골절이 결합되는 것을 방해하고, 대퇴머리의 괴사를 유발할 수 있다. 큰 대퇴돌기 골절은 찢어짐으로 인할 골절의 경우는 골격계가 미성숙한(skeletally immature) 환자에서 호발한다. 고관절 외회전하는 강한 근육의 수축으로 일어나고 보통은 적게 이탈이 일어난다. 대퇴돌기의 골절의 경우는 골다공증인 노령의 환자나 떨어지는 것과 같은 직접적인 외상에 의해 발생된다. 골절은 미약하게 이탈이 발생하지만, 구멍근(piri-formis muscle)이 확연하게 이탈되어 있는 것을 확인할 수 있다.

4) 임상적 현상

골절과 동시에 운동성이 상실된다. 심한 통증과 함께 외관상 변형과 종창, 단축 등이 나타난다. 갑자기 많이 부어 오른 경우, 허벅지 안에서 일어난 출혈일 가능성이 있으므로 합병증으로 쇼크(shock), 지방색전증 등이 발생할 수 있다. 가벼운 외상에 의한 것이라도 대퇴 경부 골절이 일어나면 하지를 움직일 수 없게 되고, 골절이 전위되면 하지는 단축, 외회전 및 외전되며 고관절을 움직이면 심한 통증을 호소한다. 외측 대퇴골이나 돌기를 만졌을 때, 염발음이나 통증이 발생한다. 또한 고관절부에 종창과 피하 출혈을 볼 수 있다. 그러나 비전위 골절에서는 사타구니와 대퇴부 또는 고관절 외측부에 통증을 호소할 뿐, 이학적 검사 상 하지의 변형도 없고 능동적으로 고관절의 운동도 수행할 수도 있어 진단이 어려울 때도 있다. 따라서 혈관 · 신경 등의 손상이나 골반 · 고관절 · 슬관절 등도 함께 손상되었는지 확인해야 한다.

5) 진단 및 검사

(1) 검사

먼저 환자의 의료기록, 이학적검사 그리고 방사선검사를 실시한다. 방사선 검사는 정확한 골절 위치, 파편의 전위 각도를 알 수 있다. 골반의 전후면(anteroposterior:AP), 고관절의 외측면(lateral view)을 찍게 된다. AP는 고관절을 약 15° 정도 내회전시킨 후 찍는다. 또한자기 공명영상(MRI)과 골 스캔(technetium bone scans)을 유용하게 사용할 수 있다. 골 스캔의 경우 골절 발생 후 48-72 시간 후에 검사해야 하는 단점이 있지만, MRI는 100%의 적중률을 보이면서 즉시 검사가 가능하다. 방사선 사진은 양쪽의 고관절 부위를 비교하여 관절강, 골반선, 대퇴골두의 형태, 센톤선이 정상인지를 확인해야 한다. 정상적으로 센톤선은 대퇴골의 내측으로 만곡된 가장자리를 따라 만들어지고, 계속해서 위로 치골의 하측 가장 자리를 따라 부드러운 만곡을 이루게 된다. 대퇴골 머리가 탈구 또는 골절되면, 분리된 두개의 커브를 이루게 되어 선이 분리되게 된다. 컴퓨터 단층 촬영은 고관절의 전후를 측정할 수 있고,

대퇴골두를 확인 할 수 있다. 자기 공명 영상은 골조직(예를 들면 골괴사)뿐만 아니라 연부조직(점액낭염, 건병변장애)를 알 수 있다. 골 스캔은 스트레스 골절, 괴사, 괴사, 종양을 진단할 수 있고, 특히 대퇴 목골을 잘 살펴볼 수 있다.

(2) 이학적 검사

스틴치필드 검사(stinchfield test)는 환자는 바로누운 상태에서 저항을 이겨내면서 고관절을 30° 굴곡될 때까지 슬관절을 편 채로 고관절을 굴곡한다. 고관절 또는 서혜부 통증은 고관절 병리상태를 의미하며, 양성반응이다. 고관절 후면 통증 또는 요통은 요추 또는 천장 관절 병리 상태를 의미한다. 이 검사는 고관절, 천장관절, 요추부위에 긴장을 주는 검사이다. 골절이 의심 될 때는 바로 누운자세에서 중력에 대항하여 환측다리를 드는 것을 먼저 한다.

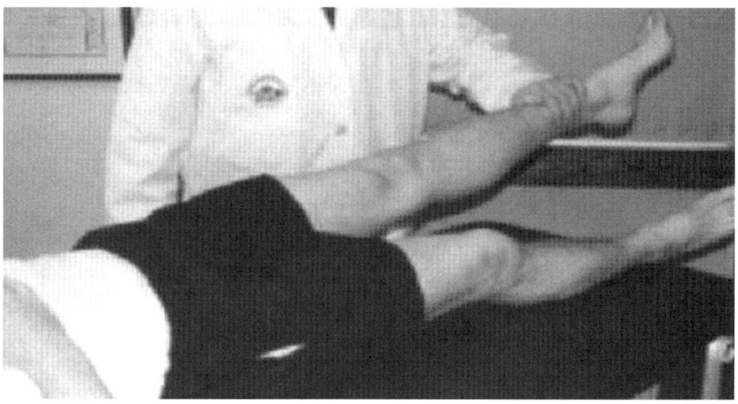

〈그림 6-10〉 스틴치필드 검사(stinchfield test)

6) 의료적 치료

치료목표는 통증을 줄이고 환자가 골절이전의 일상생활로 복귀하는 것이다. 수술을 하거나 하지 않는 방법이 있다. 비수술적 치료는 근위 대퇴 골절에 전위가 없을 경우에 사용한다. 환자가 움직임이 가능하고 통증이 조절되면, 피부의 문제나 순환의 문제는 줄어들게 된다. 그러나 전위된 골절이 있으면 수술을 해야 한다. 만약 의료적인 문제, 즉, 심장질환, 고혈압, 폐질환, 수술한 지 얼마 안 되었을 경우 등의 문제를 가지고 있을 때는 심각하게 수술을 고려해야 한다.

(1) 대퇴골목골절(femoral neck fractures)

수술 후에 체중지지는 연령에 상관없이 골절의 형태와 환자의 욕구와 의사의 선호도에 의해 결정된다. 일반적으로 큰 나사로 내고정하였을 때 체중지지를 제한한다. 그러나 이와 대조적으로 반 관절성형(hemiarthroplasty)은 체중지지를 하게 하는데 이것은 관절의 탈구를 막기 때문이다.

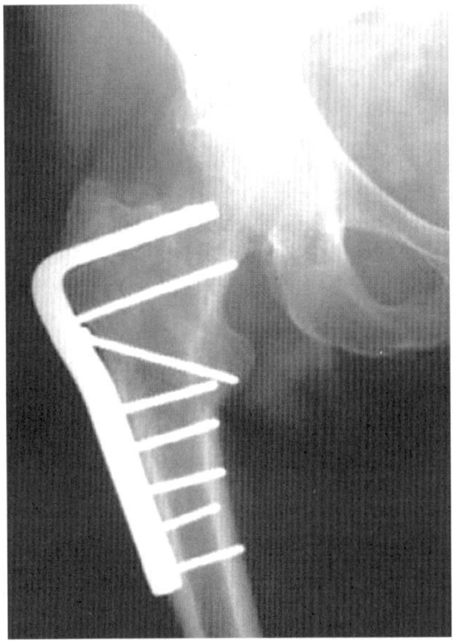

〈그림 6-11〉 방사선 사진(전후면)
큰나사와 측면판을 사용하여 내고정하여 치료한 방사선사진

수술은 전위가 되었거나 안되었거나 고려된다. 수술하는 이유는 환자의 빠른 움직임을 가능하게 하고, 제대로 고정한 상태로 부분적인 체중지지를 할 수 있기 때문이다. 큰 나사를 대퇴목골의 중앙에 위치시키는 수술은 뼈끼리 붙기 때문에 치유가 더 잘된다. 그러나 골절된 곳이 짧아지는 단점이 있다.

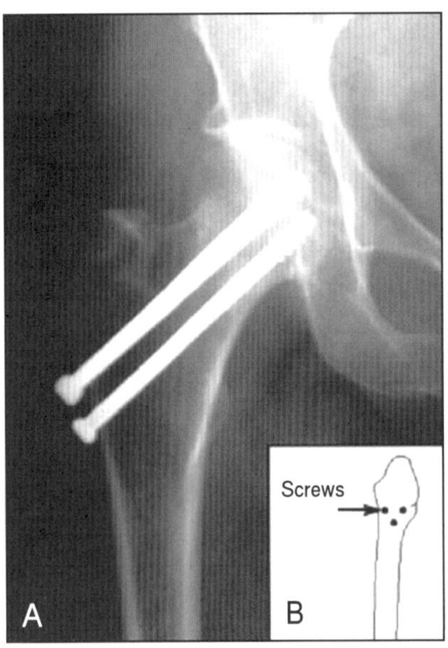

〈그림 6-12〉 (A) 방사선 사진전면(antero-posterior view) 고든 1단계 대퇴골 목골 골절 3개의 평형 나사를 이용하여 내고정
(B) 전면에서 도식화한 그림

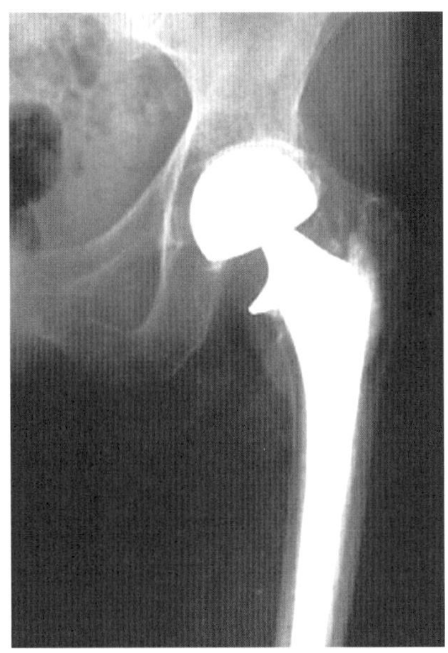

〈그림 6-13〉 방사선 사진 전면
전위된 대퇴골 목골 골절에 두극 보조장치(bipolar prosthetic device)를 대퇴골 머리에 대체한 방사선 사진

(2) 큰 대퇴돌기 골절(greater trochanteric fracture)

큰 대퇴 돌기 골절 두 형태 모두 다 증상이 해소되기 시작하면 보호하면서 체중지지를 환측에 제공한다. 그러나 전위가 없는 골절은 떨어져 생긴 것이므로 대퇴돌기 사이에 문제가 없는지 꼭 확인해야 한다. 만약 크게 완전하게 전위가 있다면 고정이나 필요하다. 나사, 케이블 장치 그리고 장력밴드 기법이 근위 골절을 위해 고관절 회전근과 외전근의 종지점에 부착해주어야 한다.

(3) 돌기아래골절 (subtrochanteric fractures)

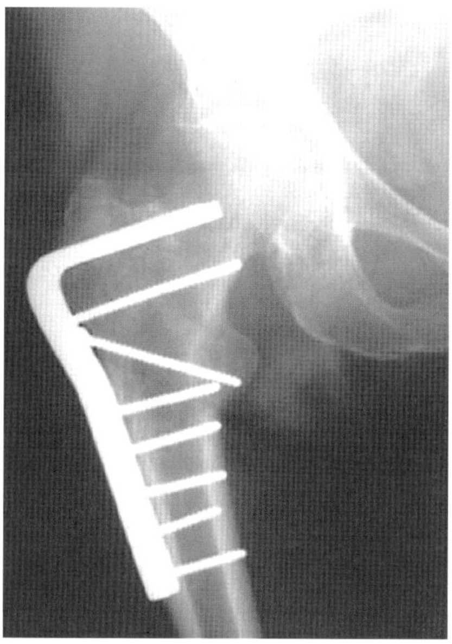

돌기 아래 골절은 비수술과 수술방법 모두 사용한다. 고정 후에 6~12주 동안 보호하면서 체중지지를 한다. 가골(callous)이 생기는지 방사선촬영을 해야 한다. 수술치료는 즉시 고정되게 하고, 통증을 조절해주며 폐질환 같은 합병증을 줄여주게 된다.

〈그림 6-14〉 방사선 사진(전면) 돌기 아래 골절을 칼날 판 (blade plate)방식으로 내고정

7) 일반적인 물리치료법

(1) 임상적 평가

a) 개인적 자료

성명, 연령, 직업, 사고일, 진단명

b) 기본적인 정보

의학적 병력, 정형외과적 수술형태, 고정방법, 고정일, 방사선소견사진, 특별한 주의점(병적 골절

유무)

c) 관찰

환자의 자세, 반흔, 영양성 변화(부종이나 피부색의 변화 등), 관절의 편위(뼈의 관절간 위치 등), 운동성, 자세, 보행 등

d) 촉지

감각의 평가, 체온, 발한의 상태, 근의 장력과 관절의 전위 여부, 근위축의 정도나 부종, 맥박

e) 측정

사지의 둘레, 바로 누운자세와 기립 자세에서 하지의 길이 측정 비교, 관절 가동범위의 측정, 호흡, 맥박, 혈압 등의 검사, 근력의 평가

f) 운동조절

근력이나 지구력, 협조운동 능력, 운동패턴이나 보행에서의 장애정도, 반사나 경련성의 변화, 평형반응

g) 환자로 부터의정보

통증의 부위와 통증의 정도, 사생활에서의 문제점

(2) 치료

▶ 욕창의 예방을 위한 조치
자세에 대한 고려, 수동 혹은 능동적인 근활동, 다양한 자세에서의 운동

▶ 폐렴의 예방을 위한 조치
적당한 자세의 선택과 변경. 호흡운동

▶ 순환증진과 혈전증의 예방을 위한 조치
탄력붕대나 교대 흡입 압박기를 이용한 정맥압박, 사지의 거상, 관절의 운동, 등척성 운동과 능동운동

▶ 부종의 예방을 위한 조치
탄력붕대나 교대 흡입 압박기를 이용한 정맥압박, 사지의 거상, 마사지, 등척성 운동과 능동운동, 한냉요법

a) 고정 기간 동안의 물리치료

▶ 온열치료: 온습포, 적외선, 단파, 극초단파 등

▶ 마사지

▶ 운동치료

▶ 저주파 치료

▶ 전기치료

b) 고정 기간 후의 물리치료

▶ 온열치료

▶ 마사지

▶ 운동치료: 근력강화, 신장운동, 관절 가동

8) 예후(Prognosis)

수술 후에 돌기 사이 골절과 대퇴골목골 골절의 경우, 내고정으로 인해 15% 정도의 능력이 손실된다. 수술 후의 합병증으로 부정합, 골괴사가 돌기 사이골절과 대퇴골목골 골절에서 자주 발생하게 된다. 대퇴골목골 골절은 보조도구가 느슨해져 전위가 일어날 수 있다. 이런 것들을 줄이기 위해서 그리고 고관절 움직임의 제한을 예방하기 위해서 물리치료와 작업치료사에 의해 교육이 필요하기도 하다. 돌기 사이 골절 환자의 병원 재원기간이 더 길고 보호시설에 있어야 한다. 게다가 돌기 사이 골절환자가 2개월에서 6개월 사이에 재발률이 높다. 노령 남자는 노령 여자보다 고관절 골절 후에 사망률이 2배 가량 높다.

참고 문헌

1. 대한정형외과학회: 정형외과학 제5판. 최신의학사. 2:92-103, 2001.
2. 정진우: 척추와 사지의 검진. 영문출판사. 6:198-202,1986.
3. Brian J.McGrory. stinchfield resisted hip flexion test. hospital physcian September 1999.
4. Davide J. Magee. Orthopedic Physical Assessmsnt(4th ed.). 11.2002.
5. Ronald L. Valmassy. Clinical Biomechanics of the lower extremities. Mosby. 10:233-237.
6. Frank H. Netter. The CIVA Collection of Medical Illustrations, CIBA-GEIGY Corporation. 8:93.1987.
7. Gabriella E. Molnar. Pediatric Rehabilitation. 16:397-400,1985.

제 7 장 선천성 고관절 탈구(Congenital Hip Dislocation)

1) 서론

(1) 정의

비구(acetabulum)로부터 대퇴골두(femoral head)가 탈구 된 것을 말한다. 과거에는 선천성 고관절 탈구란 명칭으로 쓰여져 왔으나, 탈구 정도에 따른 여러 상황을 표현하기에는 부적합하다고 하여, 최근 북미주 정형외과 학회에서는 좀 더 광의의 의미를 갖는 발달성 고관절 이형성증으로 개칭하고자 결정한바 있고, 정상 위치로 정복이 되지 않는 경우에만 탈구란 명칭을 사용하기로 하였다.

고관절 기형을 초래하는 고관절 이형성증는 협의로는 발달성 고관절 탈구나 아탈구를 지칭하는 것이나 광의로는 소아기에 여러 원인에 의해 삼방연골이 손상 받거나 대퇴골두 자체에 병이 있어서 비구의 성장에 장애를 초래한 경우까지를 포함한다. 따라서 대퇴골두, 비구 또는 양쪽 모두에 이형성증이 생길 수 있다. 고관절 이형성증의 가장 흔한 원인은 발달성 고관절 이형성증이지만, 뇌성마비 등 신경 근육성 장애, 대퇴골두 골단 분리증, Legg-Perthes 병, 외상, 골단 이형성증 등 다양한 원인에 의해서도 발생할 수 있다.

발달성 고관절 이형성증 또는 탈구는 조기에 발견하여 치료하면 정상적인 고관절을 얻을 수 있다. 그러나 외관상 뚜렷하게 나타나지 않으므로 조기 진단이 어렵다. 진단이 지연되거나 방치할 경우 보행을 시작하게 되면, 탈구된 고관절의 내외조직에 많은 병적 변화가 초래되며 이러한 병적구조 등은 치료를 어렵게 하며, 조기에 퇴행성관절염을 초래할 수 있다. 그러므로 선천성 고관절탈구의 치료는 가능한 한 조기 진단과 조기 정복(reduction)으로 치료함이 이상적이며, 조기치료의 경우에는 보다 간단하고 비수술적인 치료법이 가능하다.

(2) 해부학적, 생체역학적 구조

a) 고관절의 정상 성장과 발달

발생학

: 임신 4-5주에 태아(embryo)의 전내측에 있는 돌출부 즉, 지아(limb bud)에서 사지가 발달되는데, 대퇴 골두와 비구는 같은 조직의 덩어리에서 형성되기 때문에 태아의 발육 초기에는 탈구가 발생하지 않는다.

출생 시 대퇴 골두는 외측 대퇴 회선 동맥(lateral femoral circumflex artery) 및 내측 대퇴 동맥(medial femoral circumflex artery)에서 분지되는 소혈관에 의하여 혈액이 공급되지만, 성장하면서 혈관 분포의 변화가 일어난다. 즉, 외측 대퇴 회선 동맥은 대퇴 골두에 대한 혈액 공급자로서 점차 쇠퇴됨에 따라, 대퇴골 전내측부 골간단에 주로 분포한다. 동시에 내측 대퇴 회선 동맥의 여러 소분지는 두개의 혈관 즉, 후하 골단 동맥(posterior inferior epiphyseal artery)과 후상 골단 동맥(posterior superior epiphyseal artery)으로 변하여 대퇴 골두의 대부분에 혈액을 공급하게 된다. 이와 같이 혈액 순환의 양상이 달라지는데 따라서 한 개의 혈관이 담당해야 할 대퇴 골두의 부분이 많아지며, 대퇴 경부의 성장에 따라 그 길이 또한 길어진다. 그러므로 과도한 외전-외 회전 자세(frog leg position)나 외전-내 회전 자세(abduction-internal rotation position)를 취하면, 이런 혈관이 비구연이나 주변 근육에 의해 압박을 당하거나 긴장이 되어 골두의 무혈성 괴사(avascular necrosis)의 위험이 따르게 된다.

출생 후 성장

: 비구의 성장은 비구 연골 복합체인 삼방연골(triradiate cartilage)과 비구 연골에 의해서 이루어지는데, 비구의 상하 및 전후방 직경의 크기 성장은 삼방연골의 연골 내 골화에 의하며, 깊이의 증가는 비구 연골내의 간질 성장(interstitial growth) 및 부가 성장(apposition growth), 골막의 신생 골 형성(periosteal new bone formation)에 의하여, 사춘기에 들어서면서 이차 골화 중심(secondary ossification center)이 나타나 비구 깊이의 증가는 뚜렷해진다. 이차골화의 중심은 치골, 장골 및 좌골과 인접해 있는 부위에서 각각 나타나며, 다른 장관 골의 골단과 유사한 역할을 한다.

비구의 정상적 발달을 유도할 수 있는 일차적 요인은 동심적(concentric)으로 정복된 대퇴 골두에 의한 기계적 자극이다. 대퇴 골두가 동심적으로 정복되어 있으면 대개 4세까지, 경우에 따라서는 8세까지도 비구의 발달이 진행된다고 한다. 그러나 치료 과정 중에 받은 비구 연골의 외상 정도가 비구의 발달에 영향을 준다는 점에 대해서도 유념해야 한다. 또한 진단이 늦게 된 환자에서 치료 후 나타나는 부 골화 중심(accessory center of ossification)이 비구의 발달에 역할을 한다. 정상인 경우, 부 골화 중심은 2% 내지 3%에서 나타나며 11세 이전에는 드문 반면에, 발달성 고관절 탈구 환자에서는 약 60%에서 동심성 정복이 된 후 6개월 내지 10년 이내에 나타난다고 한다. 따라서 비구 이형성증이 계속되는 중요한 이유로는 동심적 정복이 되지 않았거나, 정복 후 조기에 대한 대퇴 골두가 외측 전위되거나 또는 과도한 대퇴 경부의 전염(anterversion)이 계속되기 때문이며, 무혈성 괴사도 부정적인 영향을 미친다고 한다.

(3) 분류

탈구된 유형에 따라 여러 가지 용어가 사용되고 있다.

a) 완전탈구(dislocated)는 대퇴 골두가 비구로부터 완전하게 벗어나 연골 면의 접촉이 없는 것을 의미한다.

b) 탈구성 고관절(dislocatable hip)은 대퇴 골두가 비구 안에 있고, 도수조작으로 탈구시킬 수는 있으나 조작이 끝나면 스스로 정복이 되는 경우를 말한다.

c) 아탈구성 고관절(subluxation)은 대퇴 골두가 비구 내의 정상적인 위치로부터 이탈되어 있기는 하지만 접촉은 유지되어 있는 상태를 말한다.

d) 이형성(dysplastic) 고관절은 고관절에 참여하는 비구와 대퇴골 상단에 발달이 불충분한 상태를 의미하며, 이 상태는 고관절의 불안정성 즉, 대퇴 골두가 비구로부터 전위되려고 하는 경향 때문에 발생된 이차적 변화이다. 이형성 고관절은 방사선 상 비구의 경사도가 심하거나, 대퇴골두의 지연 발달 혹은 발육 부전을 나타낸다.

(4) 발생 빈도 및 위험 인자

a) 스웨덴에서 나온 보고에 의하면, 1,000명 출생에 1.7명의 발생 빈도를 보였다고 하였다. 미국의 경우에는 완전 탈구 경우 1,000명에 1명, 발달성이나 아탈구성 고관절의 경우 1,00명에 10명이 발생 된다고 한다. 지리적으로 특히 북부 이탈리아와 미국의 인디언에게서 호발하고 있다고 하며, 백인이 흑인보다 더 잘 발생하며, 중국인에게는 비교적 적은 것으로 보고되어 있다.

b) 성별로는 여자에서 호발하며(70-90%), 좌측 고관절이 60%, 우측 고관절이 20%이고 나머지 20%는 양측성으로 발생한다. 첫째 아이에서 더 많이 발생한다.

c) 고관절 탈구는 둔위에서 호발하여, 일반적으로 둔위는 4%에 지나지 않으나, 고관절 탈구 환자의 20%가 둔위에 있었던 환자라고 한다. MacEwen 등의 보고에 의하면, 태내에 둔위로 있었던 여자 신생아는 35명 출생 중 1명이 고관절 불안정성을 보이므로, 위험군으로 특별한 관찰이 요구된다고 하였다.

d) 다른 부위의 선천성 기형과 동반될 때, 특히 사경, 중족골 내전, 그리고 종 외반 족(calcaneovalgus)이 있는 경우에 유의해야 한다. 물론 가족 내에서 탈구 환자가 있었다면, 이 또한 선천성 고관절 탈구의 위험 인자라고 할 수 있다. 이외에도 초산부의 강한 복벽이나 자궁 근육, 및 저양수증으로 인한 태아의 운동 제한도 위험 인자가 될 수 있다.

2) 원인

(1) 발달성 고관절 탈구의 정확한 원인은 알려지지 않았으나, 유전적 소인, 내분비계의 영향 및 물리적 소인이 주장되고 있다.

(2) 고관절 탈구는 멘델 유전 방식을 보이지는 않지만, 가족 내에서 발병할 위험이 일반인에 비해서 높기 때문에 유전적 소인이 작용하리라고 생각되고 있다.

(3) 산모의 자궁에 많은 에스트로겐 신생아에서도 증가되어 관절의 탈구가 일어난다는 내분비설이 있으나, 환아와 일반 신생아 사이에 에스트로겐 차이가 발견되지 않았다. 동물실험에서는 에스트로겐, 프로게스테론의 투여에 의한 관절의 탈구를 증명하였다. Barlow는 출생 시 불안정성을 보인 고관절의 60% 이상이 1주일 경과 후에, 88%가 첫 2개월 동안에 치료 없이도 자연적으로 안정되는 것을 관찰하고, 내분비설을 주장하였다.

(4) 태내에서 둔위를 한 아기에서 발달성 고관절 탈구가 많아 기계적 소인이 작용한다고 생각된다. 둔위에서는 흔히 슬관절의 과신전 위치에 있게 되는데, 토끼에서 슬관절의 과신전에 의한 고관절의 탈구를 증명함으로써 이 기계적 소인을 뒷받침하고 있다. 또 신생아의 고관절을 신전 및 내전 위치로 업어 기르는 습관이 있는 사회에서 호발하는 것도 기계적 소인의 작용에 의한 것으로 설명하고 있다.

(5) 선천성 원인은 주로 관골구 이형성증이나 관절 이완증(joint laxity)와 관련이 있다. 관골구가 얕고, 대퇴골두의 위치가 잘못되어 있거나, 대퇴골두의 고단(epiphysis)이 작다. 또한 대퇴골경의 비뚤어짐(antitorsion)이나, 내전근의 구축을 보인다.

3) 병리 및 발병기전

(1) 병리적 변화

a) 관골구(acetabulum)가 정상보다 작고 가끔 작은 삼각형 모양을 취하며 보통 후상위 부분(posterior and upper lip)이 결손 된다. 결손된 부분은 성장하면서 지방이나 섬유조직으로 채워지게 되고, 대퇴 골두는 장골에 많은 압력을 주어 새로운 관골구를 만들게 된다. 그러나 이들 관골구는 대퇴 골두를 수용할 만큼 깊지가 못하기 때문에 전위의 원인이 된다.

b) 대퇴골두가 일반적으로 장골의 후면에 대해 후방과 상방으로 전위된다. 전방으로 전위되는 경우는 매우 드물다.
c) 인대 발육부전의 흔적이나 관절낭의 신장이 있다.
d) 일반적으로 관절 테두리(glenoid lablum)가 부분적으로 결핍되거나 관절연골이 결손 된다.
e) 넙다리뒤근육(hamstring), 넙다리빗근(sartorius), 넙다리곧은근(rectus femoris), 내전근과 같은 장근(long muscles)들은 다소간 짧아져 정복 시 많은 저항을 하게 된다.
f) 대둔근, 폐쇠근(obturators), 넙다리네모근(quadratus femoris), 허리근(psoas muscle) 등과 같은 짧은 근들은 짧아지지는 않지만, 대퇴 상부의 위치변화 때문에 근이 달리는 방행이 달라진다.
g) 중둔근과 소둔근은 대전자보다 위에 있기 때문에 선천성 고관절 탈구 시 부착부가 하방과 측방으로 사선상으로 달리는 대신 거의 수평에 가까워져 기계적 이득이 감소된다.

(2) 보행기 이후의 병리 소견

보행기 이후에서는 체중 부하로 인하여 관절 낭의 정상적인 탄력성이 없어지고, 고관절 주위의 골과 연부 조직에 많은 변화가 초래된다. 비구는 골화가 지연되고 후외측에 있는 관절순(labrum)이 내번되며, 심한 경우에는 관절순이 비구를 완전히 가로막기도 한다. 또 비구와(acetabular fossa)에는 pulvinar라고 불리우는 섬유 지방 조직이 비후되어 있다. 정상비구 상연에 가성 비구(false acetabulum)가 만들어지며, 관절 낭은 비구와 대퇴 골두 사이에 장요근(iliopsoas)에 의해 협착 되어 모래 시계(hour glass) 변형을 만든다. 골구는 후상방으로 전위되어, 하반부 관절 낭이 비구측으로 끌려 들어간다. 횡비구 인대는 그대로 보존되어 있어 비구의 용적이 줄어서 더욱 대퇴 골두의 정복을 어렵게 한다. 관절낭은 때로는 대퇴 골두와 유착되어 정복을 어렵게 한다. 원 인대(ligamentum teres)는 길어지고 비후되어 정복을 방해하게 되며, 경우에 따라서는 마찰로 인하여 원 인대가 위축되거나 아예 없어지기도 한다. 대퇴 골두는 정상적이 구형을 유지하지 못하고 편평하게 되며, 대퇴골 경부의 전 경사(anteversion)도 증가하게 된다.

4) 임상 증상

(1) 고관절 탈구의 증상

고관절이 외회전, 약간 굴곡, 외전 되어 있고, 슬관절 굴곡과 함께 고관절 굴곡구축이 있어 손상된 무릎이 짧아진다. 선천적 고관절 탈구는 손상된 쪽의 외전을 제한한다. 대퇴 근위부의 융기(prominence)가 비정상적으로 후 상방 부위에서 촉지 된다. 선천성 탈구가 교정되지 않으면, 앉기, 쭈그리고 앉기, 걷기, 계단 오르기와 내리기가 어렵고 보행에 문제가 생긴다.

(2) 징후(sign)

a) 트렌드렌버그(Trendelenburg)징후 : 고관절 외전근의 약화난 선천성 고관절 탈구 혹은 대퇴경부 골절 등이 있을 때 나타나는 징후로, 환측 하지로 체중을 지지하고 서게 했을 때 반대쪽 골반이 하방으로 내려가면 양성, 그대로 유지하고 있으면 음성이다.

b) 편측 선천성 고관절 탈구 환자는 보행 시 침범된 쪽으로 체중을 이동하면, 정상인 쪽으로 골반이 떨어져 매우 심한 절름발이 보행이 나타나며 체간은 여기에 대한 반작용을 하기 위하여 침범된 쪽을 향하여 굴곡 된다.

c) 양측 선천성 고관절 탈구일 때 환자는 심한 오리걸음을 걷게 되는데 골반은 좌우로 번갈아 떨어지며 체간을 측면에서 측면으로 굴곡 된다.

d) 대퇴 상단을 촉지하면서 탈구 측 하지를 상방이나 하방으로 밀면, 소위 피스톤 징후(piston sign)가 나타난다.

e) 후방 탈구일 때는 골반이 전방으로 경사져 요추 전만증이 나타난다.

f) 어린 아이를 바로 눕힌 상태에서 양측 슬관절과 고관절을 굴곡시키고 양발을 서로 모아 무릎을 세우면, 탈구 측 하지의 단축으로 탈구 측 무릎높이가 건 측보다 낮은 알리스(Allis) 징후가 나타난다.

g) 양측 고관절이 탈구 되면, 요추전만 증가와 함께 회음부와 둔부가 넓어진다.

h) 편측 탈구일 때, 대퇴 내측의 피부주름이 비대칭적이다.

i) 탈구 측 고관절 내전근의 단축으로 90° 굴곡 위에서 외전이 제한된다.

j) 대전자가 돌출되어 전상 장골곡(anterior superior iliac spine)과 좌골결절을 연결하는 네라톤(nelaton)선보다 상방에서 촉지 된다.

k) 편측 탈구일 경우, 이차적으로 척추 측만증이 발달될 수 있다.

5) 진단

(1) 방사선 및 검사 소견

a) 보행기 이전 방사선 소견

신생아에서는 방사선 검사가 진단에 큰 도움을 주지 못한다. 이 시기에는 아직 이차적인 변화가 적고, 대퇴 골두의 골화가 되지 않은 상태이며, 비구를 비롯한 골반 골도 많은 부분이 연골로 이루어져 있기 때문에 방사선 소견만으로는 확실하지 않다. 또한 방사선 촬영 시 골반과 하지를 정확한 위치로 유지하기 어려워 잘못된 검사 소견을 보일 수 있다.

초음파 검사는 이러한 문제를 해결하는 가장 효과적인 영상 진단 검사 이러한 문제를 해결하는 가정 효과적인 영상 진단 검사 방법이다. 이는 대퇴 골두와 비구의 연골 형태와 그 상관관계를 역동적으로 검사하여 정상 관절과 아탈구 및 탈구를 보다 쉽게 구별할 수 있는 방법이다. 또, Pavlik 장구를 장착한 상태에서 초음파 검사를 하여 치료 중 대퇴 골두 정복의 질과 비구 발달 상태를 평가할 수 있어 매우 편리하다.

탈구된 경우 단순 방사선 검사에서는 비구 경사각이 증가되고, 대퇴 골두 골단의 출현이 지연되거나 저형성되며, 대퇴골두 골단이 Hilgenreiner 선상방과 Perkins 선 외측에 위치해 있는 Petit 선상에 나타난다. 이러한 방사선 소견은 탈구 여부의 진단 뿐 아니라 영유아기에 빌생하는 세균성 고관절염에 의한 병적 탈구와의 감별에도 필수적이다. 그 외에도 가성 비구와 Shenton 선의 단절 등의 소견이 관찰된다. 특히, 신생아에서는 위의소견이 관찰되지 않으므로 하지를 45° 외전 및 내 회전 시킨 von Rosen 방사선 촬영을 하여, 대퇴골의 장축을 따라 그은 선이 정상에서는 비구의 외측 단을 통과하지만 탈구가 있을 때는 비구를 벗어나 전상 장골극(anterior superior iliac spine)을 통과하는 것으로 탈구를 알 수 있다.

b) 보행기 이후 방사선 소견

이 시기의 방사선 검사는 영유아 때와는 달리 진단이나 치료 과정에서 가장 쉽고 유용한 검사 방법이다. 고관절의 전후 촬영은 환자를 바로눕히고, 양측 하지는 서로 평행되게 하며, 고관절과 슬관절을 약간 굴곡 되게 하고, 슬개골은 천정을 향하게 하여, 방사선 관구는 치골 봉합부(symphysis pubis)를 향하도록 하여 촬영한다. 고관절 탈구를 진단하는 여러 가지 방사선 측정법이 있으나, 일반적으로 흔히 사용하는 측정법에는 다음과 같은 것들이 있다.

① Shenton 선(obturator-coxa-femoral line)

: 폐쇄공(obturator foramen)의 상연을 따라 지나는 곡선과, 대퇴 경부 내연을 따라 지나는 곡선이 정상일 때는 서로 연속선상에 있지만, 고관절 탈구나 아탈구 때는 서로 단절된다.

② Hilgenreiner 선

: 양측 삼방 연골(triradiate cartilage)을 연결하는 선으로서, 정상에서 골두는 이 선보다 하방에 위치한다.

③ Perkins 선

: 비구 개(acetabular roof)의 외측 단에서, c에 대하여 그은 수직선을 말하며, 정상에서 대퇴 골두는 이선의 내측에 위치한다.

④ 비구 경사각(acetabular index)

: 비구 개의 외측 단, 삼방 연골 측단을 연결하는 선이 Hilgenreiner 선과 이루는 각을 말한다.

신생아에서 40° 이상이면, 비구 이형성으로 진단된다.

⑤ Wiberg의 CE 각(center-edge angle)

: 골두의 중심과 비구 개의 외측 단을 연결하는 선과 Perkins 선이 이루는 각을 말한다. 정상일 때는 35° 전후이며, 아탈구가 있을 때는 감소되고, 완전 탈구에는 음각으로 된다.

c) 특수 검사법

① 대퇴 골두 전경사(anteversion)

대퇴골의 경부에 과도한 전경사와 외반 변형이 있으면, 고관절에서 골두를 비구 중심에 유지할 수 없는 불안정성을 보이게 되므로, 절골술로 전경사와 외반을 교정해야 한다. 특히 대퇴골두의 전경사는 일반적인 방사선 검사로 측정이 어려워 다양한 방사선 측정법이 고안되어 대퇴 골두와 경부를 잇는 선과 대퇴 과(femoral condyle)사이의 각을 측정하여 보다 정확한 계측이 가능하다.

② 관절강 조영술(arthrography)

소아의 고관절은 많은 부분이 연골과 섬유 조직으로 되어 있어 단순 방사선으로는 그 상태를 알기 어렵다. 관절강 조영술은 연골성 골두와 비구 및 관절순과 관절 낭의 형태를 파악하는 데 유용하다.

③ 전산화 단층 촬영(Computed Tomograpy)

고관절의 전경 또는 후경을 측정할 수 있고, 관골구와 관련된 대퇴골두의 위치와 구조뿐 아니라 대퇴골두와 관골구의 형태와 크기를 관찰할 수 있다. 특히 해부학적 구조가 변형된 상태에서는 전염각의 측정이 힘들어 CT가 추천된다. 따라서 CT는 단순 방사선 검사만으로는 알 수 없는 많은 정보를 제공해 주고, 만약 골관절염을 예방하거나 연기하고자 하는 수술을 계획하고 있는 경우에는 선행검사로 추천된다.

④ 자기 공명 영상(Magnetic Resonance Imaging)

골조직(골괴사) 뿐만 아니라, 연부조직까지 관찰할 수 있다.

⑤ 골 스캔(Bone scan)

골 스캔은 스트레스 골절, 괴사, 종양을 진단하는 것을 돕기 위해서 고관절 부위에 사용하는 검사이다.

(2) 진단

a) 이학적 소견

보행기 이전

: 전형적인 고관절 탈구 증상으로는 고관절에서의 외전 운동의 제한, 내측 대퇴부에 있는 피부 주름의 비대칭 및 대부분 단축 등이다. 그러나 신생아에서는 이와 같은 증상들이 이학적 검사 상 분명하게 나타나지 않기 때문에 조기에 진단되지 못하는 경우가 많다. 특히 대퇴 내측부의 피부 주름 비대칭은 정상 어린이에게도 나타날 수 있어서 신빙도가 낮다. 오히려 고관절의 굴곡-외전한 위치에서 좌골 대둔 피부 주름이 비정상적으로 깊어져 있으면 탈구가 존재할 확률이 높다.

보행 이후

: 전형적인 증상이 뚜렷해지며, 하지의 단축이 있어 보행을 할 때 파행을 보이고, 특히 양측성일 때는 회음부가 넓어지며 오리걸음으로 보행을 한다. Allis 징후 및 Galeazzi 징후를 보이고, 내전근이 단축되어 90° 굴곡 위에서 외전 운동이 제한된다. 대퇴 상단을 촉지하면서 탈구된 하지를 잡아당기거나 상방으로 밀어 올릴 때, 대퇴 상단에 비정상적인 상하 운동이 일어나는 피스톤 징후(piston sign)를 보인다. 또한 탈구 측 하지로만 체중 부하를 하고 서 있을 때, 반대쪽 골반이 하방으로 기울어지는 트렌드렌버그(Trendelenburg)징후가 양성을 보인다.

6) 치료

선천성 고관절 탈구의 치료는 가능한 한 조기 진단과 조기정복으로 치료함이 이상적이며 조기치료의 경우에는 보다 간단하고 비수술적인 치료법의 선택이 가능하다. 즉, 출생 직후에는 Pavlik harness와 같은 간편한 보장구만으로 치료가 가능하며 진단이 다소 지연되어 생후 6개월이 넘게 되면, 대체로 도수 정복(closed reduction)과 석고 고정에 의한 비수술적 요법을 시도하게 된다. 보행을 시작하면서 비로소 발견되는 경우, 탈구된 고관절의 내외조직에 많은 병적변화가 초래되어 보존적 요법은 한층 어렵다. 따라서 최선의 보존적 치료에도 불구하고, 동심원적이며 안정된 정복이 불가능한 경우에는 개방성 정복술을 시도하게 된다.

(1) 보조구

신생아는 관절 낭이 이완되어 있고, 관절순의 변화와 대퇴 골두나 비구의 형태적 변화가 적으므로, 고관절을 외전위치로 유도하여 정복을 도와주는 여러 가지 보조구가 사용되고 있다.

그 중에서 Pavlik 보장구가 가장 유용한 치료법으로 보편적으로 사용되고 있다. 이는 고관절을 90-100°로 굴곡 시켜 골두가 비구로 향하게 하고, 후방의 등자대에 의해 내전 운동을 제한하도록 장착시키는데, 하지의 중력으로 자연적인 외전을 유도할 수 있어 안전한 정복을 얻게 된다. 흉대, 2개의 견대와 2개의 다리걸이 또는 등자로 구성 된다. 장착 후에는 반드시 방사선 검사 또는 초음파 검사를 시행하여, 골두가 고관절에 적절하게 위치하는지 확인해야 한다. 또, 매주 검사를 하여 3주 이상 장착을 했음에도 불구하고 정복이 안되면, 다른 치료법을 선택해야 한다. Pavlik 보장구는 고관절의 신전과 내전을 제한 할 뿐 어느 방향으로나 자유롭게 움직일 수 있게 함으로써 무혈성 괴사나 관절강직을 현저히 감소시켰으며 정복의 성공률에 있어서도 그 성적이 매우 우수한 것으로 보고 있다. 착용기간은 저자들마다 다르게 주장하나 최소 3개월에서 11개월 혹은 착용 당시의 연령의 두 배를 착용시킨다.

Pavlik 보장구는 6개월 이하의 영아에서 사용할 수 있는데, 뇌성마비나 척수막류와 같이 근육 불균형을 초래하는 질환, 관절 구축증, Ehlers-Danlos 증후군, 또는 정복이 되지 않는 오토라니(Ortolani) 징후 음성인 환자 등에서는 사용이 금기 시 되고 있다. 합병증으로는 불충분한 고관절의 굴곡으로 인한 정복의 실패, 지나친 굴곡으로 인한 대퇴 신경마비 또는 폐쇄공 탈구, 과도한 외전으로 인한 대퇴 골두 골단의 무혈성 괴사 등이 올 수 있어 올바른 착용 방법에 대해 항시 유의하여야 한다.

Pavlik 장구 이외의 외전 보조기에는 Frejka pillow 부목이나 von Rosen 부목 등이 있다.

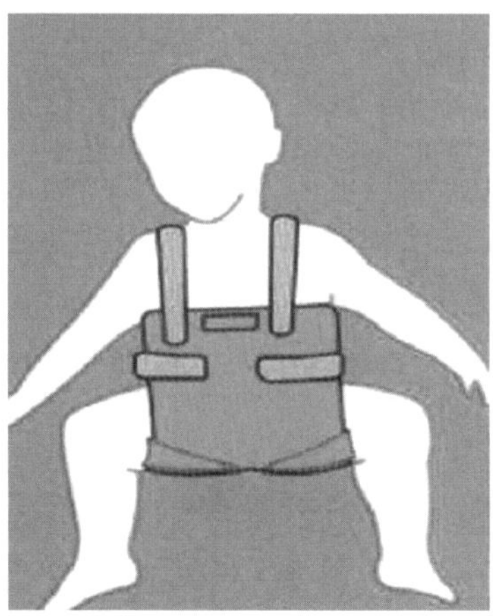

(2) 견인(Traction)

생후 6개월이 지나 진단이 되면 대부분 견인이 필요하다. 보통 피부 견인을 사용하며, 고관절을 30-40° 굴곡시킨 위치에서 실시한다. 전방에 있는 관절낭과 내전근 및 장요근(iliopsoas) 그리고 기타 연부 조직을 신연하여 점진적으로 이완시키므로 정복을 용이하게 하고, 또한 무혈성 괴사를 예방하는 데 기여한다고 한다.

(3) 도수 정복(Reduction) 및 석고 고정

도수 정복술이 적용되는 연령에 대하여 Wilkinson과 Carter는 성장기 연령에서는 언제 비구의 정상적 발달이 가능한 연령에서는 언제나 비구의 정상 발달이 가능함으로 매우 넓은 연령층에 적용할 것을 주장하였으며, Ponseti는 3세미만, Ilfeld 등은 2세까지 가능하다고 하였으며, Sater는 비구의 발육 및 형성속도가 출생 직후에 가장 빠르고 12개월 까지는 비교적 좋으나, 18개월 부터는 현저히 저하됨으로 도수정복의 시행은 생후 18개월 미만의 환자에게 시행함이 타당하다고 하였나.

a) 보행기 이전

대퇴골두가 비구 아래로 견인이 되면 수술실에서 전신을 마취하고, 도수 정복을 우선 시행한다. 모든 정복 과정은 결코 무리한 힘을 가하지 않고 자연스럽게 이루어져야 한다. 정복이 되면 안정지역(safe zone)을 평가해야 한다. 안정지역은 정복 후 재탈구 되지 않는 안정된 범위를 말하는 것으로서, 대개 고관절을 중심점으로 한 원추형의 모양을 갖는다. 내전-외전 평면의 안정 지역은 대퇴 골두를 비구 내에 정복시킨 상태로 최대 외전 위로부터 서서히 내전시킬 때, 고관절이 다시 탈구가 될 때까지의 중간 범위에 해당된다. 흔히 도수 정복 시에 고관절 조영술을 시행하여 정복의 질을 판단한다. 석고붕대는 안정지역의 중간 위치에서 착용시켜야 정복의 유지에 좋으며, 또한 무혈성 괴사의 위험을 피할 수 있다. 이때 내전근의 구축이 있어 외전에 방해가 되면, 경피적 내전근 건절단술(percutaneous adductor tenotomy)을 시행하여 안정 지역을 넓힐 수 있다. 탈구된 대퇴 골두가 비구 속으로 정복이 되면 함몰되었던 서혜부가 정상으로 되고, 대퇴 동맥이 있는 부위 아래에서 대퇴 골두가 촉지된다. 그리고 대퇴부의 길이가 길어져, 슬근(hamstring muscle)이 긴장되면서 슬관절의 신전이 제한된다. 또한 대퇴골 대전자부는 좌골 조면의 후방에 있다가, 정복이 되면 전방으로 나와서, 좌골 조면과 비슷한 위치에 있게 된다. 이와 같이 무리 없이 안정된 정복이 되면, 방사선 검사를 하여 정확한 정복을 확인해야 한다. 이러한 안정한 위치에서 고관절을 90° 혹은 그 이상으로 굴곡시키고, 슬관절은 45°로 굴곡시키고, 양측 고관절과 하지를 포함하는 고 수상 석고(hip spica cast)를 감는다. 이때 족근 관절 아래는 석고에 포함시키지 않는다. 석고 기간은 학자에 따라 또 정복된 관절의 안정도에 따라 차이가 있는데 대퇴골두의 골화 중심 및 비구의 발달이 확인될 때까지 시행한다. 보통 6-8주 간격으로 갈아주면서, 총 3-6개월간 고정을 실시한다. 석고제거 후 외전 보조기를 착용시키기도 한다.

b) 보행기 이후

이 시기에도 도수 정복술과 관혈적 정복술이 적용될 수 있으며, 이들 중 어떤 치료를 시행할지 선택하는 것은 정확한 판단을 요한다. 2세 까지는 견인을 하며, 비구의 원위부까지 골두가 내려오면 조심스럽게 도수 정복을 시도할 수 있다. 이 방법에 의한 치료는 관절의 강직이나 무혈성 괴사의 위험이 적으므로 일차적인 치료법으로 시도하는 것이 바람직하다. 견인으로는, 강선에 의한 골 견인보다 피부 견인이 보편적으로 사용된다. 골 견인을 사용하면 보다 무거운 추를 달아 효과적인 견인을 할 수는 있으나 핀 삽입으로 인한 감염과 성장판 손상 등의 후유증이 발생할 가능성이 많기 때문이다.

도수 정복은 전신 마취를 하여, 모든 근육을 이완시키고 부드럽게 시행하여야 하며, 정복 방법은 보행기 이전의 치료법과 동일하다. 정복을 할 때에는 대부분 내전근의 구축을 보이므로, 경피적 내전근 건 절단술을 동시에 실시한다. 추가 시 이학적 검사나 방사선 소견상 외전을 하면 정복이 되고, 중립 위에서는 아탈구 소견이 계속되면 정복의 유지를 위한 비구나 대퇴골 절골술이 필요할 수 있다.

(4) 간헐적 정복(간헐적 치료접근)

a) 보행기 이전

도수 정복으로 대부분 정복이 되지만, 드물게 간헐적 정복이 필요하다. 수술은 고관절 서혜부를 따라 피부 절개를 가하는 Bikini 피부 절개를 통한 전방 도달법이 Smith-Pertersen 전방 도달법보다 미용상 더 우수하여 널리 사용되고 있다. 내측 혹은 전 내측 도달법도 시행되는데, 출혈이 적고 탈구가 되어 좁아진 하반부 관절낭 및 회비고 인대(transverse acetabular ligament)에 직접 도달할 수 있는 장점이 있으나, 감염이나 혈관 손상으로 인한 무혈성 괴사의 위험이 높고 이완된 관절막의 중첩 봉합술이 불가능하여, 재탈구가 될 수 있는 위험과 아울러 수술 후 고정을 길게 해야 하는 단점이 있다.

이 연령에서는 대체로 비구나 대퇴골에 이차적인 수술이 필요하지 않다. 정복이 된 후에도 계속적인 아탈구 증상이 있을 때에는 외전 보조기를 장착시켜 성장하면서 저절로 재성형이 일어나 고관절이 안정될 때까지 기다린다.

b) 보행기 이후

수술적 적응증으로는

① 도수 정복을 시도하여도 골두가 계속적으로 비구 삼방 연골 상방에 위치할 때

② 정복이 되어도 불안정하며, 내전근의 건 절단술을 시행하여도 안정 지역이 25° 이하일 때

③ 관절 내 장애물에 의해서 골두가 비구 속으로 전혀 정복이 되지 않을 경우

④ 골두가 비구 속으로 어느 정도 정복은 되었으나, 6주가 경과하여도 비구 내로 깊숙이 파고들지 못하고, 계속적으로 비구 외측에 존재할 때

⑤ 과거에 시행된 도수 정복술이 실패한 경우 등 이다.

수술은 흔히 전방 **도달법**에 의해 시행된다.

간헐적 정복의 실패는 흔히 비구 하부에 대한 조작을 간과하여 일어난다. 즉, 대퇴 골두의 완전한 정복을 위해서는, 비구 속에 충분한 공간이 필요하므로, 횡 비구 인대와 인접한 관절낭에 절개를 하여 내측 비구의 용적을 넓혀 주어야 한다. 정복이 되면 상외측 관절낭은 이완되어 있으므로, 이를 중첩시켜 관절낭을 봉합하고, 굴곡-외전-내회전 위치에서 고수상 석고 붕대를 감아 6-8주간 고정을 시행한다. 또 석고 붕대를 제거한 뒤에는 관절운동을 시켜 강직을 피해야 한다.

만약 부위 조직의 구축이 심하고, 견인으로 골두가 비구 아래로 내려오지 않을 경우는 무리한, 골 견인보다는 대퇴골 단축술(femoral shortening)을 시행하여 정복을 꾀하는 것이 좋다.

도수 정복술이나 **간헐적 정복술**을 시행하여 정복은 되었으나, 중립 위에서 계속적으로 아탈구를 보이면, 관절 강직이 초래되는 관절 절개 수술법 보다는 관절 외적 수술을 시행하게 된다.

비구의 변형은 심하나 대퇴 골두의 변형은 거의 없을 때 비구의 방향만 돌려주는 Salter의 **무명골 절골술**(innominate osteotomy)이나, 비구의 방향과 용적을 줄여주는 Pemberton의 **비구 성형술**(acetabuloplasty)이 적용된다.

대퇴골 절골술은 4세 이하에서 시행 할 때 그 효과가 우수하며, 4세 부터 줄어들기 시작한 비구 재형성 능력이 8세 이후에는 거의 없어 단독적인 대퇴골 절골술 보다는 비구측의 교정술과 병행할 것을 고려해야 된다. 유년기와 소년기를 지나, 비구의 발달이 특히 불량하나 하지를 외전시키면, 대퇴골두가 비구 중심에 동심적(concentric) 정복이 될 때에는, Steel이나 Sutherland의 비구 주위 절골술(periacetabular osteotomy)을 시행할 수 있다. 재성형력이 없어진 성장기에는, 비구의 직상부 외측에 골 이식을 시행하여, 비구를 깊게 만들어 주는 선반 수술(shelf operation)을 시행하기도 한다.

개방성 정복의 대표적인 후유증은 무혈성 괴사증, 수술 후 강직 그리고 재탈구 등이다. 대퇴골두 골단의 무혈성 괴사의 발생은 수술로 인한 현관의 직접 손상과 관절내외 연부조직의 단축을 충분히 연장시키지 않고 정복함으로써 대퇴골두가 압박되어 혈류가 차단되는 경우이다. 수술 후 관절 강직은 수술로 인한 조직손상이 원인이 된다. 그러므로 수술 시 조직손상이 적을수록 수술 후 관절 강직은 적다.

(5) 인공관절 치환술

비구 이형성증 환자에서 인공고관절 치환술은 어려운 수술이다. 얇은 비구 부위와 충분치 못한 비구골의 구성은 인공고관절의 컵을 충분히 덮고 지지하기에는 부족하다. 비구 이형성증 환자의 재건술에는 여러 가지의 방법이 제시되고 있으나, 이중 가장 많이 이용되고 있는 방법은 비구컵의 해부학적 위치 고정과 자가골과 소위 근위중심부(high hip center)에 컵을 고정하는 방법이 있다.

이형 비구환자에서는 골 시멘트, 자가골, 동종골 등을 이용하여 비구의 외벽을 재생하며 고관절 전치환술을 시행하여 인공 고관절의 대퇴골두가 반대쪽 고관절과 같은 위치에 놓이도록 시술하는 경우가 많다. 이 경우 대퇴골두의 외상방 전위에 의한 고관절 외전근이 짧아지고 무게 중심이 외측으로 이동하여 고관절에 더 많은 체중이 실리는 문제점을 방지 할 수 있으나, 시간이 경과함에 따라 이식골이 가끔 흡수되고 강도 약화로 인하여 붕괴되어 비구컵의 해리를 가져올 수 있다. 최근에는 작은 크기의 무시멘트 컵에 원추형 대퇴시스템이 개발되어 무시멘트 치환을 시도하고 있다.

(6) 대퇴 골구 무혈성 괴사

발달성 고관절 탈구에서 관찰되는 대퇴 골두 무혈성 괴사는 치료 조작에 의하여 발생하는 의인성

(iatrogenic) 병변이다. 원인으로는 개방성 정복 시 골단 및 골단판으로 향하는 혈류의 직접적인 손상, 또는 정복 시 관절 내외의 연부조직의 골단 연골 및 골단에 과도한 압력으로 인한 간접적인 혈류 차단 등 다양하게 보고 되고 있으며 일반적으로 무리한 정복으로 인한 대퇴 내회선 동맥의 후상지 혈관의 압박에서 기인 한다고 보고되고 있다.

이를 의심하게 하는 소견으로는 다음 4가지를 들 수 있다.

① 정복 후 1년 또는 그 이상이 경과되어도 대퇴 골두의 골단 핵(epiphyseal nucleus)이 나타나지 않거나 성장하지 않을 때
② 정복 후 1년 사이에 대퇴 경부의 골간단(metaphysis)이 넓어 질 때
③ 대퇴 골두 골단이 방사선 상 경화상(sclerotic picture)을 나타내고, 파편화(fragmentation)되는 양상을 보일 때
④ 골화가 완성된 후 대퇴골 경부의 변형이 있으면, 치료 중에 무혈성 괴사가 있었음을 알 수 있다.

7) 물리치료와 작업치료

(1) 평가

a) 환자의 병력

: 연령, 성별, 임신기간 중 · 출산전후 상태, 통증, 현재 상태의 호전이나 악화 여부, 비정상적으로 생각되는 움직임의 증상 등.

b) 관찰

: 자세(전면, 측면, 후면 관찰), 골반경사, 두 다리로 설 수 있거나 서려고 하는지, 체중지지가 균등한지, 하지자세가 균등하고 대칭적인지, 어느 쪽 다리가 짧아져 있는지, 피부의 색깔과 질감을 관찰, 스스로의 움직임 등.

c) 능동운동

: 바로누운 자세에서 무릎을 굴곡시키고 발바닥을 지면에 대고 누르면서 골반을 지면으로부터 올리기.

d) 수동운동 범위

: 몸의 중앙선을 넘지 않는 과내전을 피하고 안정된 관절가동범위 내에서 시행한다.

e) 저항성 등척 운동

: 근력강화를 위해 체중과 중력을 이용한 저항운동을 시작으로 점차 저항을 증가시킨다.

f) 기능적인 평가(Functional assessment)

: 고관절운동은 보행 시 보다 일상생활활동 중 더 필요하다 ; 앉을 때, 의자에서 일어날 때, 바닥에 있는 물건 집을 때 더 많은 운동범위가 요구된다. 다양한 활동을 위해서는 기능적으로 120° 굴곡, 20° 외전, 20° 외회전의 운동 범위가 필요하다. 고관절의 가동성, 농승, 보행능력 등 고관절의 기능을 파악하기 위한 다양한 척도를 사용한다.

g) 특수 검사

① 오토라니 클릭 검사(Ortolani Click Test)

탈구된 골두를 비구 내에 정복시키는 검사법(reduction test)이다. 유아를 바로 눕힌 상태에서 검사를 받는 고관절은 90°로 굴곡시키고, 슬관절은 완전 굴곡시킨 후에 검진자의 가운데 손가락은 대전자 부위에, 무지는 슬관절을 감싸면서 소전자부에 놓아서 다리를 쥐고 검진자의 다른 손으로는 골반을 잡아 고정시킨다. 이 위치에서 대전자부위를 내측으로 밀어 올리면서 다리를 외전 시킬 때 대퇴골두가 관골구 개연(acetabular rim)을 넘어 미끄러져 벗어나며 '뚝' 하는 정복되는 소리라기보다는 느낌(clunk)이 손끝에 촉지된다. 이를 오토라니 징후라고 한다. 선천성 고관절 탈구는 환측의 고관절 외전이 제한된다.

② 바로우 검사(Barlow Test)

탈구를 유도하여 탈구성 관절을 진단하는 검사법(provocative test)이다. 유아를 바로 눕혀 놓고 고관절을 중립 또는 약간 외전시킨 상태에서 90° 굴곡시킨 후, 소전자부에 놓인 무지를 이용하여 다리를 약간 내전시키면서 지면에 평행한 방향으로 외측으로 대퇴부를 밀어 탈구를 유도한다. 탈구성 관절에서는 골두의 탈구가 촉지되었을 때, 도수 조작을 끝내고 자유롭게 관절을 외전시키면 스스로 정복이 된다. 이 검사는 6개월 이상의 유아에게 사용한다. 이 검사는 대퇴골두의 관절 손상과 마찬가지로 탈구를 일으키기 때문에 너무 자주 반복하지 않는다.

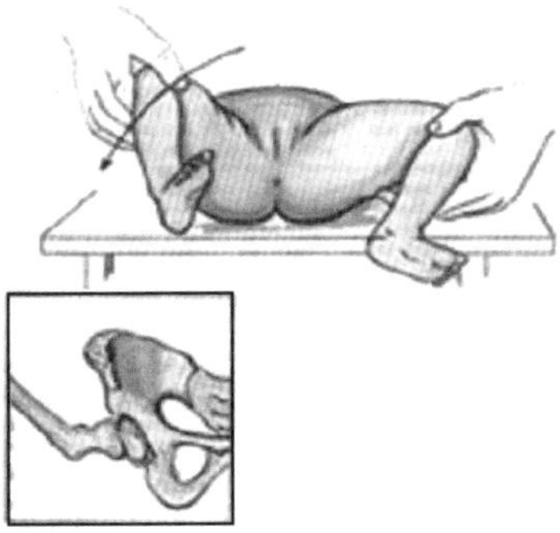

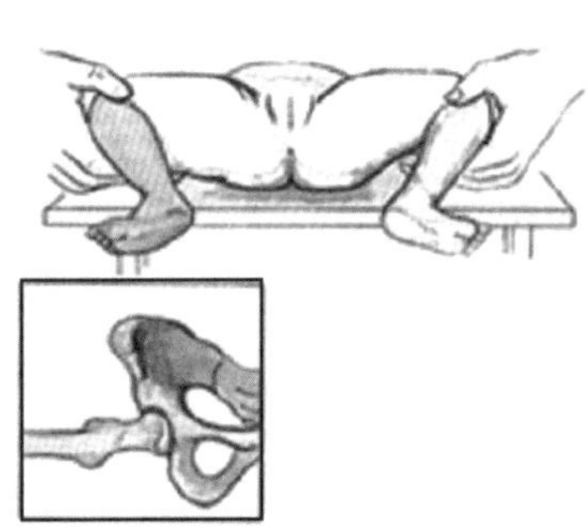

③ 내전 구축

고관절을 90° 굴곡해서 외전 한다. 정상적으로 양쪽 고관절은 90° 외전이 가능하다. 선천적으로 고관절이 탈구된 영아는 20° 또는 그 이하로 외전이 제한된다. 신생아의 한쪽 고관절에 선천성 고관절에 선천성 고관절 탈구가 있을 때는 양쪽 고관절의 외전 각도의 차이를 볼 수 있을 것이다.

④ 텔레스코핑 현상(Telescoping)

선천성 고관절 탈구는 골반과의 관계에서 대퇴골을 밀고 당겨보면 진단할 수 있다. 한손으로 슬관절을 잡고 대퇴골을 잡아당긴다. 반대측 손으로 골반을 고정하고 엄지손가락을 대전자 위에 올려놓는다. 대퇴골을 잡아당기면 대전자가 하방으로 움직이는 것을 느낄 수 있으며, 다시 놓으면 제 위치로 되돌아간다. 대전자의 이러한 비정상적인 전후 동작(to-and-fro motion)을 텔레스코핑이라 부른다. 이것은 선천적 고관절 탈구를 나타내는 것이다.

⑤ 갈레아치 징후(Galeazzi sign : Allis or Galeazzi test)

갈레아치 검사는 18-3세 어린이에게 나타나고, 편측 선천성 고관절 탈구를 평가하는 방법이다. 바로 누운 자세에서 슬관절을 구부린 채로 고관절을 90°까지 굴곡한다. 양성반응인 경우, 탈구된 쪽 무릎이 다른 쪽 무릎보다 더 낮다.

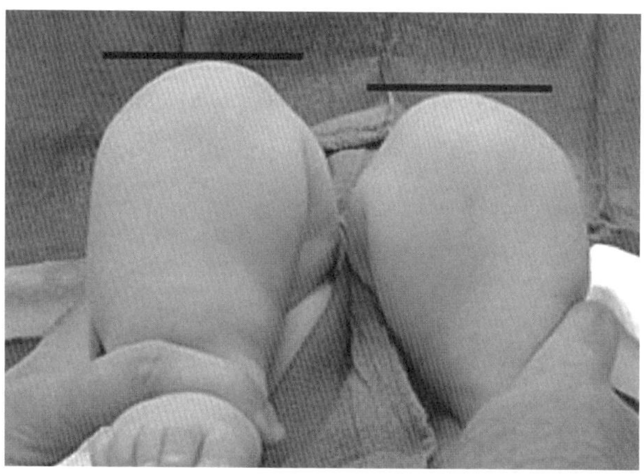

(2) 도수정복 시술 후 물리치료

a) 고정기간 동안의 치료와 관리

필요하다면 고정 후 석고가 더러워지지 않도록 관리하는 방법과 아동의 피부 관리를 위한 방법들을 가르쳐 준다. 피부가 닿는 석고의 가장자리는 부드럽게 해주며 자주 관찰하도록 한다. 아동의 자세는 가능한 한 자주 바꾸어 준다. 아이가 고정을 하고도 놀 수 있는 다양한 자세와 노는 동안의 적절한 자세, 자세를 만들어 줄 수 있는 방법들을 가르쳐 준다.

하지에 마사지를 실시해 주고 운동이 가능할 경우, 족부와 족관절, 슬관절 등에 운동을 실시한다. 초기운동과 마사지는 가볍고 부드럽게 실시해야 하며 너무 심한 힘을 가하지 않도록 한다.

b) 고정 후 치료

① 초기에 마사지를 실시하면 순환의 증가와 장력 발생이 용이해 지는 장점이 있다.
② 마사지를 실시하기 전에 가벼운 일을 적용하는 것이 좋으며 처음에는 누운 자세에서 그 다음 엎드린 자세에서 하지에 대한 활력적인 마사지를 해준다.
③ 배부(back)는 에플루라지(effleurage) 또는 유날법(keeading)을 이용하여 마사지를 해준다.
④ 운동치료를 실시할 때는 매우 신중을 기해서 해야 하는데, 사지를 측면에서 측면으로 움직일 수 있거나 근력증강의 필요성이 있을 때는 능동 운동을 시킨다.
⑤ 슬관절을 완전히 신전할 수 없으면, 대퇴사두근에 대한 신전운동을 실시하는데 신중을 기한다.
⑥ 고관절의 가동성 증진을 위한 수동 운동 시에는 특히 주의를 필요로 하는데, 고정 후 수개월이 지났다 하더라도 너무 심하게 내전시키면, 재탈구될 수도 있다.
⑦ 가벼운 고관절 돌리기 운동은 최상의 운동으로 주어지는데, 골반을 고정한 상태에서 고관절에서만 운동이 일어나도록 해야 한다.
⑧ 약간 나이가 있는 어린이들에게는 국소마취 하에서 단축된 연부조직을 신장하기도 하는데 신장 후 얻어진 운동 범위를 유지하기 위하여 능동운동 뿐만 아니라 수동운동도 실시한다.
⑨ 고관절 외전 능동운동은 매우 중요한데, 처음에는 바로 누운 자세에서 실시하고, 나중에는 기립 자세에서 실시한다.
⑩ 보행을 위한 준비운동을 시킬 때는 먼저 침범된 고관절로 서게 하고, 굴곡, 외전의 순서로 운동을 시킨다. 이때 정상인 쪽은 골반의 높이가 일정하게 유지 되도록 한다.
⑪ 고관절의 신전운동은 엎드린 자세에서 실시하는데 자유운동과 저항운동으로 시킨다.
⑫ 고관절 내전과 내회전 운동은 매우 신중하게 주어져야 하는데, 이들 운동들은 자유운동이 가장 제한된다.
⑬ 복근과 배부근에 대한 운동 역시 필요한데, 이것은 요추 전만증 때문이다. 요추 전만증은 양측 선천성 고관절 탈구에서 특히 심하며, 모든 환자에서 약간의 정도 차이는 있지만 나타난다.
⑭ 보행에 대한 재교육을 실시할 때는 의사와 상의하여야 하며, 운동으로는 먼저 골반이 좌우측으로 경사지지 않도록 가르치고, 다음에 발자국을 떼게 하여 점차 정확한 보행이 되도록 한다.

(3) 정형외과 수술 후 물리치료

a) 수술 전 평가

일반적으로 보행, 관절운동범위, 일상생활동작, 근력을 평가한다. 또한 통증뿐만 아니라 다리길이 측정과 인체계측부의 평가(anthrometic measurements)도 중요하다. 수술 후의 일상생활과 금지

사항(90° 이상 굴곡, 중앙선으로의 내전, 수술 받은 다리를 지지하지 않고 흔들지(dangling)말 것 등)을 설명한다. 양쪽의 슬관절, 고관절 신전근과 고관절 외전근을 강화시키고 심호흡, 기침하기, 다리운동, 돌아눕기 등을 미리 교육한다.

b) 수술 후 치료

수술 1-3 주

: 등척성 운동, 토마스 신장운동(Thomas stretching exercise), 호흡운동을 능동적으로 한다. 이때 수술한 고관절은 약 20-45°로 외전을 유지해야 하며, 환자에게 슬관절 사이에 베개를 끼우라고 가르쳐 내전이 되어 다시 탈구 되는 것을 방지한다.

수술 후 3-5주

: 토마스 부목(Thomas splints)은 제거되고, 보행기(walker) 보행이 시작된다. 침대에서 의자, 보행기로 이동 할 때 환자는 항상 고관절의 회전을 유지해야 하며, 이때부터 양쪽 다리로 체중부하가 시작된다.

수술 후 5주 이상-퇴원

: 환자의 상태에 따라서 보행기 보행에서 목발 보행을 실시하는데 대부분 3점 보행에서 시작해 두점 보행, 그리고 한목발만 가지고 보행하는 순서로 점차 발전시켜 나간다. 처음에는 근력을 위해 서라기보다는 손상된 고관절 내의 연부조직의 치유를 위해서 약 2-3분 정도 실시한다. 근육 강화 운동은 일상적으로 조금씩 높여가며 실시하다. 모든 운동에는 일상적으로 고관절 굴곡 신장운동과 등척성 운동, 손상된 고관절의 내회전, 그리고 외회전 운동을 실시하며 이것은 수술 후 생기는 혈전증을 방지하기 위해서 실시한다.

집에서의 운동 교육

: 집에서 항상 손상된 고관절의 외전을 하도록 강조하고, 최소한 2-3주 까지는 바로 누운 자세에서 옆으로 누울 때 무릎사이에 베개를 끼우는 것을 강조한다. 그리고 손상된 고관절의 연부 조직이 완전히 치유되고 근육조절이 완전해질 때까지 탈구될 위험이 있음을 설명해 준다. 고관절 굴곡 구축으로 인한 강직(stiffness)이 생기지 않고, 고관절 신전 운동을 계속하도록 한다. 수술 후 1년까지는 규칙적으로 병원에 다니면서 고관절의 상태와 근력, 관절가동범위 등을 검사해야 함을 가르친다.

일상생활 시 항상 고관절이 직각이나 직각보다 큰 각을 유지하며 앉도록 하고, 수술 받은 다리를 앞으로 곧게 뻗고 앉도록 한다. 의자에 앉아 있을 때도 오금이 의자에 닿도록 깊숙이 앉도록 한다. 의사의 허가가 있기 전까지 고관절이 90° 보다 작은 각이 되게 구부리거나, 수술 받은 무릎을 고관절 보다 높게 들지 않도록 하고, 다리를 꼬지 않도록 한다.
보행기를 사용할 때는 고관절을 똑바로 펴고 있도록 하고, 고관절을 회전 하거나 보행기가 땅에 닿기 전에 발을 떼지 않도록 한다. 앉은 자세에서 일어날 때, 의자의 팔걸이나 의자 바닥을 힘껏 밀며 일어나도록 한다.

8) 예후

(1) 자연경과

고관절의 불안정성을 보이는 신생아에서 치료 없이도 시간이 경과함에 따라 자연히 좋아진다고 하는 보고들이 있으나. 어떤 경우에 좋아지는지 예측할 수가 없어 치료하는 것을 원칙으로 하고 있다. 치료를 받지 않은 상태로 성인이 되었을 때, 그 임상적 결과를 예측할 수 있는 인자로는 탈구의 양측성 여부와 가성 비구(false acetabulum)의 발달 유무가 있다.

아탈구의 경우에는 탈구보다 더 일찍 퇴행성 변화가 온다고 하여 조기에 적극적인 치료를 요한다. 비구 이형성증에서는 비교적 늦게 증세가 나타나며, 특히 아탈구로 발전하지 않는 경우에는 그 자연 경과를 예측하기가 어렵다고 한다.

(2) 치료 효과

보행기까지 적절한 치료가 이루어지지 않았을 때는 고관절 기능의 완전한 회복은 어렵다. 성인이 되었을 때, 퇴행성관절염이 발생하는 것을 방지하는데 치료의 의의가 있다.

9) Case Study

증 례 : 박 소 ○

주 소 : 좌측 고관절에서 발생하는 골마찰음

현병력 : 둘째로 출생한 3개월 된 여아로 출생 직후 신생아실에서 특이한 사항이 발견되지 않았으나 추시관찰 중 내원 1개월 전부터 어머니가 젖먹일 때 좌측 고관절에서 골마찰음을 들은 후, 계속적으로 상기 증상이 발생하여 내원. 단순 방사선 촬영에서 좌측 고관절 탈구가 확인

과거력 및 가족력 : 정상 분만으로 태어났으며 태중 위치는 정상위. 출생 시 체중은 3.0kg. 가족력으로는 언니가 좌측 선천성 고관절 탈구 치료 받음.

입원 시 이학적 소견 : 일반 상태는 양호. 좌측 고관절에서 Ottolani 소견을 나타내었고, Allis 소견도 보임. 좌측 고관절에서 외전 제한이 있었다.

방사선 소견 : 좌측 대퇴골두는 상외방으로 전이 되어 있으며 우측에서는 대퇴골구 화골핵의 출현 소견을 보이나 좌측에서는 화골핵의 출현이 없으며, Shenton' s Line이 어긋나 있고 비골발육의 지연으로 비골지수의 검사가 높으며, Von Rosen방법에 의한 방사선 소견에서도 좌측 고관절의 탈구 소견을 보여 주고 있다.

치료 및 경과 : 확진 후 파브릭 장구(Pavlik harness)로 치료하였으나 정복위를 성취하기 어려워 입원하여 양측 하지에 각각 2lb의 무게로 Gallowrus인을 2주간 실시한 후, 전신 마취 하에서 좌측 고관절 조영술을 시행하면서 도수 정복을 시도하여 완전 정복을 얻을 수 있었으며 Human위치에서 좌측 고관절의 안정성을 얻을 수 있어 이 위치에서 석고 외고정을 시행하였다. 석고 외고정 3개월 후 석고를 제거하고 촬영한 방사선 소견상에 좌측 골두 화골핵의 출현을 볼 수 있었고, 대퇴골두가 비구 내에 위치함을 알 수 있었으며, 생후 1년이 지난 현재 정복위를 유지 및 비구의 발달을 위해 장구를 착용하고 치료 중이다.

참고문헌

1. 대한정형외과학회: 정형외과학 제5판. 최신의학사. 2:92-103, 2001
2. 김상수: 척추와 사지의 검진. 영문출판사. 6:198-202,1986
3. Davide J. Magee. Orthopedic Physical Assessmsnt(4th ed.). 11.2002
4. Ronald L. Valmassy. Clinical Biomechanics of the lower extremities. Mosby. 10:233-237.
5. Frank H. Netter. The CIVA Collection of Medical Illustrations, CIBA-GEIGY Corporation. 8:93.1987
6. Gabriella E. Molnar. Pediatric Rehabilitation. 16:397-400,1985
7. 이수호 외: 고관절 전치환술에서 술전 전산화 단층촬영의 유용성, 대한고관절학회지. Vol.11,1999
8. 노성만 외. 2세 미만의 선천성 고관절 탈구의 치료, 대한정형외과학회지. 제25권, 1990
9. 노성만 외: Pavlik Harness에 의한 선천성 고관절 탈구의 치료, 제23권, 1988
10. 노성만 외: 도수정복에 의한 선천성 고관절 탈구의 치료, 대한정형외과학회지. 제25권, 1990
11. 노성만 외: 개방성정복에 의한 선천성 고관절 탈구의 치료, 대한정형외과학회지. 제23권, 1988
12. 박명식 외: 선천성 고관절 탈구 및 이형성 환자의 인공 관절 전치환술, 대한정형외과학회지. 제33권, 1998
13. 이석현 외: 발육성 고관절 탈구 정복후 발생한 대퇴골두의 무혈성 괴사 및 비구 이형성증에 대한 연구, 대한정형외과학회지. 제32권, 1997
14. 문명상 외: 자매의 선천성 고관절 탈구, 대한정형외과학회지. 제23권, 1988

제8장 무릎인대의 손상(Knee Ligament injuries)

1) 소개

(1) 정의

인대는 뼈와 뼈를 연결하는 것으로 관절을 안정시키는 조직이다. 관절의 구조는 공 모양으로 되어 있고, 또 반대쪽은 공을 둘러싸는 함몰형태로 공이 들어가 움직이기 쉽게 되어 있다. 또 관절에 따라 움직이는 운동의 종류와 범위도 각각 다르다.

염좌란 관절을 지지해주는 인대가 외적인 타격을 받거나 관절의 정상운동범위를 벗어나 이완이 되거나 위축되는 것으로 관절낭이나 관절을 고정하고 있는 인대 등이 손상 받게 된다. 보통 삐었다고 하는 것이다. 그러나 관절의 위치는 정상 위치에 있다. 염좌는 걸을 때 발생하는 경우가 많고, 운동범위가 넓은 공 모양의 관절 즉, 어깨나 허벅지 관절에는 그렇게 많이 발생하지는 않는다. 주로 발생부위는 발목관절이 많고, 그 외 손목, 무릎, 어깨, 손가락, 발가락 등 인체의 모든 관절에서 발생한다.

염좌가 발생하면 통증과 함께 부종이 오며 관절내의 모세혈관의 파열로 인한 피하 출혈반(멍)이 생기고, 관절의 운동장애를 유발하게 된다. 대개 증상은 48시간 이내에 좋아지기 시작하고, 보름정도가 되면 정상으로 돌아오는 것이 보통이나 무릎이나 허리 등은 회복까지 1~2개월 정도가 소요되며 인대손상 상태에 따라 3가지로 구분할 수 있다.

1도 염좌

: 인대가 매우 경미하게 늘어난 상태를 말합니다. 관절의 기능에는 지장이 없고 통증 또한 별로 심하지 않으며, 일시적으로 늘어난 인대 부위를 만질 때에도 심한 통증은 느끼지 않는다.

2도 염좌

: 인대에 부분적인 파열이 일어난 상태입니다. 운동 중에 흔히 발생되는 발목 염좌의 경우 2도 염좌가 많다. 인대가 매우 약해진 상태이므로 관절을 계속해서 사용하면 완전파열이 일어날 수도 있다. 2도 염좌의 경우 부분 파열된 인대가 원상 회복되려면, 치유기간이 약 2-3주일 정도 소요된다.

3도 염좌

: 인대의 완전파열을 의미한다. 따라서 파열된 부분은 정상위치에서 이탈하여 버리기 때문에 수술하여 3-5주의 고정기간이 필요하다.

1도 염좌의 경우는 통증이 심하지 않으나, 2도나 3도의 염좌 때는 통증과 부종이 꽤 심하다. 처음 삐었을 때의 응급처치는 즉시 염좌 된 관절을 안정시키고 냉찜질을 한 후에 탄력붕대를 감아 움직이지 않도록 고정하고 염좌된 관절을 심장부위보다 높게 한다.

인대 손상은 염좌, 좌상 또는 파열이라고 하는데 인대의 급성 염좌는 관절이 순간적으로 비틀리거나 젖혀져 관절의 과신전이 일어나 생긴다. 인대는 근육에 의한 관절의 운동범위를 제한하는 역할을 하며, 순간적으로는 운동의 모든 힘이 인대에 작용할 수 있다. 단지 인대를 구성하는 섬유의 일부분만이 파열되지만, 파열된 섬유의 수가 많을수록 증상도 심해진다. 관절은 파열되지 않은 섬유의 수와 비례한다.

인대의 만성 염좌는 잘못된 습관적 자세나 잘못된 운동 등이 지속되어 작은 힘이지만 지속적으로 인대가 신전될 때 발생한다. 좌상이라는 말은 부분적으로 인대가 파열된 것을 말하지만, 일반적으로는 근육과 건의 손상에 더 많이 쓰이고 있다. 완전 파열이란 인대의 모든 섬유가 끊어진 것을 말하며 이는 갑작스러운 강한 힘의 작용에 의해 발생되며 관절의 불안정을 가져온다.

무릎관절은 그 구조의 특성과 잦은 외상으로 인해 신체 중 연부 조직 손상이 가장 흔한 부위로 통증과 장애가 잘 수반되는 관절이다. 무릎관절은 인대와 근육만으로 지지가 되므로 근본적으로 불안정한 구조를 가지고 있다. 무릎관절은 대퇴-경골 관절(femorotibial) 및 무릎-대퇴 관절(patellofemoral joint)의 두 관절로 구성된다. 대퇴골 원위부의 볼록한 두 개의 과(condyle)는 오목한 경골 고평부(tibial plateau)와 관절을 이루는데 관절면의 접촉의 부조화로 불안정하다. 반월판연골이 이러한 관절의 접촉성을 향상시키기는 하지만, 관절의 안정성을 위해서는 인대의 지지가 필요하다.

무릎관절의 인대는 걷고, 오르고, 앉고, 무릎을 꿇는 등의 활동에 있어 무릎을 지지하는데 큰 역할을 하게된다. 그러나 이러한 인대가 손상된 경우, 움직이거나 서 있는 것이 힘들게 된다. 무릎에는 굵은 인대가 4개 존재한다. 무릎의 두 가지 인대는 다른 인대보다 손상을 더 받기 쉽다. 무릎의 중앙에 있는 전방 십자 인대는 일반적으로 꼬이는 경우 손상을 받는다. 예를 들면, 스키를 타다가 중심을 잃거나 사다리에서 떨어지는 경우 등이 전방십자 인대 손상을 야기할 수 있다. 무릎 안쪽에 위치한 내측부 인대 손상은 축구와 같은 접촉이 많은 스포츠에서 흔히 일어나며, 측방으로의 힘이 가해짐에 따라 일어나기 쉽다. 전방 십자 인대의 손상이나 내측 측부 인대의 손상은 무릎 관절을 약하게 만들며, 흔들흔들하게 하며, 다양한 증상이 초래된다.

인대는 일상생활을 영위한다든지, 운동을 하는 것으로는 늘어나거나, 끊어지지는 않지만, 무릎을 심하게 비틀리거나 부딪치면, 끊어지거나 늘어나게 된다. 인대손상은 운동 중에 발생하는 빈도가 많지만, 교통사고 등으로도 일어난다. 이때 반월판도 같이 손상되는 경우도 있다. 밖으로는 외상이 없는 경우도 많고, X선 촬영 등으로는 뼈에 이상이 없는 것이 대부분이기 때문에 잘 발견되지 않지만, 그대로 방치하면 무릎관절이 불안정하고, 불편한 느낌이 나타나며, 손상된 채 그대로 무리하면 변형성 슬관절증의 원인이 되기도 한다.

한편, 그다지 무리한 활동을 피하면서 살아가면 되지만, 그대로 방치하면서 무리한 운동을 하게 되면, 무리가 불안정한 만큼 부상을 입기 쉽고, 다른 조직(반월판, 연골 등)이 다치기 쉽게 된다. 몇 번 반복하게 되면, 무릎관절이 서서히 무너져가 마지막에가서는 퇴행성 슬관절증으로 진행되어 버리는 일도 있다. 때문에, 무릎을 비틀리거나, 부딪치거나 했을 경우에는, 단순히 뼈에 이상이 없더라고 안심하지 말고, 인대에 이상이 없는지 잘 확인해 보지 않으면 안된다. 아울러 부상부위나 정도에 따라서 적절한 치료를 받아야 한다.

(2) 유형

a) 급성염좌

급성 염좌는 손상 시 갑작스러운 통증과 함께 때때로 구토를 느낄 수 있다. 통증은 점차 감소하지만 만약 원인이 된 운동이 반복되면 다시 증가한다. 치유가 시작되면 통증은 점차 감소되며 오직 인대가 다시 신전될 때만 통증을 느끼게 된다. 팽윤은 인대주위의 근막 사이의 공간으로 조직액이 흘러들어가 생기며 매우 급속히 나타난다. 후에는 염증 삼출액이 팽윤을 이루게 된다. 관절강이 손상되면, 활액이 팽윤부위로 유입될 수 있다

손상된 혈관으로부터 혈액이 새어나와 피하출혈이 생긴다. 적혈구가 파괴되고 혈색소가 주위 피부로 유출되어 다양한 색깔로 나타나게 된다. 조직액 속에 혈장단백질인 피브리노겐이 있으면, 피브린을 형성하기 때문에 조직액이 경화되게 된다. 만성적 부종은 치료가 부적절할 때 생긴다. 만약 혈액이 관절강 내로 유입되면, 혈관혈증이 생겨 관절의 운동을 방해하게 된다. 보호적 근육강직이나 통증이 관절의 운동을 방해하며 하지 인대 손상 시엔 걷거나 뛰는 것을 불가능하게 한다.

b) 만성 염좌

임상적 양상으로는 환자가 알고 있거나 모르고 있던 반복적인 작은 손상의 병력이 있다. 원인을 알기 위해서는 물리치료사가 동작을 분석하거나 운동성을 분석해 볼 필요가 있는 경우도 있다.

손상된 인대 주위에 둔한 통증을 느낀다. 통증은 지속적이거나 단속적으로 나타나며 손상받은 인대와 관련된 운동을 하면 통증이 증가하는 경향이 있고, 때로는 날카롭고 찌르는 듯한 통증이 수반될 경우도 있다. 인대 주위에 나타나며 마치 두꺼운 젤리처럼 느껴지고 급성 손상 시에 나타나는 조직액에 의한 팽윤과는 달리 움직이지 않는다.

손상된 인대에 의해 계속적이고 반복적으로 과신전 되면 점점 약해져서 안정성을 잃게 된다. 불안정성은 또한 위치를 감지하는 감각수용기의 손상으로 인해 일어날 수 있다.활동이 현저히 저하되고 손상 받은 인대 주위의 근육은 쉽게 피로해진다. 운동 뒤에 환자는 손상 받은 부위에 통증과 함께 관절이 뻑뻑한 느낌을 가지게 된다.

c) 파열

환자는 보통 명확한 손상을 이야기하고 인대가 끊어지는 소리를 들었다고 말한다. 가끔 파열부위를 채였거나 타격에 맞았다고 이야기하기도 한다. 간혹 손상 직후에는 통증이 없거나 매우 작을 수 있으나, 보통 매우 심한 통증을 느끼게된다. 통증은 치료를 시작하면 수일 후 점차 감소하게 된다. 빠

르게 매우 큰 팽윤을 형성하는 것은 조직의 손상이 크다는 것을 의미하며 급성 염좌와 비슷한 양상으로 나타난다. 손상 받은 사지에 심각한 기능의 소실이 있다.

(3) 구조

a) 무릎관절의 구조

무릎관절은 3개의 뼈들로 구성〔대퇴골(Femur), 경골(TIbla), 슬개골(Patella)〕되어 있다.

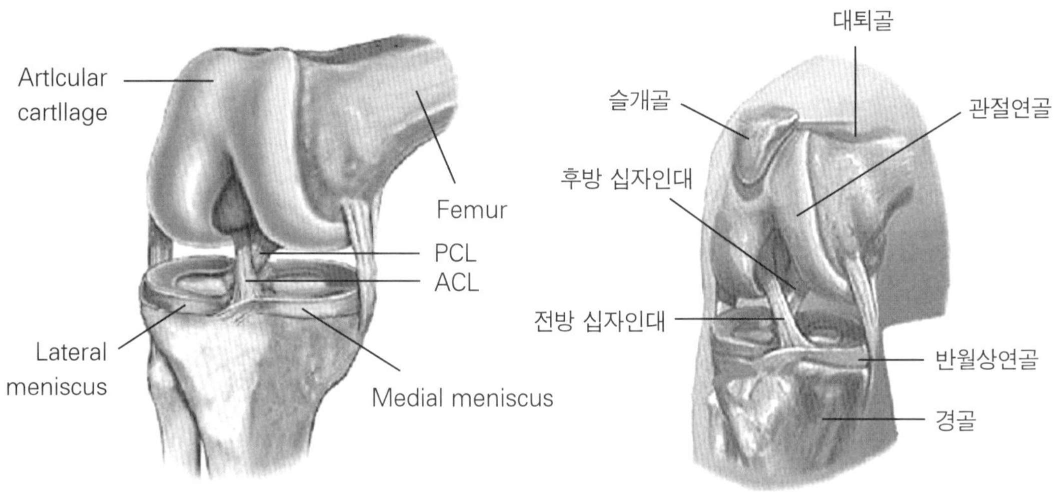

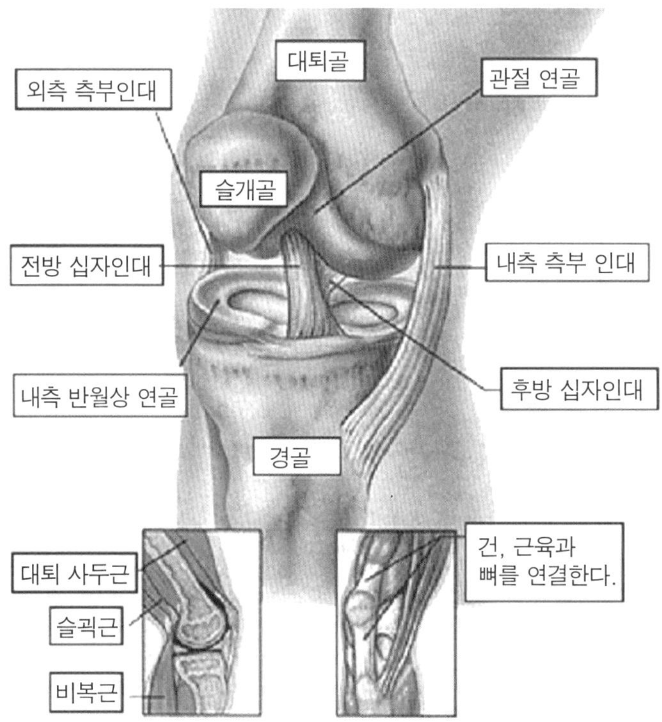

〈그림 8-1〉 전방십자인대

b) 무릎 관절연골

무릎은 관절 연골이 위쪽 뼈(대퇴골)와 아래쪽 다리뼈(경골)의 표면을 각각 3-4mm 정도의 두께로 감싸고 있다. 관절은 하중을 받으며 움직이는 곳으로 특히, 무릎과 같은 다리의 관절은 서기, 걷기, 계단 오르기 등의 일상적인 동작에 의해 체중의 몇 배나 되는 힘이 가해지는 곳이다. 보통의 속도로 평지를 걷고 있을 때, 무릎에는 순간적으로 체중의 5-7배나 되는 힘이 가해진다고 한다. 무릎은 신체의 여러 관절 중에서도 가장 강한 힘을 받는 관절인 것이다. 그러나 관절에서 연골끼리의 마찰은 도무지 인간이 만들 수 없을 정도의 적은 마찰 밖에는 일어나지 않는다고 알려져 있다.

관절 연골의 적은 마찰 계수 덕분에 하루에 몇 천번, 한 평생으로 보면, 몇 만번 무릎을 굽히고 펴고 하는데도 뼈 자체는 닳지 않게 되는 것이다.

연골은 뼈와는 달리 성분에 칼슘이 들어있지 않다. 따라서 뼈보다는 탄력성이 있고 찰고무처럼 부드러움이 있다. 연골에는 프로테오글리칸(proteoglycan)이라는 성분이 포함되어 있는데 이는 끈적끈적한 점성이 있는 물질로 단백질의 일종이다.

뼈는 피의 순환이 매우 활발한 조직이지만, 물렁뼈(연골)에는 피가 흐르지 않다.

c) 대퇴골(Femur)

대퇴(허벅지)속에 들어 있는 1개의 긴 뼈 대퇴골(Femur or thigh bone)은 인체의 뼈 중에서 가장 크고 가장 긴뼈이다. 대퇴 골두는 길고 두꺼운 대퇴 골경에 의해서 대퇴골체로부터 분리되었으며 대퇴 골체와 이루는 각도가 125° 이다.

d) 슬개골(patella or knee cap)

큰 종자골로 대퇴사두근의 건(tendon)안에 슬관절 (knee joint)이 교차하는 곳에 있다. 역삼각형 모양의 슬개골은 볼록한 전면과 오목한 후면을 가지고 있는데, 후면은 다리를 쭉 뻗었을 때 대퇴골과(femoral condyles)위에 얹혀 있다. 이 슬개골은 전방에 위치하고 표재성이므로 외부 충격에 의해 골절이 되기 쉽다. 슬개골은 대퇴골과 경골 위에 무릎에 위치하고 있으며 다리가 움직일 때, 무릎을 보호하고 근육의 지레 역할을 한다.

e) 경골(tibia or shin bone)

하퇴의 내측에 위치해 있다. 이것은 무겁고 긴 뼈로서 경골의 넓은 근위단은 과간융기(intercondylareminence)라 불리는 융기에 의해 분리된 2개의 관절과를 형성한다. 내측 및 외측 경골과(경골과 대퇴골이 만나는 부분은 평평한 면이 아니라, 2개의 면으로 만난다. 뼈의 모양을 보면 끝 부분이 둥글게 2개로 나누어져 있는데 이것을 내측. 외측과 라고 부른다)는 대퇴골의 내측과 외측과와 연결된다.

f) 비골(Fibula)

매우 가느다란 뼈로서 하퇴 후 외측에 위치한다. 비골은 대퇴골과는 연결되지 않고 체중을 받지 않는다. 그러나 족근 관절(발)의 형성에는 관여한다.

g) 연골(Cartilage)

무릎 관절의 3개의 뼈의 끝은 관절연골(articular cartilage)로 싸여져 있다.

h) 반월상 연골(Meniscus)

경골(Tibia)위의 좌 · 우측에 얹어져 있는 것은 반월상 연골(Meniscus)이라 부르며, 경골과 대퇴골 사이에 초승달 모양의 원형판으로 나눠진다. 이 연골의 역할은 충격에 의한 무릎 쇼크를 흡수, 분해하며 무릎 관절이 매끄럽게 움직이는 것을 돕고 신체의 무게를 받는 경골에 쿠션 역할을 한다.

i) 활막성 관절(synovial joint)

인체 대부분의 관절이 활막성 관절(synovial joint)이며 자유롭게 움직일 수 있는 특성이 있다. 활막성 관절에는 관절연골(articular cartilage), 관절낭(articular capsule), 활막(synovial membrane) 그리고 활액(synovial fluid)으로 구성된다.

이와 같은 자유스러움 때문에 가동관절(diarthrosis)이라고 하며 이와 같은 관절 운동에 약간의 제한함이 있다는 것을 의미한다. 이 관절의 또 다른 특징은 관절강 (무릎내부:뼈와 피부 사이)에 액체가 차 있다는 것이다. 관절을 이루는 양골단(뼈끝의 둥근 2개의 모양)은 한쪽이 볼록하며 한쪽은 오목한 것이 보통이고 이들의 표면 즉, 관절면은 대체로 얇은 초자성 연골로 된 관절연골로 덮여 있다.

j) 관절강(Articular cavity)

양자를 연결하는 결합조직은 골막의 계속으로 관절부를 둘러싸서 관절낭이 되고, 이 관절낭에 둘러싸인 공간을 관절강(articular cavity)이라고 하며 관절운동에 윤활 역할을 하는 소량의 활액이 차 있다. 대퇴골과 경골이 상대하는 관절면은 관절강 내에서 십자형으로 교차하는 강한 2개의 인대 즉, 전방십자인대와 후방십자인대로 단단히 연결되어 있다.

(4) 십자인대

a) 전방 십자인대(Anterior Cruciate Ligament)

전방 십자 인대는 외측 대퇴골의 내측면의 후상방에서 기시하여, 경골의 과간 부위에 부착되며 약 20° 외측으로 비스듬히 주행하는 인대다. 전방 십자 인대의 길이는 약 38 mm, 폭은 약 11mm 이며, 전내측과 후외측 2개의 큰다발로 구성되어 있다. 전내측 다발은 슬관절이 굴곡 시, 후외측 다발은 신전 시 팽팽해지게 된다. 전방 십자 인대의 주 기능은 대퇴골에 대하여 경골이 전방 이동되는 것을 방지하는 것이며, 그외 과신전의 방지 및 경골의 회전을 제한하는 기능도 담당하고 있다.

- ACL은 대퇴골에 비하여 경골을 멀리 앞쪽을 향하여 움직이는 것을 담당한다.

- 경골이 너무 멀리 움직이게 되면, ACL은 파열될 수 있다.
- ACL은 슬관절이 신전되었을 경우 맨 처음으로 팽팽하게 되는 인대인데, 이 한도를 넘어서 힘이 가 해지거나 과신전되면 파열될 수 있다.
- 이와 같이 인대가 파열될 경우 펑하는 소리를 내며 파열될 수도 있으며, 슬관절의 불안정감을 초래할 수도 있다.
- MCL와 ACL의 손상은 흔히 볼 수 있다.

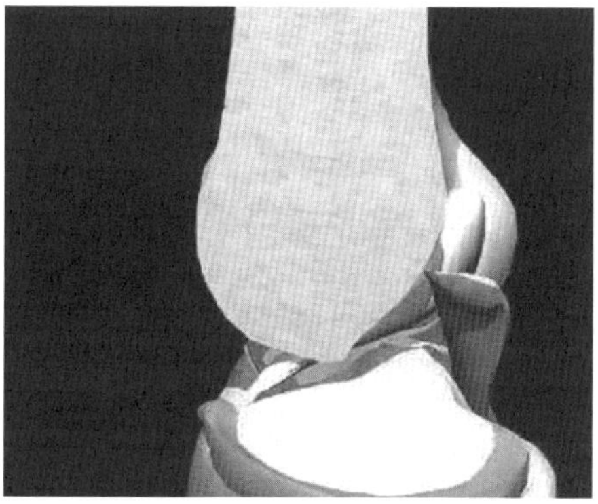

〈그림 8-2〉 전방십자인대

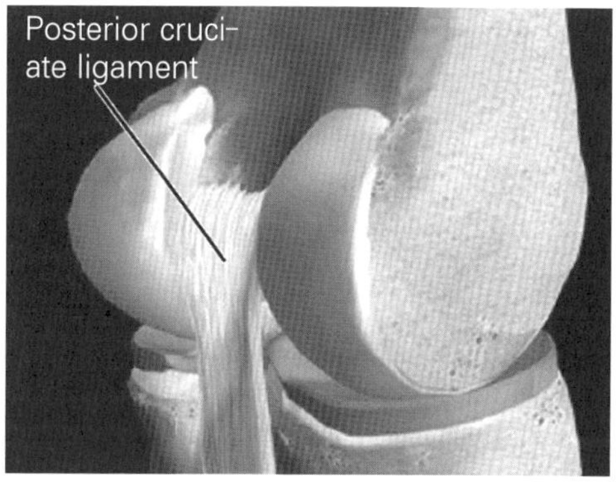

〈그림 8-3〉 후방십자인대

b) 후방 십자인대(Posterior Cruciate Ligament)

후방 십자인대는 내측 대퇴골 과의 외측면의 후방에서 기시하여 거의 수직으로 주행하여 경골 과간의 후면에 부착하는 인대로써 길이는 약 38 mm, 폭은 약 13 mm이고, 전외측 다발과 후내측 다발로 구성되어 있다. 후방 십자 인대의 기능은 경골이 대퇴골에 대하여 후방 이동되는 것을 방지하는 것이다. 후방십자인대는 전방십자인대와 함께 무릎관절의 나사 회전 운동(screw home movement)에 필요하며 무릎관절의 내 · 외전의 안정성에 중요한 역할을 한다. 무릎관절은 골 구조상 안정성이 부족하여 무릎관절 주위의 인대 근육과 건으로 보강되어 그 안정성을 유지하고 있다.

후방십자인대의 일차 기능은 경골의 후방 안정성을 유지하는 것으로서, 특히 무릎관절 굴곡이 증가할수록 후방 십자인대의 역할이 증가한다. 후방 십자인대는 무릎관절의 후방 중심부위에 특히, 회전운동의 중심축으로 작용하여 정상 무릎관절 운동에서 필수적으로 중요한 역할을 하며 무릎관절의 과도한 신전을 방지하고, 대퇴골이 경골의 후방으로 전위되는 것을 방지하는 후방 안정성에 아주 중요한 인대이다.

(5) 측부인대

a) 내측측부인대(Medial Collateral Ligament)

바깥과 안쪽으로 꺽이는 것을 제한하며 대퇴골의 내측과에서 전방은 경골에 후방은 내측반월에 부착한다. 인대는 뼈와 뼈를 이어 주는 강하고, 탄력이 있는 조직이며 안정성을 제공한다.

b) 외측측부인대(Lateral Collateral Ligament)

외측 측부 인대는 대퇴골 외 상과에서 시작하여 비골골두에 부착되는 둥근 건모양의 인대로서 슬관절이 신전된 상태에서 내반력(전방에서 볼 때 슬관절을 내측으로 꺽어지게 하는힘)에 대하여 주된 안정성을 제공하는 중요한 구조물이다.

이외에도 슬관절의 외측 안정성에 관여하는 구조물이 있는데 장경대, 대퇴이두건과 슬와건이며, 이상의 4 조직들은 외측 안정성을 유지하는 중요한 구조물이므로, 외측 사중 복합체라 부른다.

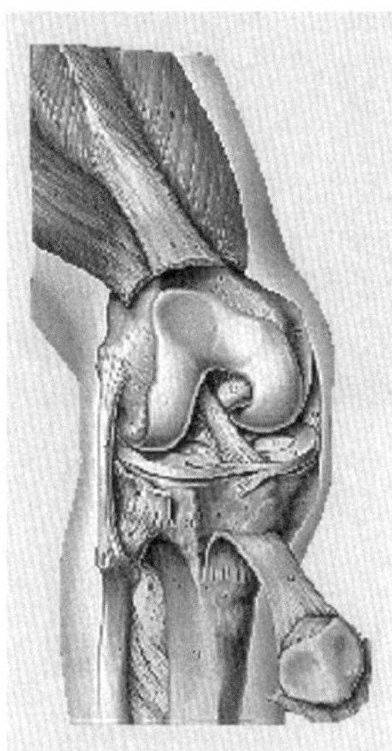

〈그림 8-4〉

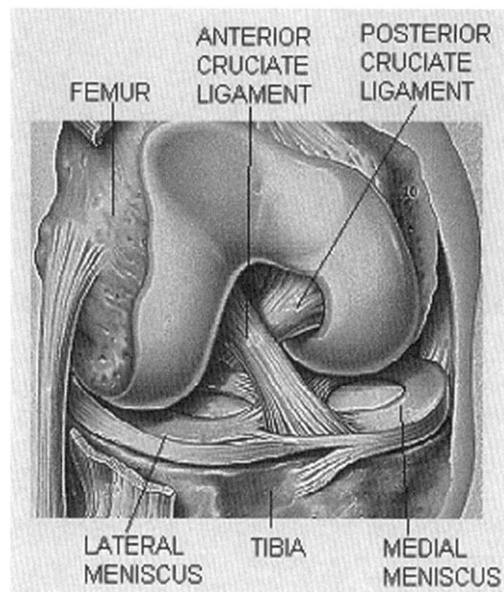

〈그림 8-5〉

(6) 인체역학적 구조

슬관절의 일차적인 운동은 굴곡과 신전이며 약간 굴곡 한 상태이며 내회전과 외회전이 있다. 이 운동들은 슬관절 축의 변화에 따라 일어나고, 하지에 체중부하를 할 수 있도록 한다. 또한 슬관절은 전방과 혹은 후방으로 경골 혹은 대퇴가 변위(displacement)를 할 수 있으며 내반(vanus)과 외반(valgus) 힘에 의해 내전(abduction)과 외전(adduction)을 할 수 있다. 그러나 이 운동들은 슬관절의 기능 중 한 부분이라고 고려할 수 없지만, 슬관절의 운동성(mobility)과 안정성(stability) 사이를 절충하는데 굉장한 역할을 한다. 정상적으로 굴곡된 슬관절 내에서 일어날 수 있는 작은 정도의 AP 변위와 내반/외반 힘은 관절면의 불일치(incongruence)와 인대탄력성(ligamentous elasticity)의 변화를 일으킨다. 이러한 운동(motion)들의 크기는 개인차가 다양하며 같은 개인이라도 좌 · 우측이 다르다.

슬관절의 기능은 굴곡-신전이 근육의 작용에 의한 회전 및 활주(glide) 중에 일어나고, 또한 관절면과 인대에 의한 방향이 결정되는 까닭에 다차원적인 기능을 가진다. 반월판골들은 그러한 모든 운동에 관여하며 이들 구조물들 중 어느 것이라도 손상을 받을 수 있으며 통증과 기능 장애를 유발할 수 있다. 슬관절은 우선 경골이 대퇴골 과(femoral condyle) 위에 서 후방으로 활주함으로써 굴곡이 시작되게 된다. 후방 십자인대가 이러한 활주 현상에 의해 팽팽해지게 됨에 따라 경골은 앞에서 기술되었던 축을 중심으로 점진적인 내회전을 시작하게 된다. 반월판 연골들은 경골과 함께 움직이게 되는데 이들은 항상 대퇴골과 경골사이의 일정한 공간에 위치하게 된다. 경골은 측부 인대들의 이완으로 인해 회전을 할 수 있게 된다. 신전근 기전으로 작용하는 대퇴사두근들은 초기에 감속하는 힘을 제공하면서 작용을 하게 된다. 완전 굴곡은 경골의 후방면이 대퇴골과에 충돌이 되면서 십자인대와 측부인내들이 다시 팽팽해지면서 끝나게 된다.

슬관절의 신전은 대퇴 사두근들이 활성화되면서 경골이 대퇴골 과에서 외회전을 하며 전방으로 활주함으로써 가능하게 된다. 이러한 신전 운동 동안에 후방에 위치하는 슬개건들은 감속 근육들로 작용하게 된다. 이러한 슬관절의 단순한 분석은 모든 조직들이 생리적으로 정상인 상황에서 모든 동작들이 잘 조화된 신경 - 근육계 작용의 일환임을 나타낸다.

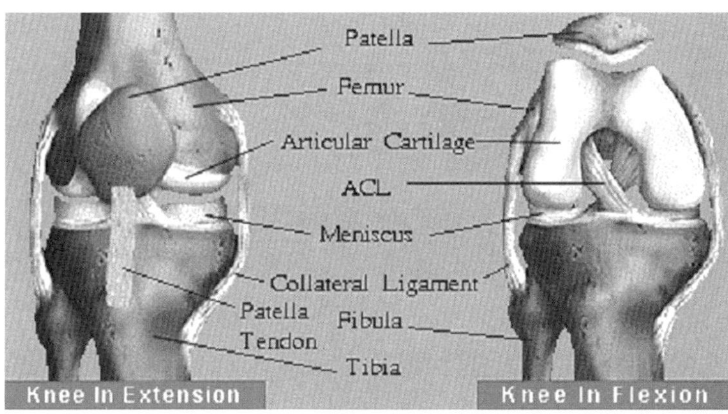

〈그림 8-6〉

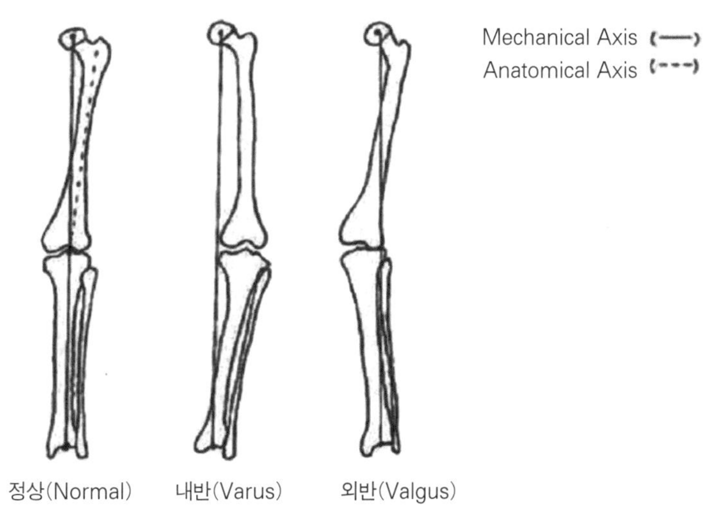

〈그림 8-7〉

2) 원인

a) 전방십자인대 손상의 원인

전방십자인대(그림 8-8)는 슬관절의 내부에 위치하며, 관절의 전방 전위를 막아주는 중요한 구조이다. 전방십자인대가 파열된 상태에서 오랜 시간이 경과되면 반복되는 관절의 비정상적 전방 전위(그림 8-9)에 의해 관절 사이에 위치하는 반월상연골이 파열되고, 관절연골이 비정상적으로 마모되어 퇴행성 관절염이 발생된다. 그러므로 전방십자인대 손상은 조기 진단 및 치료를 요한다.

전방십자인대는 거의 대부분의 경우 운동 중의 외상에 의해 손상되며, 외력에 의해 슬관절이 뒤틀리거나 그와 동시에 내외측 또는 전방으로 심하게 꺾이는 경우 발생된다. 스키, 축구, 농구, 배구, 럭비 등과 같은 운동 시 점프 후 착지할 때, 빠른 스피드에서 갑자기 멈추거나 방향을 바꿀 때, 상대방 선수와의 충돌 시 발생하기 쉬우며 그 외에 교통사고에 의하여 발생하는 경우도 많다.

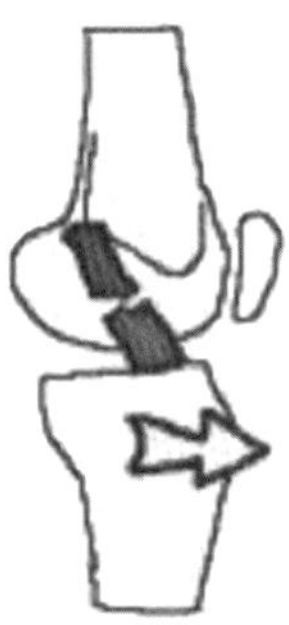

〈그림 8-8〉

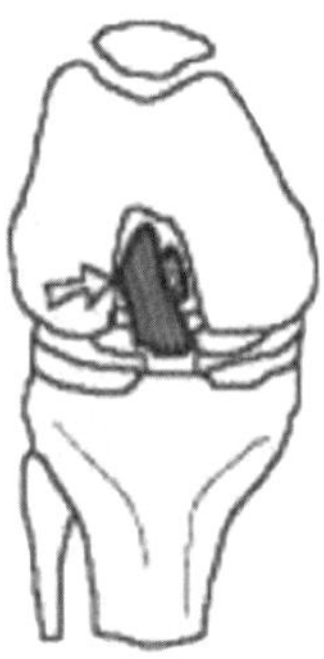

〈그림 8-9〉

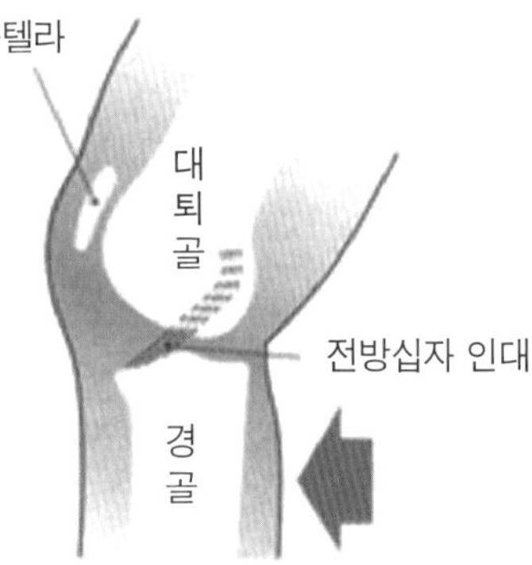

〈그림 8-10〉 전방십자인대 손상

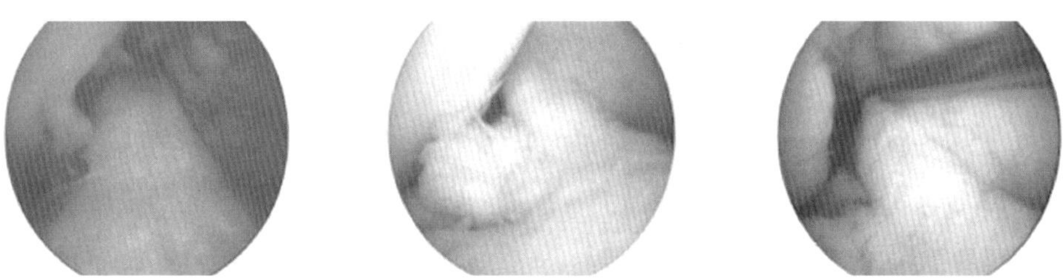

정상 전방십자인대 파열된 전방십자인대 윗쪽이 떨어진 인대

〈그림 8-11〉

- 주된 원인은 운동경기와 관련된다.
- 특히 농구에서와 같이 발을 땅에 붙인채 몸을 빠르게 방향을 바꾸는 동작을 하는 경우.
- 축구에서도 발을 땅에 붙이는 동작과 빠르게 방향을 바꾸는 동작 그리고 신체 접촉의 위험을 복합적으로 가지고 있으므로 ACL 손상을 일으킬 수 있다.
- 활강에 있어 장딴지 위쪽까지 올라오는 스키 구두를 착용한 이후 ACL손상의 한 원인이 되고 있

다. (낙상 시 발생하는 힘들을 발목이나 하지보다는 무릎 쪽으로 가하게 되기 때문)

- 특히 무릎이 강하게 꼬이거나 과신전되었을 경우 다발한다.
- 남자운동선수보다 여성운동선수가 이러한 인대손상을 많이 보인다.(여성 슬관절의 해부학적 구조의 차이와 여성호르몬-에스트로겐에 기인하여 여성의 인대가 강하지 못하기 때문)

b) 후방십자인대 손상의 원인

손상의 원인은 무릎이 강제적으로 삐게 되었거나, 굽어졌을 때 손상을 입게 되며 파열될 수 있다. 인대 손상은 교통사고나 과격한 운동으로 빠르게 움직이다가 무릎을 부딪칠 때, 뛰다가 갑자기 멈출 때, 경골과 대퇴골에 붙어있는 후방십자인대가 뒤쪽으로 밀리게 되어 찢어지거나 끊어질 수 있다.

- 슬관절의 과신전이나 경골의 후방전위로 일어남.
- PCL 단독으로 손상 받는 흔한 방법 : 무릎을 굽혔을 때 무릎의 앞쪽에 직접적으로 충격을 가하는 방법, 예를 들어, 오토바이 사고 시 오토바이가 다른 것과 부딪혀 갑자기 정지했을 때 앞쪽 승객이나 운전사가 앞쪽으로 미끄러지면서 무릎을 앞쪽 계기판에 부딪히게 되어 대퇴골에 비해 경골을 뒤쪽으로 무리하게 움직이게 하여 PCL을 파열시킨다.
- 또한 발을 땅에 밟고 서 있을 때, 무릎을 앞에서 가격하였을 경우에도 발생함(자동차 범퍼나 축구, 미식축구 등에서 다른 선수가 무릎을 가격하는 경우).

※ 전방십자인대 손상과 비교하면 발생률은 낮음

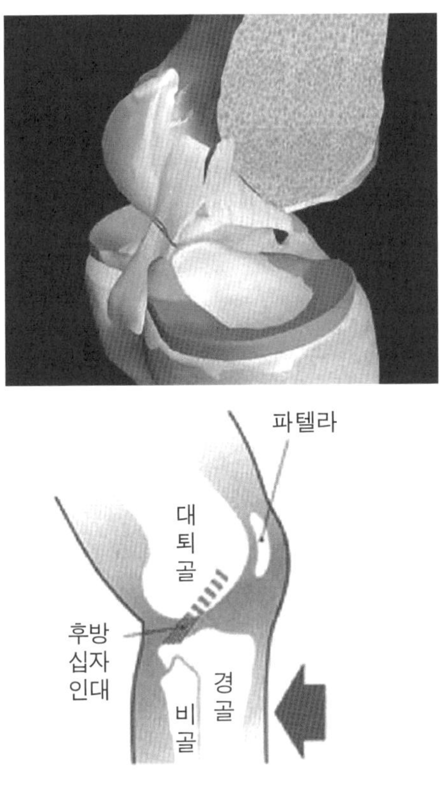

〈그림 8-12〉 후십자인대 손상

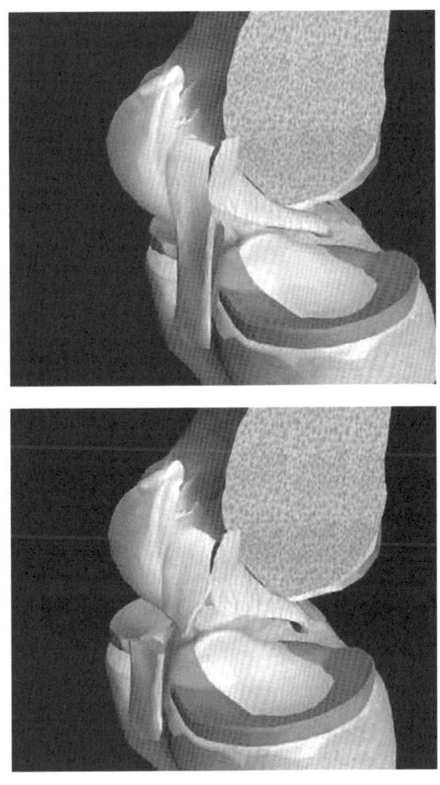

〈그림 8-13〉

c) 내측측부인대 손상의 원인

① 급성 염좌인 경우의 원인

손상받는 부위는 관절낭과 내측 반월상 연골에 부착된 인대의 관절선 부위나 대퇴골 부착부이다. 이 이유는 대퇴골에 내측으로 힘이 가해진 상태여서 고정된 발과 경골에 외전력이 가해져 손상이 일어나기 때문이다. 경골이 고정된 상태에서 대퇴골에 회전력이 가해질 경우에도 인대가 손상을 받을 수 있다. 이들 두 가지 힘이 동시에 작용할 경우 인대는 심한 손상을 받게 되고, 심하면 내측 반월상 연골까지도 손상을 받을 수 있다. 더욱 손상이 심한 경우에는 전십자 인대도 손상을 받을 수 있다. 축구나 높이뛰기 스키 등의 스포츠 활동 중에 이러한 손상이 흔하다. 간혹 수영을 하는 중에도 발차기를 너무 심하게 해서 인대에 손상이 오는 경우도 있다.

② 만성 염좌인 경우의 원인

만성염좌는 무릎을 꼬고 앉는다거나 외반슬로 걷든지 하는 사소한 손상의 반복으로 생길 수 있다. 종종 옳지 않은 발과 골반 자세가 문제를 일으키기도 한다. 또한 급성 손상 후 유연성이나 거동성을 회복하지 못한 환자에 가능하고, 활동 전 준비와 신장이 없거나 보행을 시작할 때 심한 외반력 압력을 줄 때도 가능하다.

- 내측측부인대손상(medial collateral ligament injury) : 관절외측으로부터의 외력 또는 관절의 외회전, 외전 등에 의한 외반력으로 발생, 빈도가 매우 높음.
- 다발성 손상 : 외력이 아주 강해 내측측부인대 및 내측반월상연골, 전방십자인대도 같이 손상되는 징후를 말함.
  - ▶ 운동경기 도중 손상 (스키, 미식축구 등) ∵ 하지가 측면쪽으로 힘이 가해질 때 발생되며 즉, 다른 무릎의 중앙쪽으로 혹은 다른 하지의 측면쪽으로 힘이 가해질 때 측부인대손상(Collateral Ligament Injury: CLI)가 발생됨.
  - ▶ 발을 땅에 붙이고 있는 동안에 무릎의 바깥쪽에 충격을 주면, 내측측부인대(Medial Collateral Ligament: MCL)에 압박을 가하여 인대(Ligament)의 손상을 초래할 수 있음.

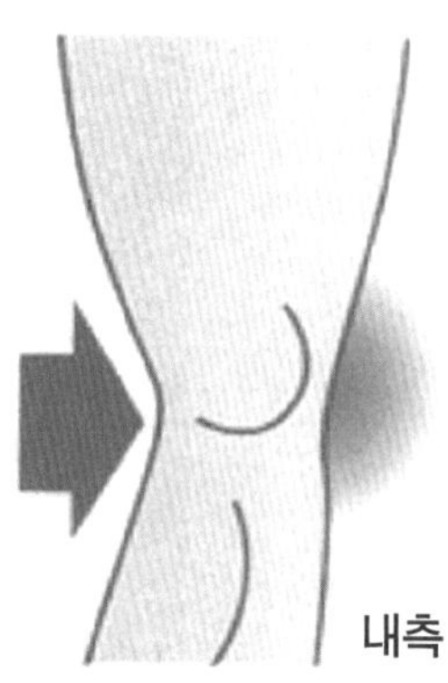

〈그림 8-14〉 내측측부인대 손상

▶ 얼음판 위에서 미끄러지는 경우, 발이 바깥쪽으로 미끄러지게 되어 하지에 손상을 입게 됨.

d) 외측측부인대 손상의 원인

① 급성염좌인 경우의 원인

이 손상은 내측 측부인대보다 드물게 나타나며 주로 내반슬에 의한다. 이는 자전거, 오토바이 사고에서처럼 옆으로 떨어졌을 때 일어난다. 심하게 비틀리면 인대가 끊어지고 내측인대도 손상된다.

② 만성염좌인 경우의 원인

급성의 경우보다 측부인대에서 더욱 잦다.

- 외측측부인대손상(lateral collateral ligament injury) : 내전, 내회전 등의 내반력으로 일어남. 슬외측은 해부학적으로 강인하고 그 기전의 빈도가 적어 내측 보다 희소함.
- 또한 단독손상보다는 십자인대나 슬관절의 후외방구조와 동반손상이 많으며 때론 비골 신경의 손상을 동반하기도 합니다.

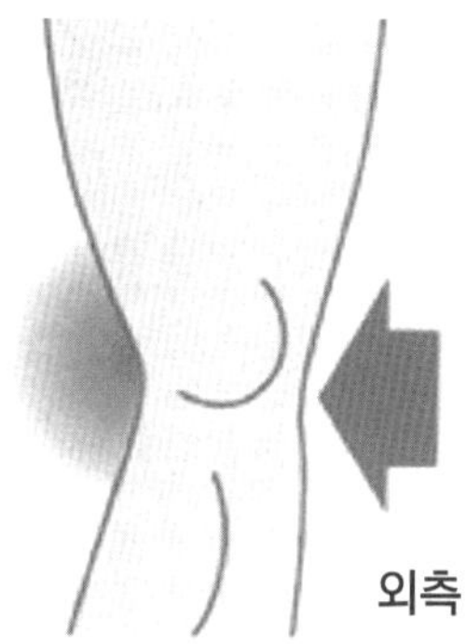

〈그림 8-15〉 외측측부인대 손상

3) 병리학적 변형

인대에는 풍부한 혈액공급이 되지 않기에 치유가 늦다. 또한 인대에는 특별한 세포가 없기 때문에 치유는 단지 섬유서 조직에 의해서만 일어난다. 완전히 파열된 인대는 봉합해 주어야하고 장시간 동안 보호해야 한다. 그렇지 않으면 섬유성 조직이 약한 결합을 함으로써 인대가 늘어나서 정상적인 기능을 하지 못하는 위험에 빠질 수 있다. 인대의 염좌도 또한 섬유성 조직에 의해 치유되는데 보호해 주어야 하는 기간은 손상의 정도에 따라서 조절해 주어야 한다. 섬유성 조직에 의한 치유는 유착을 일으킬 수 있으므로 치유기간 동안 운동의 범위를 주의 깊게 관찰하고 재활치료를 해주는 것이 매우 중요하다. 손상된 인대가 주위의 다른 구조물과 유착하게 되면 관절의 운동범위가 제약되고, 운동 시 통증을 유발하게 된다.

4) 임상적 증상

(1) 전방십자인대 손상의 증상

전방십자인대 파열 시 40%에서 무릎 내부에서 인대가 '뚝' 끊어지는 것을 느낄 수 있으며, 이후 통증으로 인하여 정상적 보행이 어려워진다. 외상 후 2-3시간이 경과되면서 슬관절내에 출혈이 되면서 무릎이 부어 오르며 이때 주사기로 뽑아보면, 관절 내 출혈을 확인할 수 있다. 슬관절 외상 시 관절 내 출혈이 있는 경우, 70%에서 전방십자인대 손상이 확인된다. 다른 인대의 파열이 동반된 경우, 통증 및 관절의 불안정성도 심하며, 손상 부위에 압통을 느끼게 된다. 인대가 부분 파열되었거나 전방십자인대만 단독으로 손상된 경우는 증상이 심하지 않아 환자가 병원을 찾지 않는 경우도 있으며, 병원에 내원한 경우도 진단되지 않아 그냥 지내다가 지속되는 만성 통증으로 후에 진단되는 경우도 있다.

- 손상직후 짧은 시간내에 무릎의 부종을 가져오게 됨(손상된 인대의 찢어진 혈관들로부터 슬관절 강내로 피가 흘러 들어오게 된 결과).
- 무릎의 불안정성(방향을 바꿀 때 불안정감과 무릎이 떨어져 나가는 것 같은 느낌).
- 초기 손상으로 인한 통증과 부종은 2-4주 후에 소실되나, 불안정성은 남아있게 됨.
- 불안정의 징후와 환자들의 무릎의 지탱여부에 대해 의문이 있을 경우 치료대상이 됨.
- 특히 오랜기간 동안 불안정감이 지속되면 초기 관절염을 유발하게 됨.
- ACL 결핍으로 인한 퇴행성관절염을 나타냄.
- 격심한 통증이 있으며 증상이 심한 경우, 무릎이 휘청거리는 불안정감을 느끼고 붓거나 무릎에 피가 고인다.

(2) 후방십자인대 손상의 증상

- ACL 손상과는 다르게 부어오른 부위로 피가 흘러 들어가지 않을 수도 있다(PCL이 슬관절 바깥쪽에 있기 때문).
- 찢겨진 인대로 인한 불안정감이 불안함을 느끼게 함(특히 무릎의 방향을 바꾸려고 시도할 때 무릎이 부서지는 것 같은 느낌을 들게 함).
- 초기 손상에 의한 통증과 부종은 2-4주 후에 소실되나 불안정감은 남게 됨.
- ACL과 같이 불안정의 증후와 환자가 무릎을 지탱 할 수 있는가에 대해 불안함을 느낄 때 치료대상 이 됨.
- 장기간의 불안정으로 인해 무릎 관절염 초기상태 유발 가능함.
- 통증, 혈종으로 기능 장애가 생김.
- 흔히 슬관절 후방 슬와부에 피하 출혈, 압통, 종창 등이 보이면, 후방 관절 낭의 손상이나 후방 십

자 인대의 경골 부착부 손상을 암시한다.

- 만성 손상인 경우 불안정성과 통증이 생길 수 있다.

(3) 내측측부인대 손상의 증상

무릎의 안쪽으로 날카롭고 갑작스러운 통증을 느끼게 된다. 가벼운 염좌의 경우 통증이 순간적으로 지나가지만, 심한 손상을 받았을 경우에는 통증 때문에 움직일 수가 없게 된다. 가벼운 손상에서는 팽윤이 생기지 않지만, 손상이 심한 경우에는 관절의 내측으로 팽윤을 볼 수 있다. 또한 대퇴-경골관절의 내측구획에 삼출액이 차게 된다. 관절이 불안정하다고 느끼게 되고, 관절이 체중을 지탱할 수 없기 때문에 걸을 수가 없게 된다. 특히 관절선 부위의 인대가 좀 더 단단하게 만져진다.

(4) 외측측부인대 손상의 증상

손상 직후에는 국소 통증, 반사성 근경련등이 나타나며, 슬관절은 굴곡하고, 보행 및 체중 부하가 어려워진다. 손상 직후 관절강내 출혈이 발생할 수 있으며, 시간이 경과함에 따라 주위 조직의 부종이 진행되어 종창이 더욱 심해지게 된다.

급성기를 지나면, 손상 부위의 자발통, 압통은 점차 소실되나 쇠약, giving way(무릎이 갑작스럽게 꺽이는 현상), 근 위축 등으로 슬관절의 불안정성이 심해진다.

만성 염좌의 경우엔 통증이 점진적으로 오며 심해지면, 활동 초기에 통증이 오고 사라지는데 시간이 많이 필요하다. 무릎의 측부에서 비골두로 확산된다. 바로 비골두의 인대부위에 압통이 생긴다. 활동을 하지 않으면 통증이 없기도 한다.

5) 진단 및 검사

(1) 전방십자인대

- 병력과 신체검진이 가장 중요한 방법.
- 급성 손상에서는 부종이 진단을 위한 지표가 됨.
- 손상 2시간 내에 보이는 긴장성 부종 - 관절내의 혈액 또는 출혈성 관절증을 나타냄.
- 손상 다음날 보이는 부종 - 염증성 반응으로 인한 부종.
- 부종된 관절에서 관절액을 채취하는 것은 좋은 진단법이며, 부종을 감소시킬 수 있다.
- 관절액 채취 시 피가 있다면, 70% 정도는 파열된 ACL의 증거가 됨.
- 초기에 슬관절 X-ray : 골절을 배제하기 위해 촬영되어야 함.

- 직접 무릎안을 보지 않고 진단하는 가장 정확한 방법 : MRI scan.
- 어떤 경우에는 관절경을 사용하여 진단하게 됨(아주 작은 섬유광학 TV 카메라를 무릎 관절에 삽입하여 슬관절 안쪽 구조물을 직접 관찰함).

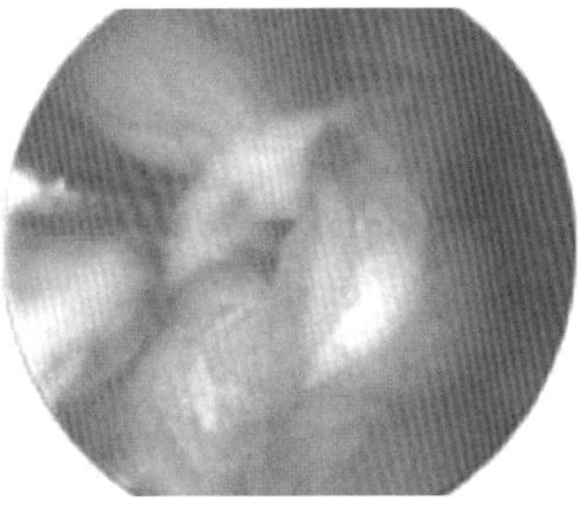

〈그림 8-16〉 전방십자 인대파열

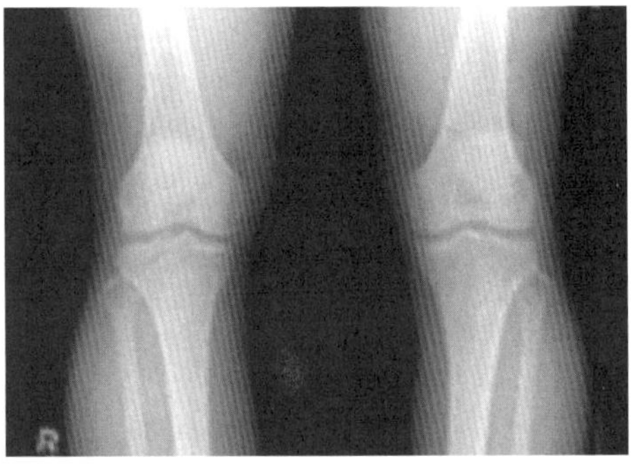

〈그림 8-17〉 전방십자 인대파열 무릎 X-ray

(2) 후방십자인대

- 병력(History)과 신체 검진(Physical examination)이 가장 중요함.
- 초기 진찰을 통해 경골이 너무 뒤로 움직였는지 여부를 구별할 수 있다(경골의 후방전위증상 등을 감별함).
- 후방 전위 징후: 급성 증상이 심한 손상 직후나, 단독 손상에서는, 때로 진단이 어려울 수 있다. 그러나 다른 인대 손상을 동반한 경우에는 쉽게 발견되며 마취 하에서 90° 굴곡위로 다리를 수평으로 거상하면, 다리 무게로 인해, 경골이 후방으로 밀리는 후방전위 징후가 나타나게 된다.
- 초기에 골절을 배제하기 위해 X-ray 검사를 실시함.
- 무릎을 직접 들여다보지 않고 진단할 수 있는 가장 좋은 방법은 MRI 스캔이다. 자기 공명영상을 이용하여 인대파열과 주위 조직의 이상유무 등을 관찰할 수 있다.
- 어떤 경우에는 관절경을 사용하여 진단하기도 함. 골절 등 부수적 손상의 유무, 인대 손상 부위와 형태를 확진하는데 도움이 된다.

(3) 측부인대

- 초기 신체검진 → 무릎 주변이나 내부에서 어떤 인대가 손상되었는가에 대한 좋은 지표가 됨.
- 몇몇 경우는 통증과 근경축이 너무 심해 어느 부위가 손상되었는지 알 수 없기도 함 (국소마취제의 주입, 관절액의 천자, 제거 등 전처리를 함).
- 의사는 무릎 부목을 착용하고 당분간 휴식을 취하도록 하며 5-7일 후에 다시 검사하자고 할 수도 있음 → 처음의 통증과 경축을 완화시키며 검사의 신빙성을 높일 수 있음 → 부종도 이 기간 동안

감소되어 검사에 도움이 되게 됨.

- 뼈의 손상가능성을 배제하기 위해 X-ray가 필요하기도 함.
- Stress X-ray → CL중 하나가 손상되었는지를 확인하는데 유용함(※ Stress X-ray는 단순평면 X-ray로 불안정하다고 생각되어지는 관절 측면을 개방할려고 할 때, 촬영되어지며 불안정감이 존재한다면, 그 측면부위 관절강의 확장을 보여주게 됨).
- 복합적인 손상(연골판 손상, ACL 손상을 포함)을 입은 증거가 있는 경우 → MRI scan.
- MRI scan → 병력, 신체검진으로 진단이 불확실하거나, CL 손상에 덧붙여 다른 손상이 의심되는 경우.

6) 의료적 치료

(1) 전방십자인대

- 초기치료 - 부종이 제거될 때까지 목발과 휴식을 취하게 함.
- 슬관절 내 혈액제거를 위해 흡인술을 사용하기도 함.

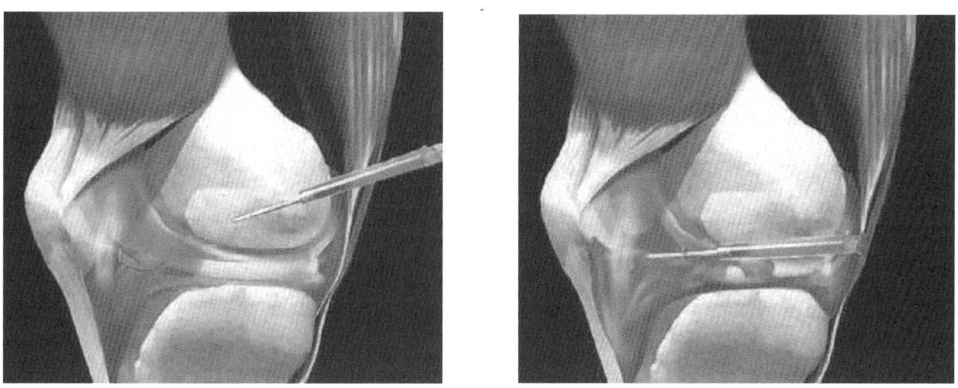

〈그림 8-18〉

- 초기의 통증과 부종이 제거되면, 물리치료를 통해 가능한 한 정상운동범위의 회복을 돕도록 해야 함.
- 무릎의 불안정 회복을 위해 ACL 보조기가 권유됨(격심한 활동을 하는 동안 무릎이 빠지는 것을 예방하여줌).
- 재건(개조) 후에도 적어도 1년 간은 보조기를 착용하도록 하며, 수술을 하는 경우에도 보조기는 좋은 방법임.

- 불안정성이 보조기나 재활프로그램에 의해서도 조절되지 않은 경우, 수술이 권유됨.
- 수술치료 - ACL을 건이나 인대 조각을 사용하여 재건함.
- 재건에 쓰이는 보편적인 건 - patellar tendon(슬개건), 2개의 슬괵근건(semitendinosis tendon : 반건양근건, gacilis tendon : 박건).
- 또한 allograft(이인자형 이식)이 사용되기도 함.
  - 이점 : 시간이 단축되며, 정상조직을 손상시키지 않아도 됨.
- 수술 후 물리치료를 통한 회복프로그램을 시행하게 되며, 적어도 6달 동안 시행된다.
- 수술 후 첫 6주에는 1주일에 3번 물리치료사에게 진찰을 받아야 한다.

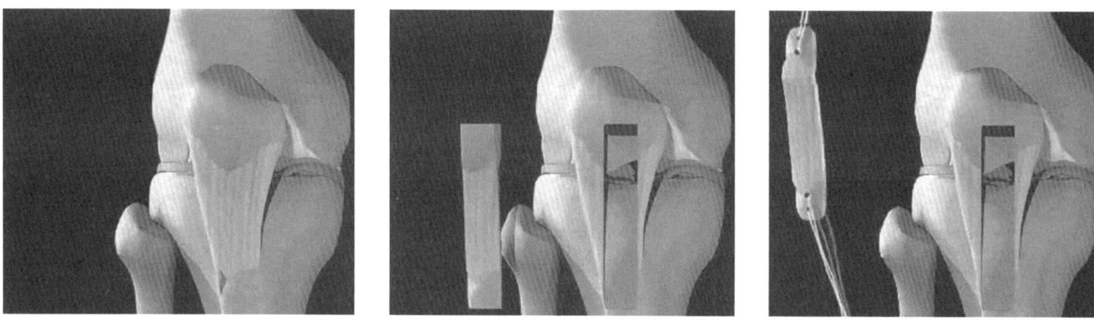

〈그림 8-19〉

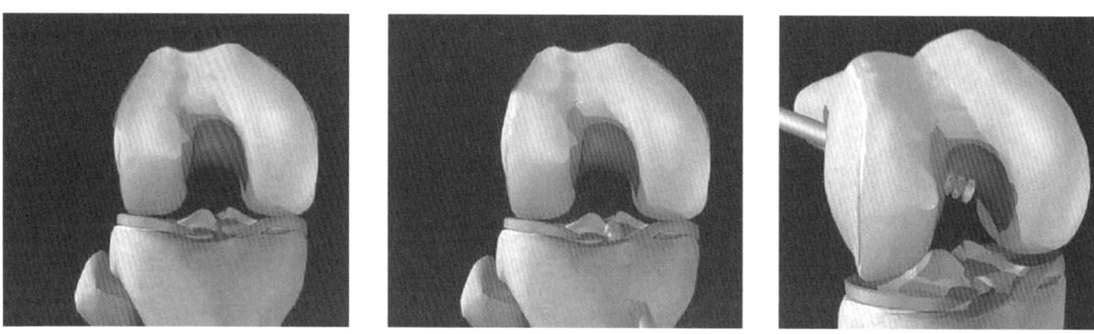

〈그림 8-20〉

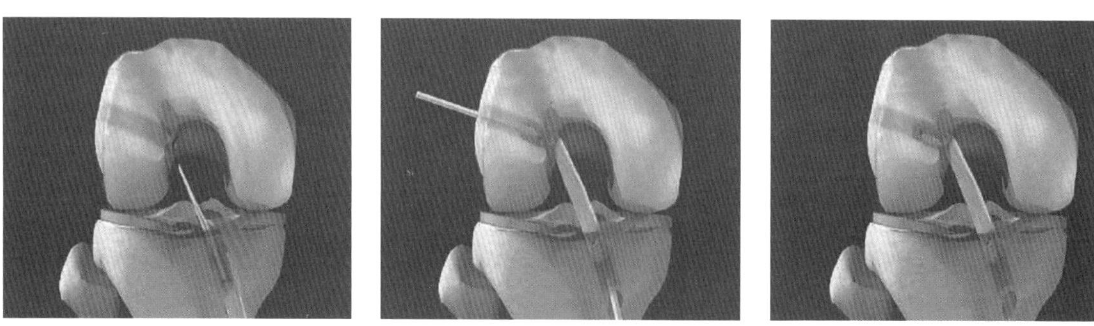

〈그림 8-21〉

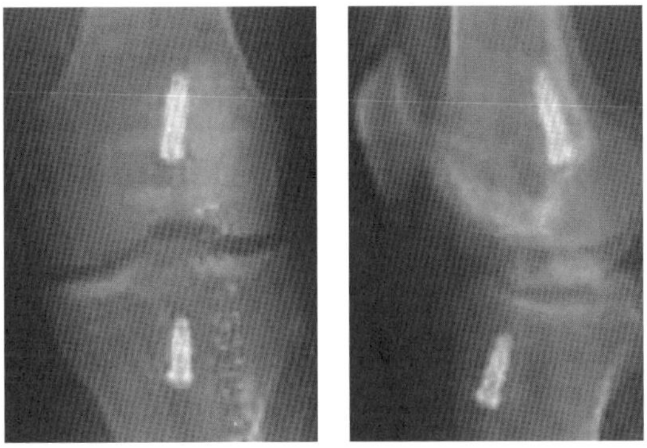

〈그림 8-22〉

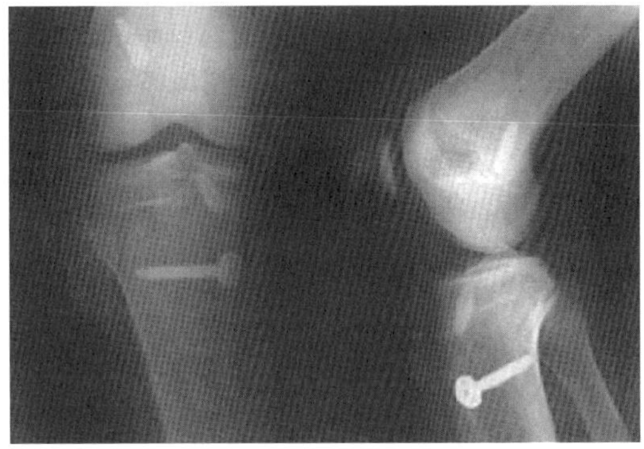

〈그림 8-23〉 전방십자 인대파열 재건술후 X-ray

(2) 후방십자인대

- 치료의 첫번째 목적 : 부종과 통증을 감소시키는 것(초기에 얼음주머니를 사용하는 것이 좋음).
- 다리 길이만한 부목과 한 쌍의 목발을 사용하기도 함(심한 압박으로부터 무릎을 보호하도록 도와주고 통증을 감소시키도록 하기 위함).
- 치료의 첫번째 목적에 도달하기 위해 물리치료를 시행하기도 함.
- 심하지 않은 경우는 회복프로그램을 통해 치료됨.
- 비수술적 치료의 관건 : 부종, 파열, 통증을 장기간 관리하는 것.
- 특히 강도 높은 스포츠나 취미활동 또한 선회하거나, 자르거나, 높이 뛰어오르는 직업을 가진 경우는 직업의 수정을 고려해 보아야 함.
- 초기 치료단계에서 휴식을 취하도록 하며, 고통스런 움직임을 피하도록 하기 위해 부목을 고정시킬 수도 있다.
- 보통 수술 회복 후 적어도 1년 간은 부목을 착용할 것을 권함.
- 부목과 회복프로그램으로도 불안정성을 치료하지 못할 경우, 수술을 권함.
- 이식에 사용되는 흔한 건 : ACL과 동일함.
- allograft도 사용 가능.
- 통증과 부종이 감소되기 시작하면 관절과 근육이 정상적으로 움직일 수 있도록 하기 위해 운동을 시작함(통증이 여전히 있을 경우에는 염증을 방지하기 위해 운동을 천천히 조심스럽게 해야 함).
- 통증이 완화되면 강한 신장을 통해 무릎이 완전히 움직일 수 있도록 하기 위해 이용될 수도 있음.
- 손상이 회복된 후에는 무릎 강화에 역점을 두어 닫힘사슬운동(closed kinetic exercise)이라고 하는 운동을 한다.
- 회복의 마지막 단계는 균형과 자기 감수체 운동이다(평평치 않거나 매우 부드러운 표면에서 서있거나 걷는 것, 한쪽 다리로 균형을 잡는 것 그리고 높이 뛰는 운동 등).

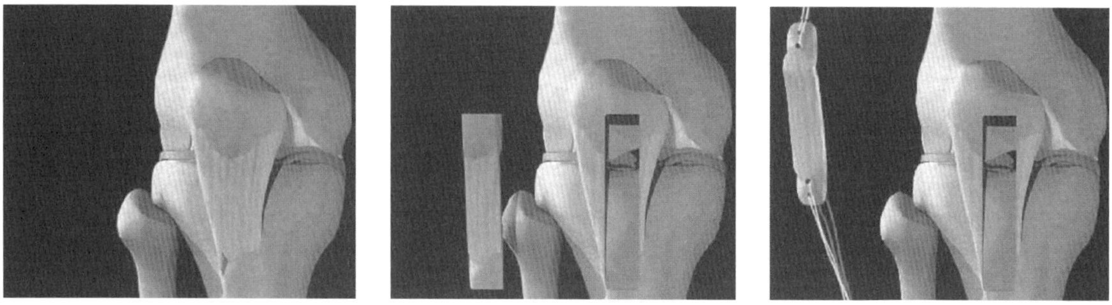

〈그림 8-22〉

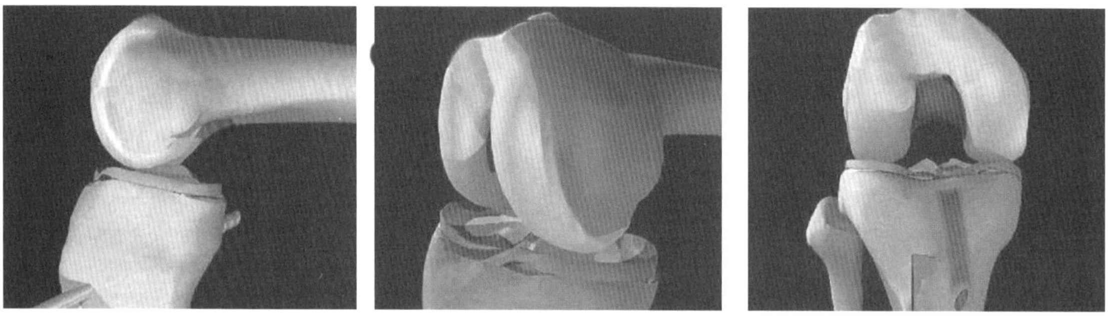

〈그림 8-23〉

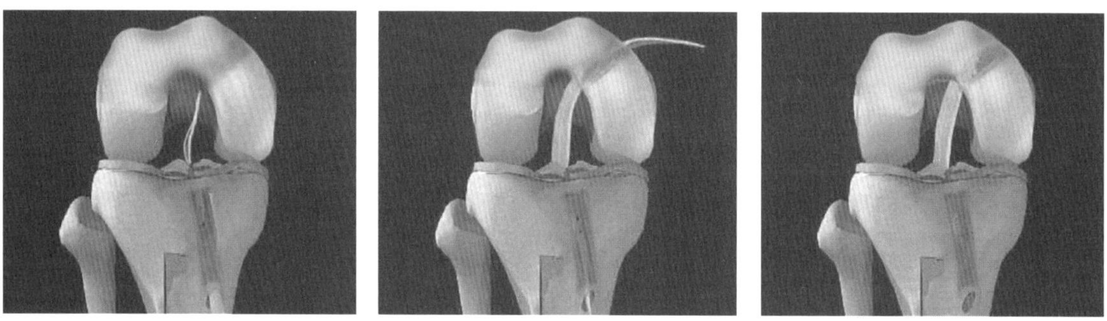

〈그림 8-24〉

(3) 측부인대

보존적 치료 조기수술 이차재건술

▶ 조기수술을 해야 하는 경우 : 인대파열이 완전하여 불안정성이 확실하거나, 십자인대손상, 반월상 연골손상 등이 동반되는 경우

→ 수술 후 5~6주간 장하지 석고 고정 후 물리치료를 시행하여 기능회복을 도모해야 함.

▶ 부목, 보조기 착용 (4-6주)

▶ 보조기 착용 → 슬관절을 굴곡하지 못하게 하며 통증이 유발되는 움직임을 피하게 해줌.

▶ LCL이나 MCL의 단독손상이 있는 경우 드물게 외과적 수술이나 재건술이 필요함.

▶ 초기 치료의 초점 → 슬관절의 염증의 감소.

→ 휴식(rest), 소염제(aspirin) → 통증과 부종의 감소.

▶ 인대 치료 후 물리치료 → 통증, 염증 제거, 운동성 개선, 힘을 되찾는데 도움이 됨.

▶ 통증과 부종이 감소된 후 → PT를 시행하여 슬관절 회복을 도와줌.

→ 운동요법시행(관절과 근육의 정상적인 운동회복을 위해).

▶ 통증이 있으면 운동은 천천히 조심스럽게 시행되어야 함(더 심한 염증방지를 위해).

▶ 통증이 사라지면 → 강한 신장을 통해 슬관절의 완전한 움직임 회복.

▶ 회복의 다음 단계 → 슬관절 주위의 근육을 강하게 하는 것.

⇒ 닫힘 사슬 운동(발을 땅에 붙인채로, 근육을 운동시키기 위해 몸을 여러 방향으로 움직이는 운동).

→ 인대의 Stress를 완화시키면서 슬관절 주위의 근육이 운동되도록 고안됨.

→ 실용적임(낮 동안에 할 수 있는 운동 → 조금씩 보행, 쪼그려 앉음, 쑥 내밈, 반쯤 무릎을 구부림).

▶ 회복의 마지막 단계 → 균형과 자기감수체(proprioception)운동.

※ 고유수용성 감각(Proprioception)

→ 신경손상이 인대손상과 동반되어 뇌로 정보를 보내지 못하는 경우, 균형과 자기감수체 운동은 신경들이 이 위치감각을 회복하도록 도와줌.

→ 서 있거나, 평평하지 못하거나, 매우 부드러운 표면위에서 걷거나, 한쪽 다리로 균형을 잡거나, 점프운동 등을 하는 것을 포함함.

▶ 다른 손상을 동반하는 경우 → 수술을 요할 수 있다.

→ 몇몇 정형외과 의사 : ACL과 MCL손상이 있는 경우 수술로 치료해야 한다고 주장.

→ 다른 의사 : MCL손상을 부목, 보조기로 치료한 뒤 ACL을 뒤에 재거해야 한다고 주장(요즘 많이 하고 있는 방법임).

▶ CL 손상으로 유발된 만성 불안정성 → 재건 수술을 요함.

▶ 재건술 유형 : 느슨해진 인대를 팽팽하게 하는 방법과 느슨해진 인대를 tendon을 사용하여 대체하는 방법.

▶ 재건술에 사용되는 건 : 슬괵근건(같은쪽 슬관절에 있는 것 사용).

7) 치료

(1) 십자인대 치료

수술 후 2~3주는 무릎을 석고 붕대로 고정시킨다. 그런 뒤 4~6주 동안 석고는 이등분하고, 물리치료를 위해 한쪽을 제거한다. 두 개의 반쪽짜리는 탄력성 붕대로 대신하거나, 뒤쪽 만을 남겨 부목으로 사용한다. 수술을 안했다면, 완전한 또한 부분적인 고정기간은 위와 동일하다. 완전고정기간 동안에는 발과 발가락 근육의 운동이 시간마다 5분씩 하게 한다. 보행 보조기로는 지팡이나 주관절 크러치를 사용한다. 석고를 떼어냈을 때, 이상적 치료는 수치료이다. 무릎의 이완을 도와주는 부력이 운동을 회복시킬 수 있고, 경골상의 대퇴사두근에 의한 강력한 전방력 없이도 교원섬유를 회복시키는 것을 돕는다. 굴곡을 방해하는 부력이 슬와근을 강화시키고, 환자의 반복된 수축운동으로 운동을 회복시켜 주기도 한다. 고관절의 힘을 유지시켜 주는 운동과 발목, 발의 근육을 강화시켜 주는 쪽으로 실행될 수 있다. 수중에서의 근육협조 운동은 프로그램초기에 환자가 손상된 다리로 지탱하게 하는 것과 함께 시작될 수 있으며 이때 다른 쪽 다리는 다른 방향으로 움직이거나 배트를 손으로 몸을 저을 수도 있다.

- 대퇴사두근과 슬와근의 협조 수축
- 자연스럽고 완전한 굴곡과 신전
- 최소화된 부종

슬와근을 점진적으로 강화시키는 프로그램은 그 다음으로 실시된다. 최종적으로 멈추고, 시작하고, 뛰어오르고, 달리고, 걷고, 그러면서 물건을 운반하고, 전체적인 몸의 균형을 잡는 등의 순환 프로그램은 개인의 요구에 따라 고안되어진다. Cybex는 슬와근과 사두근이 다른 부위의 협조근육들과 함께 작용되는 것을 관리 감시하는데 유용하다. 이런 환자에서는 비틀어짐이나 치우쳐진 긴장을 피하기 위해 근육력의 균형을 잡는 것이 중요하다.

(2) 측부인대 치료

① 내측 측부인대

급성염좌

- 손상직후

손상 직후에는 얼음수건을 대주고, 압박붕대로 감아주며 다리를 높이하여 움직이지 않게 한다. 환자의 요구가 있으면, 목발을 사용하거나 비체중부하 보행법을 사용한다.

- 이후의 치료

가벼운 손상일 경우, 압박 붕대를 1주일간 해준다. 손상이 심할 경우에는 2주간 부목을 대고, 압박붕대를 해주고, 손상의 정도가 매우 심하면 6~8주간 석고붕대를 해야 한다.

- 고정 시의 치료

운동 - 대퇴 사두근의 등장성 운동을 연습시켜야 한다. 깨어있을 때 매 시간 5회의 수축운동을 시킨다. 손상의 정도에 따라 반대쪽의 손으로 지팡이를 짚고 체중을 일부만 싣고 걷는 연습을 하거나, 양손에 지팡이를 잡거나 목발을 사용하여 걷는 연습을 매일시켜야 한다.

휴식과 다리거상 - 환자가 앉아 있을 때는 언제나 다리 전체를 받쳐주어야 하는데 다리를 높여 주는 것이 좋다. 병상에서는 환자복 등을 사용하여 다리를 올려주도록 하고, 무릎과 다리에 압력이 가해지거나 다리에 비틀리는 힘이 작용하지 않도록 해야 한다.

- 고정 후의 치료

얼음이나 간섭파 치료 또는 파동성 전자기력 치료 등으로 통증을 완화시킬 수 있다. 운동성이 회복되면, 조직에 가해지는 장력도 줄어들고 통증도 감소한다. 에플루라지 등의 통증을 감소시키는 마사지를 이용하여 부종을 감소시킬 수 있다. 만약 환자가 오랜 기간 동안 서 있거나 걸어야 하는 직업을 가지고 있다면, crepe 붕대나 Tubigrip을 이용하여 부종을 제거할 수 있다.

- 운동성

수평마찰이 인대나 대퇴골과 슬개골 상단을 연결하는 관절낭의 운동성과 유연성을 되찾는데 도움이 된다. 무릎의 비체중부하의 자유로운 능동적 신전 및 굴곡운동을 매 시간 5회씩 연습시킨다. 슬개골의 상하운동이나 대퇴골에 대한 경골의 전후운동을 회복하기 위해서는 관절가동화운동을 하는 것이 좋다. 마지막 단계로 다리를 굴곡시킨 상태에서 내회전을 시키는 운동이 필요하다.

- 강도

대퇴사두근과 슬굴곡근의 강도를 조심스럽게 관찰하면서 점점 늘여나가야 한다. 이때 주위의 다른 근육들의 강도를 잘 살펴서 근육의 힘에 부조화가 생기지 않도록 해야 한다. 근육의 강도를 관찰하는 방법으로 cybex 등 반복측정이 가능한 방법을 사용한다.

- 걷기 재교육

무릎이 완전히 펴지며 보행 보조기를 제거한다. 장딴지 근육의 강도를 유지하여 걷거나 뛰거나 달리거나 착지할 때, 밀기를 할 수 있는 힘을 유지하는 것이 좋다. 건측 다리가 앞이나 뒤 또는 옆으로 나갈 때 손상된 발쪽으로 균형을 잡는 연습을 통하여 손상된 다리의 정상 기능을 회복시킬 수 있다. 유용한 운동에는 손상된 다리로 서거나 공을 손상된 쪽의 발과 정상 쪽의 발로 교대로 차는 것 등이 있다. 발로 밀치고 나갈 때, 무릎에 자연적으로 가해지는 외반력이 심해지지 않도록 하는 것이 중요한데 이 외반력에 의해 인대의 만성염좌를 일으킬 수 있다.

- 최종 재활

이는 개인에 따라 다양하다. 환자가 규칙적으로 운동에 참가한다면, 다른쪽 다리의 75% 정도의 강도를 회복했을 때 훈련과 운동으로 복귀해야 한다, 공휴일에만 운동하는 환자에게는 운동하기 전에 식이요법을 가르치고, 재발을 극소화시키게 하는 일반적인 적응을 일러주는 것이 중요하다.

만성염좌

- 수평마찰

신전 시 무릎의 표면 수직섬유나 굴곡 시 심부 후측 섬유에 적용되어 유연성을 회복시켜 준다. 시행이 정확하다면, 고통 없이 움직이는 폭은 즉시 확대된다. 때로는 마찰이 문제를 완치시킬 수도 있다. 초음파는 반흔 조직의 가동화에 적합하고 마찰 전에 사용되기도 한다.

- 운동

대퇴사두근의 점진적인 강화가 적합하고, 이는 무게 지탱으로 가능하다. 만약 검사에서 내측광근이 특히 약하다면, 고유수용성 신경근 촉진술이 쓰일 수 있다.

- 평균대

평형훈련은 인대가 외반력에 대해 무릎을 안정시키는 주된 구조물이어서 필요하다. 그러므로 발의 자세교정과 평형잡기는 안정성 향상과 다리가 꺾어지는 것을 막아준다.

- 지지

환자가 테니스, 골프나 무릎에 간장을 주는 활동을 한다면, 인대를 강화시키는 무릎 보장구는 문제가 없어질 때까지 치료에 많은 도움을 줄 것이다.

- 재발 방지

환자는 자세가 주는 긴장을 피해야 한다. 여기에 내측 종족궁을 알맞게 받쳐주는 신발 등이 포함될 것이다.

- 운동

• 누움 : 적당히 무릎과 고관절을 구부리고.
• 엎드려 누움 : 적당히 무릎을 구부림.
• 엎드려 누움 : 한쪽다리- 발가락을 세게 사두근 단련, 다른 다리로 반복.
• 낮은 벽돌에 한쪽 발로 섬 : 무릎과 고관절을 폈다가 구부림.
• 선자세 : 사두근을 팽팽하게 함.
• 앉은 자세 : 무릎, 고관절, 발목을 약간 구부림, 발가락을 당게 하고 뒷꿈치를 당게 함.

② 외측 측부인대

- 얼음

얼음조각을 인대 위에서 움직여 통증을 경감시킨다.

- 휴식

환자는 기전적인 비정상이 완치될 때까지 심한 운동을 피해야 한다.

- 수평마찰

적합할 수 있다. 일반적으로 시술부위는 비골의 연결부.

- 관절 가동화

근위 경비골 관절에 대한 전후의 수동 움직임은 종종 통증을 덜고, 무릎운동에서 매우 중요하다.

- 그 밖의 치료

장경골 밴드가 당기기가 초음파와 함께 적당하다. 대퇴이두근을 당기는 것이 신전/내전/외회전 형태의 다리에서의 무릎 굴곡과 PNF 느린 역전의 예처럼 필요할 수 있다.

〈 테이핑 요법 〉

1번 반창고는 넓적다리와 정강이 전면에서 측면까지 감는다. 무릎을 조금 앞으로 구부린 위치에서 내측, 외측에 2,3번과 같이 고정시킨다. 마지막에 4번 반창고로 보강한다.

※ 고정 후 냉습포제를 아픈 부위에 부착하면, 더욱 효과가 있다.

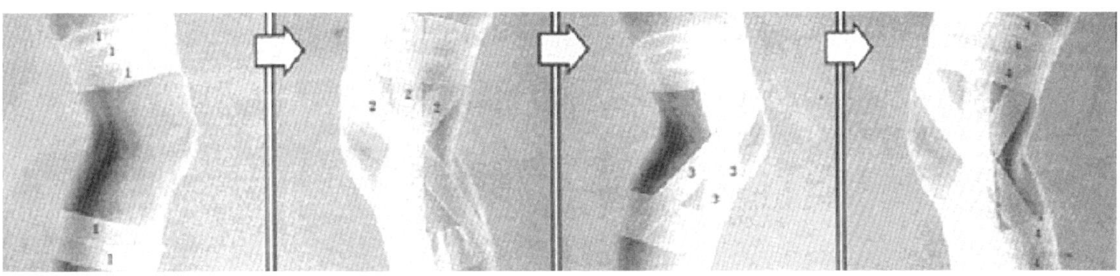

◎ 내측인대 문제 시

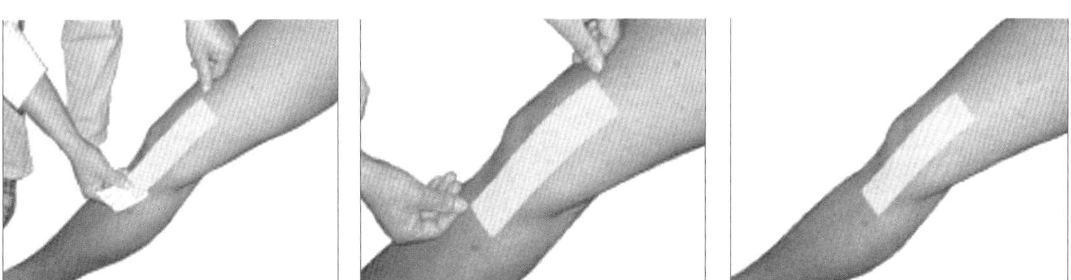

◎ 외측인대 문제 시

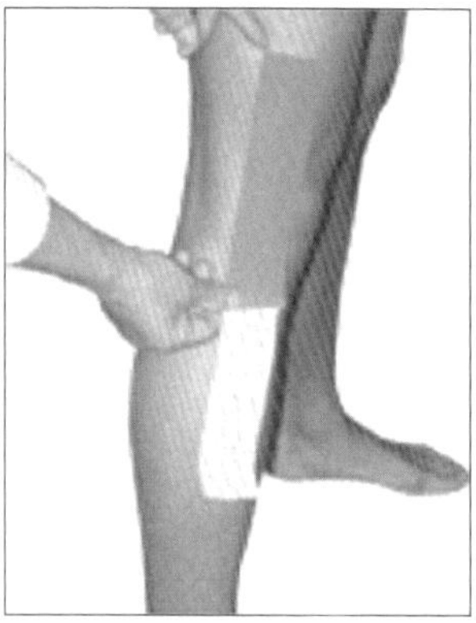

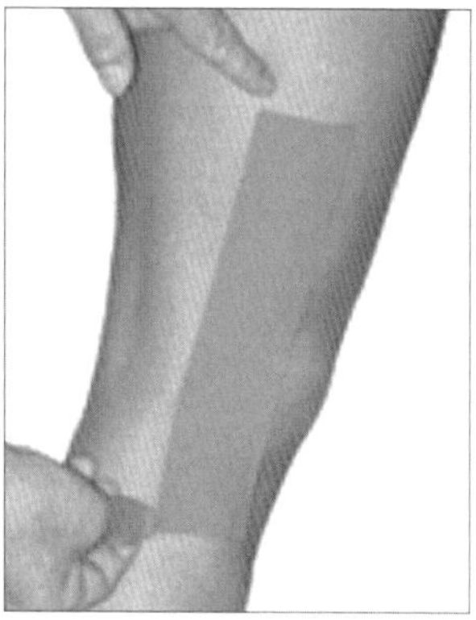

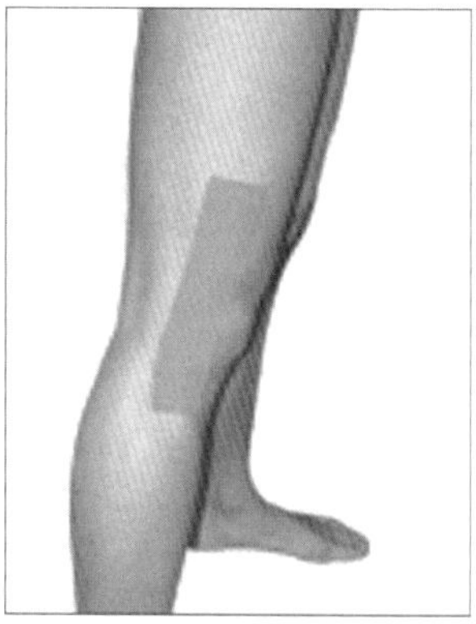

◎ 무릎 전방의 통증 시

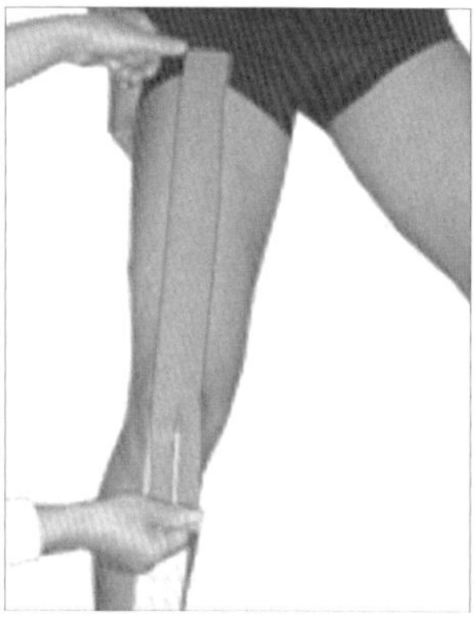

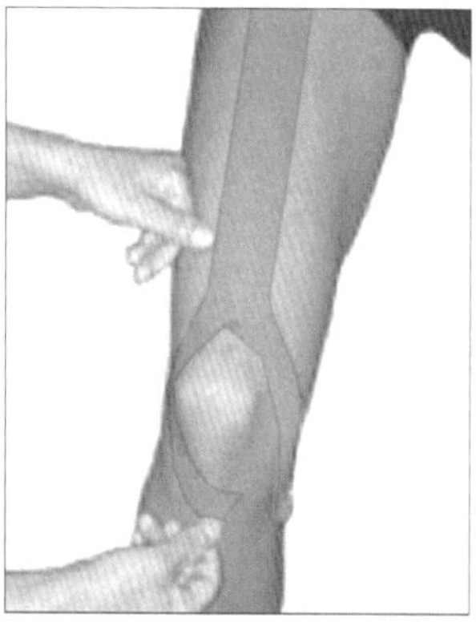

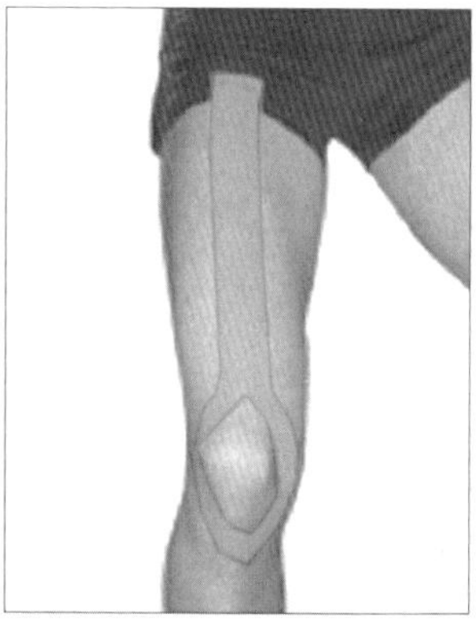

〈 운동요법 〉

전방인대손상

a. 다리를 쭉 펴고 앉으세요.

천천히 손상 받은 쪽의 무릎을 굽혀 발뒤꿈치를 최대한 가슴 쪽으로 끌어당기세요.

처음 위치로 하세요. 20~30번 반복하세요.

b. 다리를 쭉 펴고 엎드리세요.

손상 받은 다리의 무릎을 굽혀 발뒤꿈치가 엉덩이에 닿게 하세요.

5초간 유지한 뒤 처음 위치로 하세요. 10번씩 3번 반복하세요.

c. 늘어나는 줄을 이용한 운동

문에서 약 3피트 떨어진 거리에 앉으세요.

손상 받은 쪽의 발목에 줄을 묶고, 반대쪽은 문에 묶으세요.
무릎을 구부려 다리를 의자 쪽으로 최대한 움직이세요.
천천히 처음 위치로 하세요. 10번씩 3번 반복하세요.

d. 정상 체중 부하 자세로 서세요.
발뒤꿈치를 들어 발가락으로 서세요.
5초간 유지하세요. 10번씩 3번 반복하세요.

e. 머리,어깨,등을 벽에 기댄 자세에서 발을 어깨 넓이로 벌리고, 벽에서 발이 한발자국 정도 앞으로 나오게 서세요.
대퇴부 사이에 베개나 공을 놓으세요.
거의 의자에 앉는 자세가 될 때까지 쭈그리세요.
대퇴부가 지면과 평행이 되기 전까지 쭈그리세요. 10초간 유지하세요.
천천히 처음 위치로 일어서세요. 20번 반복하세요.

내측측부인대손상

a. 다리를 쭉 펴고 앉으세요.
천천히 손상 받은 쪽의 무릎을 굽혀 발뒤꿈치를 최대한 가슴쪽으로 끌어 당기세요.
처음 위치로 하세요. 20~30번 반복하세요.

b. 무릎을 90°로 구부리고, 무릎 사이에 베개를 놓고, 발바닥은 지면에 닿는 자세로 누우세요.
베개를 5초간 누른 뒤 처음 위치로 하세요. 20번 반복하세요

c. 손상 받은 다리는 쭉 펴고, 건강한 다리는 발바닥이 지면에 편평한 상태에서 무릎은 약간 구부린 상태로 누우세요.
손상 받은 다리를 통증이 없는 범위 내에서 쭉 들어올리세요. 지면에서 6-8인치 정도 들어올리세요.
3 - 5초간 유지한 후 천천히 내리세요 10번씩 3번 반복하세요.

d. 손상 받은 다리쪽으로 누우세요.
손상 받지 않은 다리는 구부려서 손상받은 다리 앞에 오게 하고 발바닥은 지면에 닿게 하세요.
손상 받은 다리를 지면에서 15-20cm 정도 들어올린 후 천천히 내리세요. 10번씩 3번 반복하세요.

e. 다리를 쭉 펴고 엎드리세요.
손상받은 다리의 무릎을 굽혀 발뒤꿈치가 엉덩이에 닿게 하세요.

5초 간 유지한 뒤, 처음 위치로 하세요. 10번씩 3번 반복하세요.

f. 머리,어깨,등을 벽에 기댄 자세에서 발을 어깨 너비로 벌리고 벽에서 발이 한발 자국 정도 앞으로 나오게 서세요.
거의 의자에 앉는 자세가 될 때까지 쭈그리세요.
대퇴부가 지면과 평행이 되기 전까지 쭈그리세요. 10초간 유지하세요.
천천히 처음 위치로 일어서세요. 20번 반복하세요.

g. 늘어나는 줄을 이용한 운동
발을 뻗고 앉은 자세에서 줄을 발등에 묶으세요.
물론 반대편 줄은 견고한 곳에 묶으세요.
발목을 얼굴쪽으로 당기세요. 10번씩 3번 반복하세요.

h. 발을 뻗고 앉은 자세에서 줄을 발등에 묶으세요.
반대편 줄은 손으로 잡으세요.
천천히 발목을 지면으로 숙이세요.
처음 위치로 하세요. 10번씩 3번 반복하세요

i. 발을 뻗고 건강한 다리가 손상 받은 발목 위로 오게 하세요.
손상 받은 발에 줄을 묶고 건강한 발바닥을 돌아오게 하세요.
반대편 줄은 손으로 잡으세요.
손상 받은 발을 안쪽, 위쪽으로 향하게 하세요.
처음 위치로 하세요. 10번씩 3번 반복하세요.

j. 양 발을 쭉 뻗고 앉으세요.
손상 받은 발에 줄을 묶고 양발을 8자 모양으로 돌아오게 하세요.
손상 받은 발을 바깥쪽, 위쪽을 향하게 하세요.
5초간 유지하세요. 10번씩 3번 반복하세요.

외측측부인대

a. 다리를 쭉 펴고 앉으세요.
천천히 손상 받은 쪽의 무릎을 굽혀 발뒤꿈치를 최대한 가슴 쪽으로 끌어당기세요.
처음 위치로 하세요. 20~30번 반복하세요.

다리를 벌리고 누우세요.
손상 받은 다리를 가능한 멀리 바깥쪽으로 벌리세요.
처음 위치로 하세요. 10번 반복하세요.

손상받은 다리는 쭉 펴고 건강한 다리는 발바닥이 지면에 편평한 상태에서 무릎은 약간 구부린 상태로 누우세요.
손상받은 다리를 통증이 없는 범위 내에서 쭉 들어올리세요.
지면에서 6 - 8인치 정도 들어올리세요.
3 - 5초간 유지한 후 천천히 내리세요 10번씩 3번 반복하세요.

다리를 쭉 펴고 엎드리세요.
손상받은 다리의 무릎을 굽혀 발뒤꿈치가 엉덩이에 닿게 하세요.
5초간 유지한 뒤 처음 위치로 하세요. 10번씩 3번 반복하세요.

머리,어깨,등을 벽에 기댄 자세에서 발을 어깨 너비로 벌리고 벽에서 발이 한발자국정도 앞으로 나오게 서세요.
거의 의자에 앉는 자세가 될 때까지 쭈그리세요.
대퇴부가 지면과 평행이 되기 전까지 쭈그리세요. 10초간 유지하세요.
천천히 처음 위치로 일어서세요. 20번 반복하세요.

8) 예후

무릎 인대 손상이 어느 하나의 단독으로 있을 때에는 보존적 요법만으로도 좋은 결과를 얻을 수 있다. 그러나 결과가 좋지 않을 경우 이때는 수술적 치료를 고려해야 한다.

치료 후 완전 운동 제한이 없어지고, 통증, 압통, 불안정성이 없을 때와 근력이 85~90%가 회복되면 운동을 시작한다(경우에 따라 많은 차이가 있지만, grade I, II 손상 시에는 약 4-6주 재활 치료, grade III 손상 시에는 약 8~12주 재활 치료 후 운동 시작) .

치료를 해도 통증이 증가하고, 계속 부어 있거나 운동의 제한이 있을 때는 반월판이나 그 밖의 다른 손상을 의심해보아야 한다.

(1) 위험성 및 합병증

모든 수술은 감염이나 혈관 및 신경손상의 합병증 위험성이 약간 있다. 더욱이 반흔조직이 형성될 수 있으며, 후에 치료를 요할 수 있다.

(2) 수술 후

2~3일 입원이 요구된다. 우선적으로 관절의 안정이 요구되지만, 당신은 의사에게 관절의 뻑뻑함을 최소화시키기 위해 가벼운 운동을 요구할 수 있다. 배액관을 달고있는 경우라면, 그것은 당신이 퇴원하기 전 제거될 것이다.

(3) 수술 후 초기 회복

전방십자인대손상이나, 내측십자인대 손상 후 의사는 물리치료사의 안내 하에서 재활을 시작하고 집에서도 계속 시행할 수 있도록 계획을 세워준다. 재활치료의 형태는 손상의 정도, 수술의 형태 및 활동으로 돌아가고자 하는 환자의 목적에 달려있다. 환자의 초기 회복의 목표는 환자가 안락하면서도 치료의 속도를 향상시키는데 맞춰져있다. 환자가 천천히 재활을 시작하는 경우, 점진적으로 활동적인 육체활동이 서서히 진행될 것이다.

(4) 통증 및 부종을 줄이는 법

의사는 환자의 관절을 서서히 움직이고, 관절로부터 서서히 액체를 배액시키는 지속적인 수동적인 운동(CPM)을 사용할 수 있다. CPM 기계는 병원에서나 집에서 사용이 가능하다. 냉찜질이나, 하지거상, 진통제 등의 약제 등이 또한 쓰일 수 있다.

(5) 보행훈련 및 목발

수술 후, 환자는 비정상적인 보행인 절뚝거림을 시도할 수 있다. 목발을 이용하여 정상보행을 다시 시도해봄으로써 당신의 관절은 더 낫게 작용할 수 있다. 의사가 환자에게 어느 정도의 무게를 다리에 실어야할지 충고를 해준다.

(6) 운동범위를 향상시키는 법

관절이나 슬개골의 운동성을 증가시키는 운동은 반흔조직의 형성을 감소시킬 수 있다. 이러한 운동이 없이는 관절의 강직이 발생하기가 쉽다.

병원에서는 물리치료사가 이러한 운동을 시작하도록 해주며, 차후 환자로 하여금 집에서도 계속해서 이러한 운동이 지속되도록 한다.

(7) 추적관찰

의사의 방문을 통해 환자의 상태, 옷매무새 정돈, 및 감염 같은 합병증 여부 등이 기록되게 된다.

수술 후 장기적인 회복

: 환자가 다리를 수술 전 상태의 활동성으로 되돌리기 위한 지도가 필요하다. 먼저 수개월간 물리 치료사를 규칙적으로 방문해서 운동계획에 대한 안내를 받는다. 치료말기엔 다리의 힘 및 유연성을 유지할 수 있는 방법에 대한 조언을 받도록 한다.

(8) 힘을 증가시키는 법

환자의 인대가 수술로 복구되었건, 재건되었건, 완전히 예전 같지는 않다. 환자의 근육에 재강화가 요구되는 시기가 된다. 특별한 운동을 통해 비복근을 강화시키면서 인대를 보강해서 재손상을 막는데 도움을 얻도록 한다.

(9) 유연성 증강

신전근의 유연성을 증강시킨다. 다시 튀는 것 없이 운동을 유지시키기 위해 천천히 하도록 한다. 통증의 유발 없이 근육에 약간의 견인만 느껴지도록 해야 한다.

(10) 스포츠를 위한 준비

공식적인 재활계획 말기에 물리치료사는 특별한 활동을 자극하는 운동을 추천하며, 특별한 스포츠로 돌아가기 위한 준비를 하게된다.

예를 들면, 스키어는 측굴운동을 준비하게 되고, 축구선수는 팔자운동 같은 달리기 패턴을 함으로써 도움을 얻게된다.

(11) 생애의 운동

재활계획엔 시작과 끝이 있다. 그러나 무릎을 보호하고, 힘을 유지하는 것은 평생해야 할 과제이다. 때때로 과도한 운동 시 지지대가 필요할 수도 있다. 힘을 요하는 경우, 좋은 무릎인대 강화규칙에 대해 물리치료사에게 문의를 요청할 수 있다.

활발한 걸음걸이를 위한 지지

: 올바른 치료와 재활과 힘입어 무릎인대 손상 후 활동적인 생활패턴으로 대개 다시 돌아갈 수 있다.

많은 경우에 있어서, 무릎을 지지하고, 힘을 쓰게 되는 가능한 한 많은 일을 행하고자 하는 경우, 선택적인 스포츠 선택도 가능해지며, 활기찬 보행에 지지대로써의 무릎에 대한 신뢰가 생기게 될 것이다.

참고문헌

1. 정형외과학회 5판. 정형외과학. 최신의학사.
2. Cynthia C. and others (1992). Joint Structure and Function. F.A. DAVIS Comany.
3. Thomson A. and others (1993). 타이디 질환별 물리치료. 고문사.
4. Dos Winkel(1997). Diagnosis and Treatment of The Lower Extremities. Aspen publisher.Inc.
5. David J. Magee(2002). Orthopedic physical assessment. W.B. Saunders company.
6. Schenck. Multiple Ligamentous injuries of the knee in Athlete. American Academy of Orthopaedic Surgeons.
7. Rene Cailliet.M.D(1977). Soft Tissue Pain and Disability. I.A. Davis Company.
8. Williams. Gray' s Anatomy. Churchill-livingstone.

제 9 장 발꿈치힘줄염(ACHILLES TENDONITIS)

1) 소개 (anatomical and biomechanical structure)

(1) 정의

발꿈치힘줄(achilles tendon)은 비복근(gastrocnemius)과 가자미근(soleus)의 건(tendon)이 모여 공통의 건을 이루어, 종골(calcaneus)의 후면 상방에 붙어서 형성된다. 이는 인체에서 가장 강력하고 제일 큰 건 중의 하나이다. 주행 도중 발꿈치힘줄은 약 90° 정도 꼬이는데, 처음에 근위부 외측에 있던 섬유가 건의 깊은 곳을 지나서 원위 내측에 종지한다. 이 건은 족관절(ankle joint)을 강하게 족저굴곡(plantar flexion)시켜 인체를 들어올리고 운반하는 역할을 한다. 얇고 만져지지 않는 족척근(plantaris)이 아킬레스의 내측으로 주행한다. 발꿈치힘줄이 완전히 파열될지라도, 이 건은 언제나 완전히 손상되지 않는다. 발꿈치힘줄은 정상적으로 잘 보이고, 그 전체 길이(5-7cm) 동안 잘 만져진다.

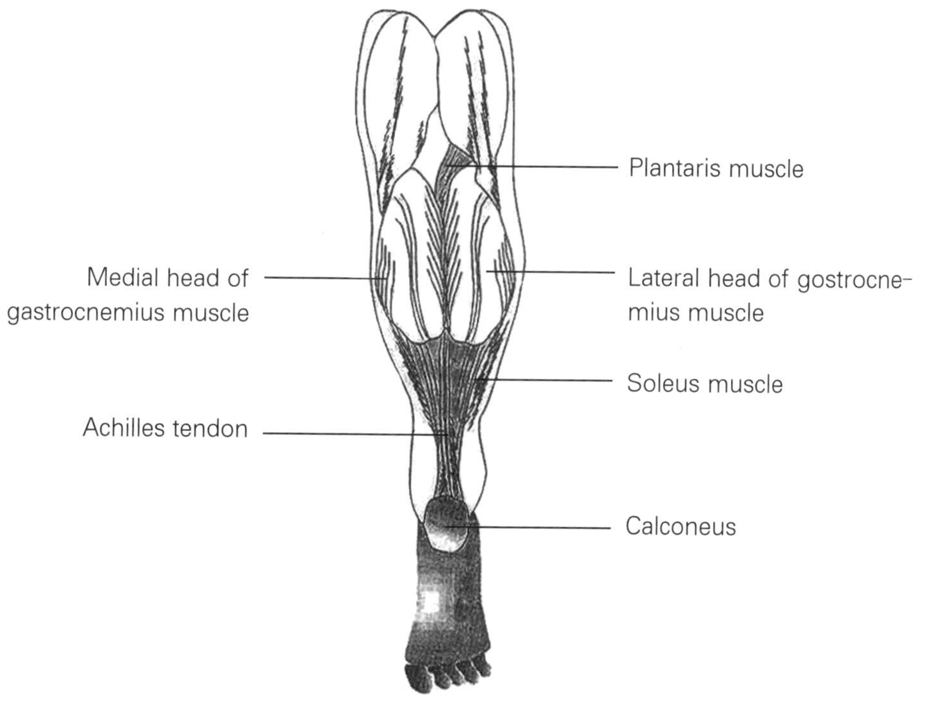

〈그림 9-1〉 발꿈치힘줄 (후면)

발꿈치힘줄의 병변은 거의 대부분 발, 무릎, 고관절, 자세변화와 같은 작은 생역학적 변화의 결과로 발생한다. 아킬레스 건염은 종골의 건 부착부위 또는 근위부(몸통쪽)쪽으로 4-5cm 부위의 건에 염증이 생기는 것으로, 주로 달리기 선수에서 문제가 발생하고 운동선수들에게 자주 발생한다고 하여 '올림픽 질병(Olympic disease)' 이라고 불리운다.

발꿈치힘줄이 손상 시에는 건을 양측에서, 앞쪽과 뒤쪽에서, 그 부착부에서 촉진하여야 한다. 촉진은 완전히 이루어져야 하는데 이 건의 한측이 언제나 작은 부분이 되기 때문이다.

발꿈치힘줄에 문제가 있는 가장 아픈 부위를 촉진할 때, 근섬유에 횡으로 촉진하는 것이 매우 효과적이다. 때때로 건의 종으로 촉진하는 것은 통증을 유발하지 않는다. 건의 내측, 외측 날을 촉진하는 것은 무지와 시지 사이에 횡적인 움직임으로 시행된다. 전체 건은 종골 바로 근위부로부터 근육건 접합부까지 이런 방법으로 평가될 수 있다. 발은 신전된 상태로 놓아야하며 이 건이 신전된 상태로 유지될 수 있다.

이 건에 앞 내측 혹은 앞 외측 면에 촉진하는 것은 중지 끝으로 전박부를 회외한 후 시행되어져야 한다. 건의 전면에 보다 잘 접근하기 위하여 다른 손의 무지로 발꿈치힘줄의 내 · 외측을 만져지는 방향으로 누른다. 발목은 족저굴곡 상태로 해놓으며 이 자세가 건을 이완시킨다. 병변부위가 건의 앞, 원위부, 종골근위부에 있다면, 앞에 언급한 방법으로는 촉진이 되지 않을 수 있다. 병변은 단지 간접적인 방법으로 인해 도달될 수 있다. 이런 경우 발은 족저굴곡 상태를 유지하고, 이완된 건을 양 사지로 횡으로 움직이면서 종골방향으로 압력을 준다.

또한 이러한 방법으로 발꿈치힘줄 하 활액낭이 눌리게 될 수 있다. 활액낭에 국소마취제를 주사함으로서 통증을 일으키는 부위가 활액낭인지 건의 앞, 원위부인지 구별하는데 도움이 될 수 있다. 건의 뒷면은 거의 이환되지 않는다. 발목을 신전시킨 상태로 이러한 부위는 무지와 시지의 끝으로 촉진될 수 있다. 발꿈치힘줄의 건골 부착점은 종골결절 원위부 1/2지점이다. 부착점에서 건은 내 · 외측 방향으로 펼쳐나간다. 촉진하는 동안 발목은 다시 신전하고, 무지의 끝을 사용하여 주행하는 근섬유에 횡으로 촉진한다.

(2) 유형

Phillip Parle에 의하면, 발꿈치힘줄염은 4가지로 구분한다.

a. 건 주위 조직염(Paratendonitis): 건주위조직에서 염발음이 느껴진다.
b. 증식성 건염(Proliferative Tendonitis): 건의 방추형 비후를 야기시키는 건 조직의 과부하에 대한 급성 반작용 반응을 말한다.
c. 퇴행성 건염(Degenerative Tendonosis): 만성적으로 되풀이 되어 건의 이전 구조를 회복하지 못하고 항상 부하에 민감한 반응을 보인다.
d. 섬유부착부 건염(Enthesis Tendonosis): 종골의 건 부착부위에 염증이 생긴다.

Curwin과 Stanish에 의하면, 발꿈치힘줄염의 임상적 등급은 다음과 같이 구분한다.

등급 1: 통증은 없으며, 정상적인 기능수행을 한다.
등급 1: 무리한 활동시에만 통증이 있으며, 정상적인 기능수행을 한다.
등급 3: 1~2시간 후에 등급 2 정도의 통증이 나타나며, 약간 감소된 기능수행을 할 수 있다.
등급 4: 활동하는 동안과 활동 후에 통증이 있으며, 다소 감소된 기능수행을 할 수 있다.
등급 5: 활동하는 동안과 힘쓸 때 통증이 있으며, 상당히 감소된 기능수행을 할 수 있다.
등급 6: 일상생활을 하는 동안에 통증이 지속되며, 기능수행이 불가능하다.

2) 원인

원인은 내인성과 외인성 인자로 나눌 수 있다. 이러한 몇 가지 질병소인 인자들이 발꿈치힘줄통을 일으킬 수 있는 확률을 높이게 된다.

a. 내인성 인자(Endogenous Factors)

① 발꿈치힘줄의 정지 부위에서 3-6 cm 상방부위에서 혈관공급의 부족
② 하지의 생역학적 이상; 가장 흔한 원인은 보행 중의 과회내(excessive pronation)
③ 근육의 가동성(flexibility) 결핍과 긴장(tightness)
④ 과운동(overexertion)으로 인한 근육의 피로
⑤ 고관절, 슬관절, 하지, 족부의 좌우 비대칭
⑥ 내번, 내반 손상 등으로 인한 거골하 복합체의 과운동성
⑦ 정상보다 적은 경골 외염전
⑧ 고족궁 족부(high-arched foot)
⑨ 강직무지(hallux rigidus)같이 제1 중족골 부위의 이상이 있어 보행 주기 상, 입각기가 족부의 외측에서 너무 많이 일어날 때
⑩ 제한된 고관절 내회전

b. 외인성 인자(Exogenous Factors)

① 부적합한 신발
② 익숙지 않은 지면(울퉁불퉁함, 딱딱함, 언덕길 등)
③ 경기 전 부족한 준비운동이나 스트레칭
④ 훈련방법의 잘못(갑자기 증가된 운동기간, 과도한 보폭, 속도나 강도의 갑작스런 변화 등)
⑤ 나이와 체중

3) 병리학적 진행

아킬레스 건통은 발꿈치힘줄과 주위의 염증성, 퇴행성 이상으로 부분파열까지 일으킬 수 있다. 특히 단거리 달리기 선수나 달리기를 훈련의 일부로 하는 운동선수들에서 발생하는 과사용의 문제이다. 갑작스런 염좌(violent strain)는 발꿈치힘줄이나 장딴지근육을 손상시키는 원인이 될 수 있다. 이것은 달리기(running)나 전력으로 질주할(sprinting) 때와 같이 근육이 강하게 수축될 때 일어날 수 있다. 점프 후 지면에 착지 시, 발이 올라가도록 하게하며 이것은 또한 손상을 야기할 수 있다. 염좌(strain)는 근육이나 건의 다른 일부분에 영향을 미칠 수 있다. 예를 들어, 염좌는 근복에 일어날 수도 있고, 발꿈치힘줄 과 근육이 결합하는 부위(musculotendinous junction)에서 일어날 수도 있다. 만성적인 과사용은 발꿈치힘줄에서 변화를 일으킬 수 있을 뿐만 아니라, 건의 퇴행(degeneration)과 비후(thickening)를 야기시킬 수도 있다(그림 9-2).

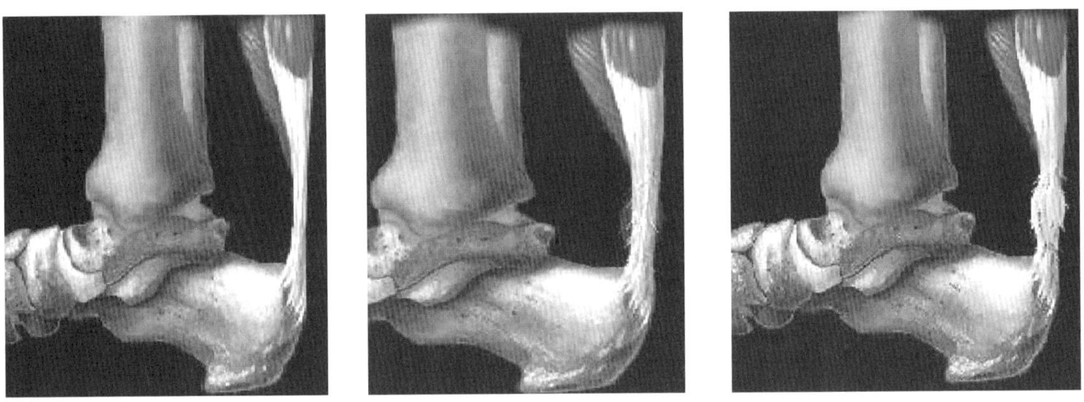

〈그림 9-2〉 발꿈치힘줄의 퇴행(degeneration)과 비후(thickening)과정

발꿈치힘줄통을 일으킬 내 · 외적 인자들의 구체적인 설명은 다음과 같다.

a. 과회내

달리기를 할 때는 발꿈치 외측 부위가 먼저 착지하고 나서 거골하 관절에서 외반이, 중족 관절에서 회내, 외전이 일어나게 된다. 과회내라는 용어는 이러한 일련의 동작들이 입각기에서 너무 오래 지속하게 되어 발꿈치힘줄의 내측의 비정상적인 신장이 일어나게 된다. 경골은 입각기 동안 비정상적으로 오랫동안 내회전되어, 슬관절이 신전될 때 급격한 외회전을 하게 된다. 이렇게 해서 발꿈치힘줄에 비정상적인 염전력이 작용하게 된다. 발꿈치힘줄의 혈류공급 부족 지역에서의 이러한 염전력은 기존의 소량의 혈액마저 밖으로 내보내게 작용한다. 이러한 현상을 "짜내기(wring out)"현상이라 하고, 견부의 극상근에서의 "짜내기(wring out)"현상과 유사하다. 혈류의 감소는 건에서의 조기 퇴행성 변화를 일으킬 수 있는데, 대개의 경우에 있어 이 같은 과정은 특별한 증상을 유발하지 않는다. 그러나, 자연발생적 파열이 일어날 수 있다. 대부분의 발꿈치힘줄 파열 환자들에 있어서 파열 이전에 증상을 호소한 적이 없다.

과회내 때문에 족부는 회외위치로 너무 늦게 진행된다. 적절한 시기에 회외 위치가 되어야 발끝들림(toe-off) 때 족부를 안정화시킬 수 있다. 그러므로, 과회내는 히퇴삼두근을 포함하는 족부 안정화 근육의 활동을 증가시킬뿐만 아니라, 발끝들림에서 거골하 관절의 불필요한 동작도 유발하게 된다. 장비골근 건은 발끝들림 때 내측 족궁을 더 이상 고정할 수 없게 되고, 거골하 관질의 움직임을 더 크게 만들게 된다.

b. 회내보행

회내보행에서는 발뒤축 접지(heel-strike)와 전체 입각기가 발바닥의 내측에서 일어난다. 회내 보행의 원인은 다음과 같다.

① 대퇴골과 경골의 과도한 외회전
② 외반성 종골
③ 외반성 경골 등이 있다.

발꿈치힘줄에서의 회내보행의 결과는 다음과 같다.

① 족부가 회내 상태에서 착지한다. 거골하 관절, 중족 관절의 완충성 외반-회내 동작이 일어나지 않는다. 이렇게 되면 발꿈치힘줄이 과사용된다.
② 회내 상태에서 접지하므로 발꿈치힘줄의 내측부의 과도한 신장이 발생한다.
③ 전체 입각기에서 회내 상태를 유지하므로 안정적인 회외 상태에 결코 도달할 수 없다. 그러므로 발끝들림(toe-off)시 거골하 관절의 움직임이 생기므로 또 다시 발꿈치힘줄의 내측부 신장이 발생한다.

c. 회외보행

회외 보행에서는 족부가 외측으로 착지한다. 그러나, 이어지는 완충성 회내 동작이 일어나지 않는다. 전체 입각기가 발바닥의 외측에서 일어난다. 발꿈치가 지면에서 떨어질 때, 족부는 제5 중족 골두를 중심으로 회전하여 족부의 내측으로 체중 부하가 이동하게 된다. 발끝들림은 엄지발가락의 내측에 과도한 부하를 주면서 이루어지게 된다.

회외 보행의 원인은 다음과 같다.

① 전족부 외반이나 제1 중족골의 저측 굴곡(이 두 가지 변형이 전족부의 내번으로 충분히 보상되지 않았을 때, 보상의 나머지는 거골하 관절에서 일어나게 된다)
② 거골하 관절이나 중족 관절에서 외반-회내 방향으로의 과도한 동작
③ 하지 길이의 차이(짧은 쪽의 족부가 회외한다)

발꿈치힘줄에서의 회외보행의 결과는 다음과 같다.

① 완충작용의 부재로 인한 과사용
② 발끝들림의 끝부분에 제5중족 골두를 중심으로 회전하면서 후족부에 갑작스러운 외반-외전 동작이 발생하므로 발꿈치힘줄의 내측부의 비정상적 신장이 발생한다.

d. 신발

걷거나 달리는 지면 또는 달리는 방식에 부적합한 신발은 문제를 일으킬 수 있다. 예를 들어, 과회내하는 또는 회내 보행을 하는 사람에게 있어 내반 쐐기(varus wedge)가 없거나 부족할 경우, 아킬레스 건 손상을 일으킬 수 있다. 신발의 바닥이 너무 딱딱하면, 회내와 회외를 극히 일부만 허용하여 족관절의 신전을 제한할 수 있다. 신발의 바닥이 너무 딱딱하면, 회내와 회외를 극히 일부만 허용하여 족관절의 신전을 제한할 수 있다. 신발의 바닥이 너무 부드럽다거나, 신발 안창의 재질이 너무 딱딱하거나, 부드럽거나, 너무 얇다면 완충작용이 감소되어 족부 근육들에 부하가 분산된다. 구두의 뒷굽가죽(heel counter)은 적당히 딱딱하여야 종골의 안정성을 제공할 수 있다.

e. 걷거나 달리는 지면

만약 걷거나 달리는 지면을 바꾸게 된다면, 점진적으로 해야 근육들의 과사용을 막을 수 있다. 이것은 딱딱하거나 부드럽거나, 울퉁불퉁한, 익숙지 못한 지면에서는 특히 그러한다. 거리의 한쪽방향만 걸어다니는 습관은 좋지 않다. 왜냐하면 대부분이 도로는 굽어 있어서 도로쪽 발은 항상 회내 상태이고, 보도의 연석 쪽 발은 항상 회외 상태로 유지되기 때문이다.

4) 임상적 증상

발꿈치힘줄염과 관계있는 증상의 대부분은 종골의 건 부착부위 또는 근위부쪽으로 4~5cm 부위에

서 통증을 호소한다. 발의 과도한 회내현상을 흔히 볼 수 있으며, 장딴지로부터 발꿈치에 이르기까지 부종과 점상 출혈을 흔하게 볼 수 있다. 발뒤꿈치에서 위로 2~6 cm 위를 누르면 통증이 호소하며, 수동배측굴곡을 잘하지 못하고, 비복근과 가자미근의 유연성이 감소된다. 통증은 체중부하 활동 시 증가되며 휴식 시 감소되고, 움직이는 동안에 염발음(crepitation)을 들을 수도 있다. 평소보다 훨씬 더 먼 거리를 갑자기 달릴 때나, 갑자기 증가된 강도로 운동할 때 통증이 악화될 수도 있다.

대개의 경우, 환자들은 아킬레스 건 부위의 통증을 자가 진단할 수 있다. 일반적 병력에 더해 운동과 관련된 병력도 중요하다. 병변의 병기에 따라 호소는 다양하다.

a. 급성기

급성기에는 염증의 전형적 증상과 징후(부종, 홍조, 온열감, 통증)가 관찰된다. 증상은 2주 이상 지속될 것이며 통증은 활동 후 또는 활동 직전에 종골의 3~6cm 근부위에서 호소한다.

b. 아급성기

3~6주 정도 지속된다. 아킬레스 건의 외형이 불명확해진다. 종종 능동적 저측 굴곡이나 배측 신전 시 염발음(crepitation)이 느껴지기도 한다. 통증은 어떤 활동의 초기에 발생하여 활동을 계속함에 따라 증가한다.

c. 만성기

6주 이상 지속될 경우. 안정 시 통증까지 발생한다.

5) 진단 및 검진

진단은 거의 항상 임상증세(clinical history)와 신체 검진(physical examination)에 의한다. 즉, 발뒤꿈치에서 위로 약 2~6cm 부위에 통증과 압통이 있을 때 알 수 있다. 심하면 초음파 검사로 건에 염증이나 찢어짐 등을 알 수 있다. 발꿈치힘줄에 파열이 있는지 없는지 의문 시 될 경우, MRI는 진단을 확실하게 하기 위해 필요하다. 이러한 경우는 대개 드물다. MRI는 건이나 인대를 명백하게 볼 수 있다.

a. 기능적 검진(Functional Examination)

통증 유발 동작을 하게 한 직후 검사하면 양성으로 나올 수 있다. 예를 들어, 족관절의 저측굴곡에 저항을 주거나 발끝으로 설 때 통증을 호소한다. 어떤 경우는 수동적 신전도 통증을 유발할 수 있는데 이는 통증성 구조를 신장하기 때문이다. 생역학적 검사 중에는 족관절뿐 아니라, 슬관절, 고관절, 족부의 다른 관절도 같이 평가하여야 한다. 비디오 카메라를 이용하는 경우가 많은 동작 관찰을 할 때에는 환자의 뒤에서 걷거나 달리는 것을 관찰하여야 한다. 검사자는 다음과 같은 사항들을 관찰하여야 한다.

① 발뒤축 접지(heel strike)전에 거골하 관절에서 약간의 내반 위치는 정상이다. 그러나. 내반이 과도할 때는 과회내를 일으킬 수 있다. 외반 위치는 회내 보행을 의미한다.
② 발뒤축 접지 중에 거골하 관절에서 외반이 얼마나 일어나는지를 관찰해야 한다. 10° 이상이라면 과회내를 의미한다. 거골하 관절이 중립위치로 되거나 계속해서 내반 위치에 있는다면, 회외보행을 의미한다.
③ 발끝 들림 시, 거골하 관절의 내반 위치는 정상이다. 발끝 들림 시, 외반은 족부의 불안전성을 의미한다. 이는 과회내와 회내 보행에서 관찰된다.
④ 신발도 검사하여야 한다. 신발 밑창의 마모와 균열, 안창의 마모, 신발의 균열, 힐카운터의 위치 등은 기능적 검사로부터 얻은 결과를 뒷받침한다.

촉지를 통해 정확한 병소가 결정된다. 건은 다음의 부분들에서 침범당하기 쉽다.

① 건-골 접합부
② 전원위부 즉, 종골융기의 바로 근위부(이 경우 기능적 검사에서 수동적 저측 굴곡도 또한 통증을 유발한다)
③ 전내측(빈번히 관찰됨)
④ 전외측(드물게 관찰됨)
⑤ 내측(가장 빈번히 관찰됨)
⑥ 외측(빈번히 관찰됨)
⑦ 후부(드물게 관찰됨)

6) 치료

얼음 찜질, 소염진통제(NSAID), 스트레칭, 운동이나 활동습관의 교정 등을 해주어야 한다. 잘 낫지 않는 경우에는 발꿈치를 올려주고, 유연성 운동, 국소 마사지, 초음파 등의 물리치료를 시행한다. 신발의 뒤꿈치를 올려주고, 궁 지지대(arch support)를 하는 것도 도움이 된다.

a. 비수술적 치료

발꿈치힘줄염은 보통 ① 휴식(rest), ② 항염증성 약물(aspirin, ibuprofen 등), ③ 물리치료(physical therapy)의 세 가지 치료로서 시작한다. 여러 가지 물리치료가 발꿈치힘줄염의 초기단계에 유용하다.

(a) 냉 (ice bag, cold pack, ice massage, cold temperature whirlpool)

손상의 초기단계에 사용될 수 있고, 염증을 가라 앉힐 수 있다. 얼음주머니를 발목에 탄성밴드(elastic band)로 감아서 붙여둔다. 초기에 시간당 15분 동안 사용된다. 차가운 온도의 월풀(whirlpool)을 사용한다. 차가운 물은 부종과 통증을 감소시키고, 움직이는 물은 마사지 역할을 한다. 월풀의 치료효과로는 상처를 깨끗이 하고 치유를 촉진하며, 진통작용 통증완화 경련완화작용이 있으며, 전도열과 마사지로 혈액순환을 촉진하며, 근육의 신전과 이완을 들 수 있다.

(b) 휴식(Rest)

휴식이 필요한데, 아픈 다리로 걷는 것과 같은 활동을 제한하는 것이다. 신발 안에 작은 패드(heel lift)는 장딴지근육과 발꿈치힘줄을 느슨하게 하여 스트레스를 최소화한다.

(c) 주사약 (Steroid injection)

급성 발꿈치힘줄염일 경우, 10%의 hydrocortisone에 의한 이온삼투요법(iontophoresis)은 염증을 가라앉히는데 효과가 있다. 하지만 Cortisone 주사는 발꿈치힘줄염에서는 잘 쓰지 않는다. 그 이유는 Cortisone 주사 후 잇따른 파열 위험의 증가 때문이다.

(d) 먹는 약

aspirin, ibuprofen, phenylbutazone 등과 같은 경구투여 항염증제도 염증작용을 감소시킨다.

b. 수술적 치료

아킬레스 건염의 수술적 치료가 반드시 필요한 것은 아니지만, 지속되는 건염환자의 몇몇 경우에 있어서 용적축소(debulking)라고 불리우는 과정이 치료에 도움이 된다. 이 과정은 발목 쪽 발꿈치힘줄 뒤쪽(back)에서 절개(incision)를 통해 이루어진다. 건을 식별하고 염증이 일어난 건주위조직(paratenon tissue)을 제거한 후, 건을 세로로 찢어서 건의 퇴행되고, 비후된 부분(degenerative portion)을 제거한다. 그런 다음 찢은 건은 수선되고 치유된다.

이유는 분명하지는 않지만, 건의 퇴행된 부분을 제거하는 것이 건의 수선을 더욱 더 정상상태가 되도록 자극하는 것으로 보인다. 하지만, 절개하는 부위의 피부가 얇고 혈액공급이 나쁘기 때문에 합병증이 생기기 쉽고, 잘 치유되지 않고 감염이 될 수도 있다. 따라서 발꿈치힘줄염을 위한 수술에는 심사숙고해야 한다.

7) 물리치료

(1) 평가

통증이 있는 부위의 진찰뿐만 아니라, 어느 한쪽의 종아리가 굳었는지 족관절이나 거골하관절의 강직 및 비정상적 하지 생역학과 같은 가능성 있는 유발 인자를 알아내는 것도 중요하다.

a) 관찰

기립(standing)
보행(walking)
복와위(prone)

b) 능동 운동

족저 굴곡(plantar flexion)- 족관절의 족저굴곡은 거의 50° 이며, 체중지지 시에는 정상적인 발뒤꿈치는 10° 내번(inversion)된다. 만약 내번이 나타나지 않으면 발은 불안정하다.

족배 굴곡(dorsiflexion)- 족관절의 배측굴곡은 해부학적 위치에서 거의 20° 이상이다.

c) 수동 운동

족저 굴곡
과압력을 가한 족배 굴곡
거골하 관절의 내번(inversion)과 외번(eversion)
근육 스트레칭
① 비복근
② 가자미근

d) 저항운동

비복근과 가자미근의 검사: 똑바로 선자세에서 환자는 건측의 발끝으로 서도록 하고, 다음 환측을 시행한다. 족저굴곡에 대한 가장 효과적인 검사다.

☞ 평가 ① 통증없고 근력약화: 요추5번의 추간판 병변
② 통증이 있고 근력약화: 근육이나 건의 약화
③ 통증만 있는 경우: 근육병변

족저 굴곡: 바로누운자세에서 검사할 다리의 무릎을 굴곡시킨 상태에서 실시한다.

e) 기능 검사

앞에서 기술한 운동을 환자가 별로 어려움 없이 시도할 수 있으면 기능검사를 실시하는데, 이는 연속적인 활동을 할 때 통증이나 다른 증상이 있는지 없는 지를 알아보아야 한다. 기능검사는 하지의 다른 부위에도 긴장을 유발하기 때문에(예: 슬관절, 고관절, 천장관절, 요추), 검사자는 검사 전에 이들 관절에 병리가 없는지를 확인해야 한다.

종아리 올리기
한발로 뛰기
편심성 내리기

f) 촉진

발꿈치힘줄
후종골 점액낭
거골 후방
종아리 근육

g) 특수 검사

톰슨 검사법: 환자는 치료대의 가장자리 밖으로 발이 나오게 한 상태에서 엎드리거나, 치료대의 끝에 발이 나오게 한 상태에서 무릎 꿇기 자세를 한다. 환자는 이완하고, 검사자는 장딴지의 가장 두꺼운 부분을 꽉 쥔다. 근육을 쥘 때 족저굴곡이 일어나지 않으면, 발꿈치힘줄의 파열을 의미한다.

생역학적 평가

(2) 치료 목적

치료의 목적은 통증완화, 기능향상, 재발 또는 악화방지 그리고 발꿈치힘줄염에 의한 각 양다리에서 발생할 수 있는 변형을 막는 것이다.

(3) 치료계획

첫 번째 단계로서 치료는 항상 보전적이다. 원인치료가 가장 중요하며 과사용의 원인을 없애는데 초점을 맞추어야 한다. 대부분의 환자들에 있어서는 교정기(orthotics)와 적절한 변형된 신발(adaptations to the shoes)이 추천된다. 하지 길이 차이는 신발 밑창 밑에 적당한 받침을 장치해서 교정해 준다. 경골이나 대퇴골의 내회전의 결과로 생긴, 또는 제한된 족관절 신전으로 인해 생긴 과회내의 경우, 교정기와 종골아래 내측 쐐기로 충분하다. 전족부 내반의 결과로 생긴 과회내의 경우는 제1중족골과 제1중족지절 관절을 지지해주는 교정기를 처방하면 된다. 과회내가 심하지 않은 경우는 부드러운 재질이 쓰이고, 심할 경우는 딱딱한 재질이 쓰인다.

회내 보행의 경우, 신발 안에 교정기를 장치해서 발뒤축 접지 시 거골하 관절을 회외상태로 만들어 주어야 한다. 이것에 대한 결과로 장비골근의 신장이 촉진되어 발이 회내하게 된다. 이 같은 회내는 제1 중족골이 교정기에 의해 영향을 받지 않음으로 인해 가능하다. 회외보행의 경우에는 쐐기가 신발의 외측에 위치하게 하여 거골하 관절을 발뒤축 접지 시 외반되게 한다.

족부 또는 족관절의 신전제한은 특수한 가동술(mobilization)로 치료하여야 한다. 근육 단축은 신장운동으로 치료하는데 하루에도 몇 번씩 환자 자신에 의해 실행되어져야 한다. 신장운동이 필요한 근육은 하퇴삼두근, 슬굴곡근, 장요근 등이다. 비복근과 가자미근의 스트레칭은 발꿈치힘줄 통의 모든 임상적인 시기에 적용된다. 충분한 힘이 주어져야 하기 때문에 치료자에 의한 스트레칭보다는 환자 자신에 의한 스트레칭이 보다 쉽고 효과적이다. 스트레칭은 천천히 주의깊게 이루어져야 하고, 통증이 유발되거나 근육이 경직되어서는 안된다. 몸통은 다리와 일직선을 이루어야 하며 전방굴곡이 일어나서는 안된다. 스트레칭은 하루에 수차례 시행되어야 하며 특히 아침에 일어나서 제일 먼저 시행하고, 스포츠활동의 전후에 시행해야 한다.

비복근의 자가 스트레칭: 환자는 스트레칭하고자 하는 다리를 발꿈치를 붙인 상태에서 최대한 뒤쪽에 두고 선다. 환자는 앞으로 몸을 구부려서 손을 벽이나 지탱하기위한 의자에 댄다.

가자미근의 자가 스트레칭: 뒤쪽 다리를 굴곡시키는 것을 제외하고는 비복근의 스트레칭 방법과 같다. 뒤꿈치는 바닥에 붙이고, 몸통은 뒤쪽다리와 일직선을 유지해야 한다.

원인치료와 병합하여 국소치료도 시행해야 한다. 횡단 마찰이 효과적이어서 몇 주 만에 통증이 완전히 사라지게 된다. 발꿈치힘줄의 안쪽이나 가쪽(lateral part)에 건염이 있을 경우에, 환자는 치료대의 모서리에 발을 늘어뜨리고 엎드리고, 치료사는 치료대의 끝에서 이환된 발의 안쪽이나 가쪽을 향해 앉는다. 한쪽 손이나 무릎으로 환자의 발을 신전시켜서 건이나 건막이 신장되도록 한다. 이때 통증이 생기도록 신전해서는 안된다. 발꿈치힘줄의 안쪽이나 가쪽의 통증이 가장 심한 부위를 찾아서 엄지와 검지로 가능한 앞쪽으로 건을 잡는다. 엄지와 검지는 O자 형태를 유지한다. 엄지와 검지로 건에 압력을 주는데 견딜만한 가벼운 통증이 생기도록 압력을 가한다. 손가락을 뒤쪽으로 움직여서 아킬레스 주변 피부가 앞 · 뒤로 움직이게 해서 발꿈치힘줄에 횡단마찰을 가한다. 이완기에도 건이 이완되지 않도록 항상 가벼운 압력을 앞쪽으로 가한다. 일반적으로 6-15번쯤 횡단마찰을 시행해야 하는데 완전히 회복되기 위해서는 15분 동안 매일 혹은 최소한 1주일에 3회 이상의 치료가 필요하다. 이 원칙은 병변의 위치에 관계없이 동일하다.

발꿈치힘줄의 부착부에 병변이 있을 경우에, 환자는 치료대에 엎드리고 치료사는 치료대의 끝에 환자의 발바닥을 향해 앉는다. 한손이나 한쪽무릎으로 환자의 발을 신전시킨나. 그림으로써 건과 건외 부착부가 신전되게 하는데 통증이 생길 때까지 신전되어서는 안된다. 부착부의 통증이 가장 심한 부위를 엄지손가락으로 찾아서 섬유의 주행방향에 수직으로 만진다. 횡단마찰은 엄지나 다른 손가락으로 시행할 수 있다. 엄지손가락을 병변에 대고 전완을 회외시키면서 가쪽에서 안쪽으로 움직인다. 가끔 발꿈치힘줄의 앞쪽, 흔히 안쪽에 병이 잘 생긴다. 이것은 국소치료가 반드시 필요한 부분이다. 이 경우에 원인치료 단독으로는 불충분하다.

8) 예후

발꿈치힘줄염은 초기에 적절한 치료를 하면 잘 낫는 병이다. 운동선수가 통증을 무시하고 계속 훈련하면, 심하면 파열까지 이를 수 있다. 따라서 초기에 치료를 하는 것이 중요하다. 처음은 통증과 염증이 안정될 때까지 악화시키는 활동을 중지한다. 활동하는 동안과 그 후 양쪽 모두에 통증이 없을 때, 근력강화 프로그램을 실시한다. 이차적 예방을 위해 발꿈치힘줄 손상의 유발요소는 반드시 확인되고 교정되어야 한다. 증상의 심도에 따라 통증을 유발하는 스포츠 활동을 줄이거나 일정기간 쉬어야 할 때도 있다. 증상이 없어지고 나서 2주 후부터 훈련강도를 늘려갈 수 있고, 완전히 활동을 쉰 운동선수의 경우는 점진적 훈련을 다시 시작해 볼 수 있다. 평상시와 다르게 딱딱하거나 부드러운 지면에서의 훈련은 피해야 한다. 일반적으로 4주 후부터 이전 운동 강도로 돌아갈 수 있다. 운동하는 중이나 후에 통증이 없으면 조깅을 시작하고 점차 증가시킨다. 환자가 45분간 편안하게 조깅을 할 수 있으면, 속도를 점차 증가시킨다. 나중에는 단거리 경주나 언덕 뛰기를 천천히 시행한다.

재발을 막기 위한 조치는 다음과 같다.

① 매일 신장 운동을 실시해야 한다. 자고 일어나서와 훈련 전 후에 시행한다.
② 운동의 휴지기(회복 과정을 돕기 위한)와 운동 개시와의 변환기는 점진적이어야 한다. 이는 또한 각 훈련과정 중에도 시작과 끝에 적용된다. 적어도 15분간의 준비운동과 정리운동이 필수적이다.
③ 지면의 변화도 점진적으로 이루어져야 한다. 예를 들어, 잔디밭에서 일정 기간 훈련 후 점진적으로 인공 지면으로 변화시켜야 한다.

④ 운동 선수의 신발은 좋은 완충 특성을 지녀야 한다. 밑창은 너무 딱딱하지 않아야 하고, 발꿈치힘줄을 위한 적절한 공간이 확보되어야 하고, 딱딱한 안정적인 뒷굽가죽이 있어야 한다.

⑤ 달리는 거리를 바꿀 때 수행을 교정하는 것이 중요하다. 특히 지구력 훈련 때 상당히 낮은 속도로 시행함으로써 선수가 완전한 보폭을 얻을 수 있다. 발뒤축 접지가 중요하다. 정확한 착지 순간 포착과 효과적인 완충작용은 장딴지 근육이 상대적으로 충분히 힘을 발휘할 수 있게 해준다. 그리하여, 발꿈치힘줄에는 부하가 크게 걸리지 않게 된다.

참고문헌

1. 구희서 외(1999), 정형물리치료학, 서울: 대학서림
2. 이강우 외(2003), 하지의 정형물리치료, 서울: 영문출판사
3. 대한정형외과학회(1999), 정형외과학, 서울: 최신의학사
4. 대한정형물리치료학회(2003), 하지 정형물리치료, Basic F-course Workbook
5. 하권익(1996), 임상스포츠의학, 서울: 최신의학사
6. David J. Magee(2002), Orthopedic Physical Assessment (4th ed), Pennsylvania: Saunders
7. Robert Donatelli. Donatelli(1990), The Biomechanics of the Foot and Ankle, Philadelphia: F.A. Davis
8. Steven G. Lesh(2000), Clinical Orthopedics for the physical therapist Assistant, Seoul:Yeong Mun
9. R. Neil Humble et al(2001), Achilles' Tendonitis: An Overview and Reconditioning Model, *Clinics in Podiatric Medicine and Surgery,* 18(2), 233-254
10. Curwin S, Stanish WD(1997), Tendonitis: Its Etiology and Treatment, Lexington: MA, DC Health & Co.

제 10 장 족저근막염

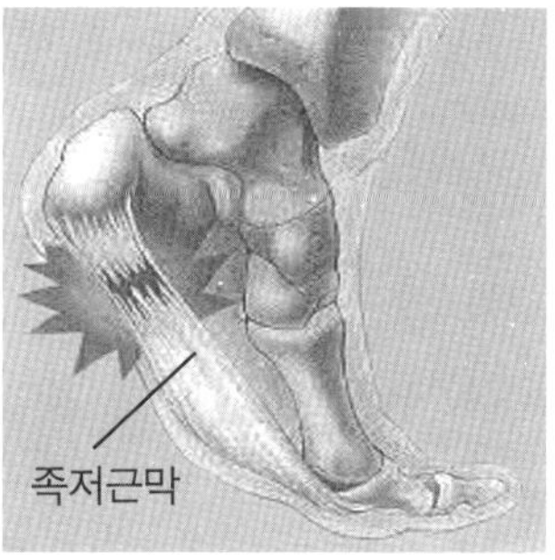

1) 소개

(1) 족저근막의 기능

족저근막은 많은 막을 가지고 있는 섬유성 건막이다(그림 10-1). 발바닥에서 보면 족저근막은 세부분으로 나누어 진다. 중앙부위에서 가장 많이 발견되어지며, 종골의 후방 그리고 내측 바닥 표면에 걸쳐 있다. 원위부에서 살펴보면 5개의 세부 부분이 피부표면과 내부를 구성하고 있다. 족저근막의 특성을 알아보기 위해서 우선적으로 발 분절에서 발생하는 동작들인 회내와 회외에 관한 일반적인 특성에 대하여 간략하게 언급한다(그림 10-2).

Subcutaneous exposure

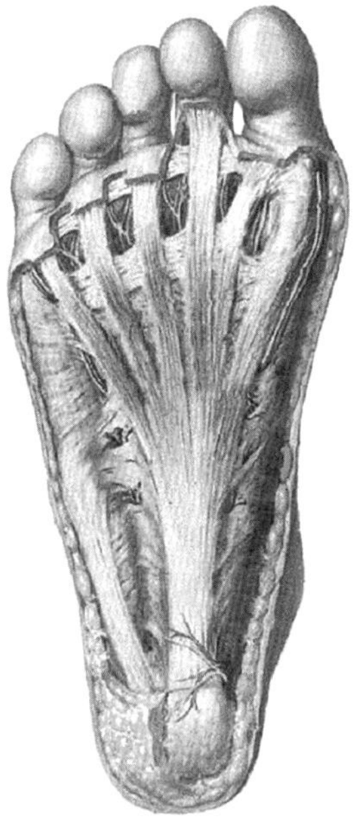

〈그림 10-1〉 족저근막

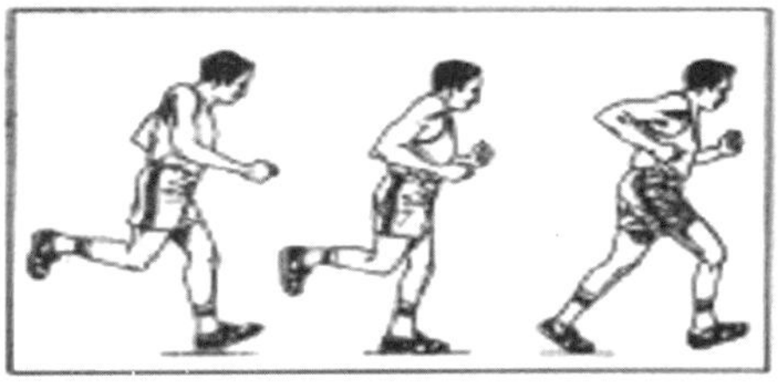

Three phases of the normal running gait: heel strike, midsupport, and toe-off.

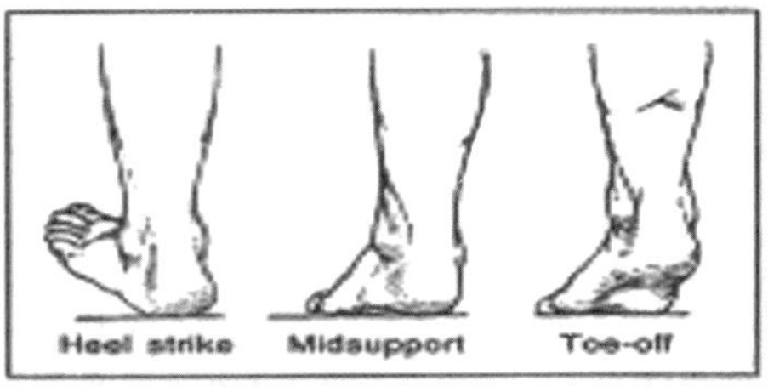

Contracton of the gastrocnemius-soleus group of muscles at toe-off.

〈그림 10-2〉 발목의 내 · 외전

일반적으로 지면접지 순간부터 중간지지 구간까지 발은 회내가 발생하여 충격을 흡수하게 된다. 회외는 이후 구간에서 발이 중각지지 구간을 거치는 동안 고정되어지면서 경골의 외측 회전이 발생하므로써 발생하게 된다. 회외동작은 다음과 같은 요소들에 의하여 발생하게 된다.

a. 반대 다리가 스윙되어지는 동안에 골반이 앞으로 회전하게 됨으로써
b. 아킬레스건의 적절한 유연성
c. 종족골두 길이의 감소
d. 발바닥을 구성하는 뼈들의 상호 고정효과에 의한 회외의 유지
e. 이지 시까지 발가락이 수동적으로 신전되어지면 족저근막이 당겨지고 회외의 발생을 용이하게 한다.

위의 요소들 중 제5번에서 언급되어진 것과 같이 족저근막염은 수동적으로 회외동작을 발생시킴으로써 과도한 회내를 방지하고, 이지 시의 안정성을 높이는 역할을 수행한다.

족저근막은 종골의 원위부에서부터 발목뼈와 중족근골 관절을 지나 발가락뼈의 근위 바닥 부위에 부착하게 된다. 족저근막은 발바닥뼈와 발가락뼈들과 함께 발목과 발끝 사이의 트러스 구조를 형성하게 되는데, Wright, Rennels(1964)는 단단한 인대와 같은 구조인 족저근막은 발에서의 동작을 발생시키는 기전에 관여하기 보다는 발에서의 충격을 흡수하는 기능을 수행하는 기전에 많이 관여한다고 하였다. 왜냐하면, 족저근막은 발바닥의 종족궁 전체를 거쳐 지나가며, 신장성이 크지 않아 발뒤꿈치와 발가락사이의 케이블과 같은 역할을 수행하기 때문에 자체적으로 지니고 있는 탄성에 의하여 과도하거나 반복적인 부하에 견뎌낼 수 있는 기능적인 특성이 있기 때문이다. 발을 구성하고 있는 관절들인 거골하 관절, 발목뼈 관절, tarsometatarsal joint는 개별적으로는 작은 운동범위를 가지고 있다. 그러나 이들 관절들이 복합적으로 동작을 발휘하게 되면 동작의 폭은 커진다. 이들 관절을 구성하고 있는 뼈들은 불규칙골이기 때문에 동작면이 일치하지 않고 각자의 방향으로 동작을 발생시킨다. 그러므로 견고한 인대와 같은 조직들에 의하여 묶여있어야만 지지국면에서 발판으로서의 역할을 수행할 뿐만 아니라, 강력한 스프링과 같은 역할을 수행할 수 있게 된다. 발바닥을 구성하고 있는 뼈들끼리의 견고성은 근육들의 수축에 의하여 유지되는데, 이러한 기전에 관여하는 근육들은 발가락뼈에 부착되어지는 근육들인 종아리근(triceps surae), 장비골근(peroneus longus), 전경골근(tibialis anterior), 단비골근(peroneus brevis), 후경골근(tibialis posterior)들이 있다. 그리고 또한 내재적 근육들도 이러한 기능에 관여한다. 이러한 근육들의 수축 기전에 의하여 발바닥의 뼈들이 고정되어지면 이들을 통제하는 조직이 바로 족저근막이다.

뒤에서 언급할 위드러스 기전은 족저근막의 기전을 성명하는 대표적인 기전이다. 중족근골 관절은 발의 앞꿈치(ball of foot)부분이 지면에 접촉하게 되면, 수동적으로 신전하게 된다. 이렇게 되면 족저근막은 원위 방향으로 당겨지게 되고, 종골과 중족골두(metatarsal head)까지의 거리는 가까워지게 되면서 족궁의 높이는 높아지게 된다. 족저근막의 또 다른 기능은 지지구간에서의 종족궁의 붕괴를 막아주는 역할이다. 족저근막은 자신이 지닌 탄성을 풀어줌으로써 회내가 발생하게 되고, 이러한 기전에

의하여 종족궁의 높이가 낮아지게 된다. 다시 말해, 족저근막이 지닌 탄성에 의하여 과도한 회내의 발생을 방지하게 되고 이러한 것이 원인이 되어 종족궁의 붕괴를 방지한다.

(2) 족저근막염의 원인

족저근막염의 정확한 원인에 대해서는 아직 규명되어지지 않고 있으나 몇가지 알려진 원인은 다음과 같다.

① 과도한 회내(excessive pronation)

회내 동작은 발목 관절 복합체인 거골하 관절과 발목 관절에서의 3평면 동작 중, 배측굴곡, 외전, 외번의 복합적은 동작을 일컫는 말이다. 배측굴곡은 경골과 거골 사이의 관절인 발목관절에서 발생하는 시상면 동작이고, 외전과 외번은 거골과 종골 사이의 관절인 거골하 관절에서 발생하는 평면 및 관상면 동작이다. 거골하 관절은 시상면과 수평면 상으로 각각 기울어져 있기 때문에 수평면과 관상면 동작이 동시에 발생하게 된다. 회내는 지면으로부터 받는 충격을 흡수, 분산시키는 긍정적인 기능을 수행하지만, 반면에 과도할 경우에는 경골의 비틀림 힘의 증가와 내측종족궁의 과도한 침하를 유발시키는 부적인 기능도 수행한다. 과도한 회내와 족저근막염의 관계를 요약해 보면 다음과 같다.

지속적인 회내 동작이 발생하게 되면 거골하 관절의 관상면 동작인 외번 동작에 의하여 내측쪽에 부하가 발생하게 되고, 이로 인하여 내측종족궁은 계속 부하를 받게 되는 상황이 된다. 이것이 원인이 되어 내측종족궁은 반복적으로 침하하게 되어 내측종족궁을 유지하는데 동원되어지는 족저근막과 내재적 근육들에서 피로가 발생하여 족저근막은 상해를 받게 된다. 그러므로 회내는 족저근막염을 유발하는 가장 중요한 요인들 중에 하나로서 과도하거나 반복적인 회내는 족저근막에 막대한 기능적인 악영향을 미치게 된다. 그 원인으로 다음 3가지가 있다.

첫째, 인체 구조적인 특징이다. 거골하 관절에서 발생하는 동작들의 동작 범위들이 정상 이상일 경우, 과도한 회내 동작을 유발할 수 있다. 그리고 골격의 정렬상태에 따라 발은 외번족과 내번족의 특성을 나타낸다. 외번족일 경우, 걷기 시 외전되어진 상태에서 지면에 접지하여 입각기 전 구간에 걸쳐 과도하게 외번 동작이 발생하는 특성이 있다. 거골하 관절의 회전축의 기울기의 정도에 따라서도 회내에 영향을 미치게 된다. 일반적으로 거골하 관절의 기울기는 외국인의 경우 대략 42°로 유지한다고 한다. 그러나 개인적인 특성에 의하여 기울기의 정도는 차이가 나타난다. 거골하 관절의 기울기가 45°라고 할 경우, 발에서의 동작인 회내와 경골의 내측회전의 비율이 1:1이 된다. 그러나 45°보다 작아지면 작아질수록 발 분절에서의 동작인 회내가 더 많이 발생하게 되고, 이것이 원인이 되어 발 분절에서의 상해의 가능성은 더욱 높아진다. 반대의 경우에는 경골 부위에서의 상해를 유발하게 된다. 이와같이 거골하 관절의 시상면상에서의 기울기는 발분절의 동작에 영향을 미치며, 기울기의 정도에 따라 회내의 정도도 차이가 나타나게 된다. 족궁의 높이도 회내의 정도에 영향을 미친다. 회내 동작이 발생하게 되는 기전은 족궁의 높이와 밀접하게 연관이 있는데, 내측종족궁의 침하는 내측으로의 체중이 이동한다는 측면에서 회내를 유발하게 된다. 비록 족저근막이나 내재적인 근육들이 존재하여 과도한 침하를 방지해주기는 하지만, 내측종족궁의 높이가 높을 경우 침하의 정도도 이와 동일하게 많이 발생되기 때문에 많은 영향을 미치게 된다. 또다른 측면에서 살펴보면 족궁이 높다는 것은 족궁의 높이를 결정하는 후천적인 요인인 족저근막과 내재적 근육들의 탄성과 수축력이 상대적으로 크다는 측면에서 상해의 위험성이 높다고 할 수 있다. 탄성이 상대적으로 크므로 지속적으로 부하가 작용하는 경우, 늘 큰 힘을 받게 된다. 상식적인 측면에서 이를 설명해보면, 반복적으로 당겨지는 구조를 가지고 있는 문의 경우 여닫을때 적응력을 높이기 위하여 느슨하게 줄을 묶게 된다. 그러나 만일 과도하게 단단히 묶을 경우 반복적으로 여닫는 그 힘을 견디지 못하고 끊어지게 된다. 이와 마찬가지로 족궁이 높은 발은 족저근막과 내재적 근육들이 큰 탄성과 수축력을 지니고 있으므로 반복적인 부하 상태에서 쉽게 피로해지고 쉽게 상해를 받게 된다.

이와 같이 이론적으로는 내측종족궁의 높이와 회내의 관계는 매우 높은 것으로 보여지고 있으나, 달리기나 걷기 시에 족궁의 높이에 따른 회내의 차이를 비교한 연구들에서는 차이가 나타나지 않는 것으로 보고 되어지고 있다.

둘째, 회내에 영향을 미치는 또다른 요인은 과도한 부하이다. 이는 족저근막과 내재적인 근육들과 연관이 있는 개념이다. 반복적인 달리기나 걷기와 같이 발에 지속적으로 부하가 제공되어지면, 발의 족궁을 유지하는데 사용되어지는 족저근막의 피로가 발생되어지고, 족저근막의 피로는 능동적인 족궁 유지 조직인 내재적인 근육의 사용을 유발하게 된다. 마지막으로 내재적인 근육들이 피로하게 되면, 더 이상 족궁을 유지하지 못하게 되어 족궁의 붕괴를 초래하여 과도한 회내가 발생하게 된다. 이와 아울러 배측굴곡근의 피로도 유발되어지고 배측굴곡근의 피로는 저측굴곡의 증가를 유발하므로 직접적으로 회내의 증가를 가져온다.

셋째, 운동화나 신발의 영향이다. 80년대 후반부터 90년대 초까지 일기 시작한 조깅열풍을 인하여 달리기와 걷기 그리고 신발간의 상호작용에 관한 연구들이 시작되었다. 운동화에서 인간의 발에 가장 영향을 미치는 부분이 중저 부분이다. 중저에 대하 연구들은 많이 있으나 이들 연구들은 크게 세 가지 측면에서 나누어 볼 수 있다. 중저의 강도, 중저 플레어각, 높이가 그것이다. Cavanaagh가 제시한 운동화에 대한 3가지 기본 성질은 운동화의 중저를 선택하는 중요한 기초가 되고, 여러 연구들을 총 정리한 내용들을 포함하고 있다. 첫째, 중저의 재질은 단단할수록 회내를 통제하는 효과가 있고, 둘째, 중저의 플레어의 각은 작을수록 회내를 통제하는 효과가 있고, 셋째, 중저의 높이는 낮을수록 과도한 회내를 방지하는 효과가 있다.

② 윈드러스 기전

Hicks(1954)에 의하여 1954년에 제시되어진 이론으로서 Hicks' s law라고도 불린다. 이 이론에 의하면, 아래의 그림(그림 10-3)에 나타나 있는 바와 같이 족저근막이 부착되어지는 위치 즉, 종골의 내측후방에 부착되어 엄지발가락으로 연결되어 있으므로 중족근골 관절이 신전될 경우, 족저근막은 당겨져서 족궁의 높이는 최고를 이루게 된다는 이론이다. 중족근골 관절이 신전되는 경우는 아래의 그림과 같이 최초 지면접촉시 발목 관절에서의 배측굴곡이 발생할 때와 중간지지구간 이후 이지하려는 동작 시 발생하게 된다. 최초의 지면접촉 시에 발생하게 되는 중족근골 관절의 신전은 능동적인 수축에 의하여 발생하여 족저근막을 신장시키는 경우로서 초기 지면접촉 시 발생하는 수직 충격력을 분산 그리고 흡수하려는 일환으로 나타나는 기전이다. 이지 시의 경우에는 수동적으로 발생하여 족저근막을 신장시키는 경우로서 이지 시의 안정성을 위하여 발바닥을 구성하는 뼈들은 서로 하나의 몸체를 이루면서 고정되어지는 현상이 동시에 발생한다. 일반적으로 윈드러스기전은 회내와 함께 족저근막염의 가장 큰 원인의 하나라고 알려져 있으며, 이지 시의 경우, 족지근막의 신장과 함께 체중이 족저근막에 제공되어지기 때문에 더 큰 부하가 발생하여 상해의 위험성은 매우 높은 것으로 알려져 있다.

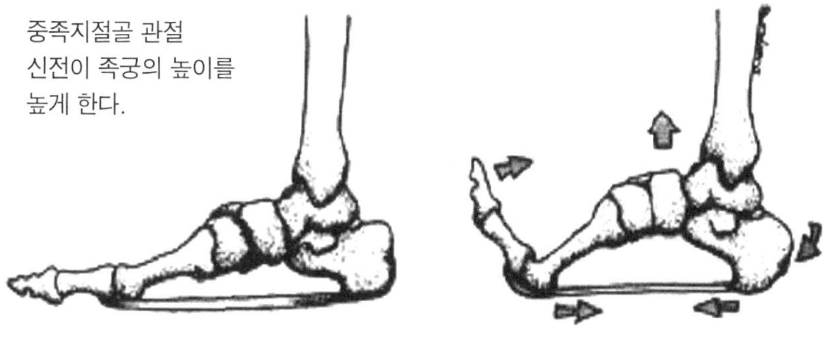

〈그림 10-3〉 윈드러스 기전

③ 과다한 저측굴곡

과다한 저측굴곡은 앞에서 언급한 과도한 회내와 일맥상통하는 원인이다. 일반적으로 보행 시 또는 달리기 시 발은 배측굴곡 되어진 상태에서 그리고 외측이 지면에 접지하게 된다. 이후 중간입각기(midstance) 구간에서는 저측굴곡이 발생하며, 점차 발바닥에 작용하는 압력의 분포는 내측으로 전이되어지면서 회내 동작이 발생하게 된다. 회내의 정도를 결정하고 또한 이지를 위한 준비 단계로서 작용하는 발에서의 동작은 중간입각기 이후에 발생하게 되는 배측굴곡으로서 족저 근막의 탄성과 함께 전경골근으로 대표되어지는 배측굴곡근들이 작용에 의하여 발생되어진다. 그러나 과도하거나 긴 시간 동안 저측굴곡이 발생하게 될 경우에는 족저 근막에 과도한 부하를 유발하여 족저근막의 탄성을 약화시키고, 이로 인하여 족저 근막에 염증을 유발하게 된다.

(3) 족저근막염의 증상

가장 흔한 증상은 아침에 일어나서 걷기 시작할 때 통증이 증가하지만, 움직이고 나면 통증이 좋아진다. 오랫동안 앉아 있다가 걷기 시작할 때 통증과 강직이 생기며 하루 일과 끝에 다리가 피곤함을 느낀다. 통증 부위는 주로 발꿈치 안쪽 내측에 발생하며(95%), 아치 쪽에는 5% 정도 발생한다. 압통점은 주로 발뒤꿈치 돌기뼈(calcaneal tuberosity) 내측에서 발생하며 발가락을 발들 방향으로 배측굴곡(dorsi flexion)시키면 압통이 더욱 증가하게 된다.

(4) 족저근막염의 진단

① 간단한 검사

: 테이프를 족저근막 부위에 적용해서 즉시 통증이 감소하면, 통증의 원인이 되는 근막의 긴장도가 떨어졌다는 좋은 증거가 되며 비복근의 신장을 위해 단단한 뒤꿈치 받힘을 대주거나 종이를 감아 뒤꿈치 밑에 넣어 주었을 때, 통증이 감소하는 것도 비복근의 유연성의 결여를 보여주는 좋은 증거가 된다.

② Scan test

: Bone scan은 통증이 심한경우에 막의 부착부인 발꿈치 1의 혈류증가를 보여주며 positive(양성) bone scan에서는 스트레스 골절, 감염, 외과적 상처를 감별할수 있으며, negative(음성) bone scan에서는 스트레스 골절보다는 신경손상이나 족저근막 등을 볼 수 있다.

신경 검사(바늘을 근육 조직에 사용)는 족근관 증후군(tarsal tunnel syndrome)이나 다른 신경계 문제를 밝히는데 도움을 줄수 있다. 혈액검사로 류마티스 관절염, 레이티씨 증후군, 강직성 척추염 등을 감별 진단해야 한다. MRI와 초음파(Ultra sound) 소견상 족저근막의 두께가 종축으로 증가함을 볼 수 있다.

③ 관절가동범위(ROM)

: 중족골두를 위로 밀거나 발가락을 신전시키면, 발바닥 근막의 기시부 근처에서 통증이 유발된다. 뒤꿈치와 발가락 서기 자세에서도 통증이 유발된다.

3) 치료

(1) 일반적 치료

조기에 치료를 해야 돌기(spur)로 발전하는 것을 막을 수 있다. 그 치료방법은 아래와 같이 다양하나, 그 중에서 신장운동(stretching exercise)이 가장 중요하다.

① 휴식

②아이스 : 활동이나 손상 후에 아이스는 "미세출혈"을 감소시켜 미세상처나 염증을 감소시킨다. 하루에 3번 얼음 몇 조각을 타올에 싸서 5분 정도 대준다. 오랜시간 아이스 적용에 대한 혈관확장 이론이 있으므로 유의한다.

③ 운동형태의 변경

- 걷기 특히, 달리기에 거리와 시간을 단축시킨다.
- 서 있는 시간을 줄인다.
- 뛰거나 달리는 운동에서 수영이나 싸이클로 운동종목을 바꾼다.
- 운동하는 장소에 표면을 콘크리트에서 잔디밭으로 바꾸는 것이 좋다.

④ 마사지

발뒤꿈치에 국소, 심부 마사지를 아침에 따뜻한 목욕이나 샤워 후에 실시하변 효과적이다.

⑤ 적당한 신발 선택

뒤꿈치가 없거나 최소한의 높이에 구두를 선택하고, 쿠션이 좋은 발바닥 받침으로 바꾼다.

⑥ 체중을 줄인다.

⑦ 국소스테로이드 주사

스테로이드는 반복해서 직접 주사 시 족저근막에 부착부가 약해지므로 주의해야 한다.

⑧ 물리치료

초음파, 미세전류, 발의 뼈에 도수교정

⑨ 황산마그네슘을 뜨거운 물에 녹여 발을 담그면 발바닥 근육의 염증을 감소시키는데 도움을 준다.

⑩ 야간부목(night splint) : 심한 경우 밤에 근육이 구축되는 것을 막기위해 족저굴곡(dorsiflexion(toes up))되도록 보조기를 착용하는데 단단한 구두장화가 좋다.

⑪ 신장운동 : 각 운동은 10-30초 동안 매일 3-5회 실시하도록 한다.

⑫ 탄성밴드를 이용한 운동 : 한번에 10회씩 3번 반복하도록 하며 매일 실시하도록 지도해야 한다.

⑬ 뒤꿈치 받침 : 발목, 무릎, 고관절 등에 하중을 경감시켜 주며, 비골근에 유연성 결여로 인한 통증을 감소시켜준다.(그림 10-4, 10-5) 또한 비정상적인 궁을 받쳐주어 통증을 줄여주는데 효과적인데 신장운동과 함께 병행하면 더욱 효과적이다.

⑭ 테이핑 : 비복근과 족저부위에 테이핑을 통해 통증을 감소시킬 수 있다.

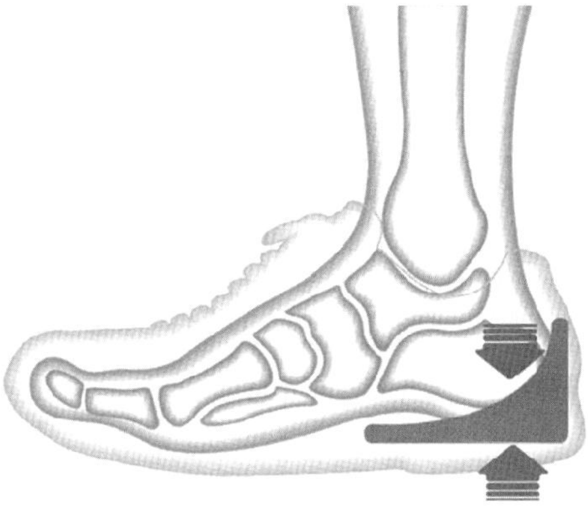

〈그림 10-4〉 발꿈치 컵

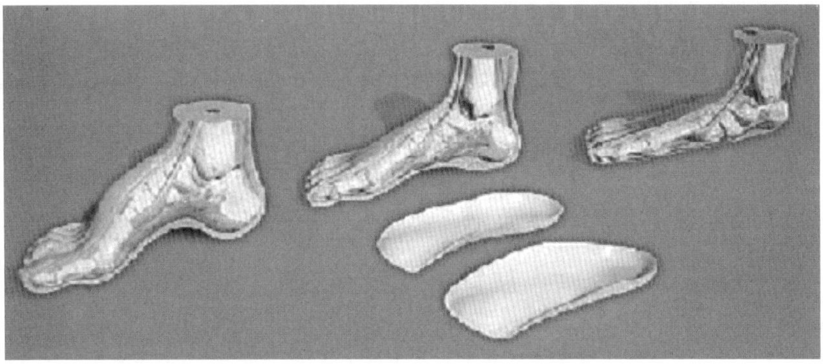

〈그림 10-5〉 궁 지지대(arch support)

(2) 수술적 치료

내시경발바닥 근막 절개술(Endoscopic Plantar Fasciotome)이 최신 방법으로서 수술시간이 20분에서 1시간 정도이며 입원은 필요없다. 뒤꿈치의 양쪽에 1/2 "이하의 구멍을 2개 뚫어 얇은 관을 삽입한 후, 발바닥 근막 조각을 절개해 낸다. 근막을 제거함으로써 통증이 감소하며 시간이 지남에 따라 새로운 조직이 자라서 그 틈을 메우게 된다. 3-5일이면 보통의 신발을 신을 수 있고, 3주 후에 일상생활로 복귀가 가능하다고 알려져 있다.

그러나 나이, 몸무게, 직업 등에 의해 예후가 다르며 수술 후 합병증으로 궁이 내려앉을 수도 있으므로 궁보조기를 반드시 착용해야 한다.

(3) 예후

초기에 치료하면 완치가 가능하다. 신장운동과 발받침 사용을 적절히 하면, 수술없이 6개월 이내에 호전될수 있으나, 오랫동안 치료를 받지 않은 경우에는 약물투여 나 수술적 요법이 필요하다. 그러나 과체중 여성으로 발병 기간이 1년 이상인 환자, 양측 발꿈치가 모두 이환된 경우, 평발 혹은 아치가 높은 경우, 오랫동안 서서 일하는 경우, 발에 스테로이드 주사를 맞은 경우, 류마티스관절염이나 통풍성관절염 환자인 경우 등에서는 오랫동안 치료를 받아도 잘 회복되지 않으므로 적절한 원인 제거 및 치료가 필요하다.

참고문헌

1. 김종훈: 운동해부학.교육연구사.1982
2. 김봉구: 체육해부학.금화출판사.1982
3. 전세열: 인체생리학.광문각.2002
4. 최월봉 외:운동생리학.교학연구사.1998
5. 정동혁,김연수,송윤희: 족저근막염에 적용된 치료적 스포츠마사지의 효과. korea sport research 제14권 제3호 통권77호.2003,6
6. 윤기성,김상범,박재성: 족저근막염에서 초음파 영상 소견.대한재활의학회지 제26권 제2호 pp.182-186.2002,4
7. 이경태: 족저근막염의 초음파 검사 및 보존적 치료.대한정형외과학회지 제35권 제5호 pp.807-812.2000,10
8. 문명상: UC-BL shoe insert를 이용한 족저근막염과 종골골극의 치료.대한정형외과학회 잡지 10.3.pp265-271.1975,9
9. 이세용: 오소틱(foot orthotic)의 착용과 하지의 장시간 부하가 족저근막염의 상해요인에 미치는 영향.연세대 대학원 박사학위 논문. 2002
10. 성일훈: 족부의 생체역학.한양의대학술지 20.1pp55-63.200,3
11. 용인대학교무도연구소: 족부의 기능해부학적 고찰.무도연구소지 9.1 pp.283-295. 1998,12
12. 장현옥: 보행시 보폭변화가 척추기립근 활동에 미치는 영향. 한양대대학원 체육학 박사학위 논문.2000
13. 이동수: 족저근막염에 대한 임상적 고찰.고려대대학원 석사 논문.1996.
14. Berkowitx Jf, Kier R, Rndiel S: Plantar fascitis. MR imaging, Radiology 1991; 197:665-557
15. Lippoincott williams & Wilkins, Topics in magnetic resonance imaging,pp311-326. 1998.
16. Donatelli, R.: Abnormalbiomechanics of the foot and ankle. J. Orthop. Sports Phys. Ther. 9:11-16,1987.
17. Mantas, J.P.: Lisfranc injuries in he athlete. clin. Sports Med.13:719-730,1994.
18. Bojsen-Moller,F.: Anatomy of the forefoot: Normal and pathologic. Clin. Orthop. 142:10-18, 1979.
19. Cailliet, R.: Foot and Ankle Pain. Philadelphia, F.A.Davis Co., 1968.
20. Rodgers, M.M.: Dynamic foot mechanics. J. Orthop.Sports Phys. Ther. 21:3006-316,1995
21. McPoil,T.G., and M.W. Cornwall: Applied sports biomechanics in rehabilitation: Running. In Zachazewski, J.E., D.J. Magee, and W.S. Quillen (eds); Athletic Injeries and Rehabilitation. philadelphia, W.b. Saunders Co., 1996.

제 11 장 정강이 통증(SHIN SPLINT)

1) 소개

정강이통은 운동선수들에게 매우 흔한 증상이다. 경부목(shin splint)은 내측 경골 피로증후군으로 알려져 있으며 이 용어는 과거에 육상선수들이 흔히 경험하는 정강이의 내연을 따라 느끼는 통증에 사용되어 왔다. 이것은 골상해와 근건 상해의 두 가지로 대별된다. 전자는 경골의 피로골절이나 정강이 통증, 그리고 후자는 전경골근의 근육 절단이나 건소염 등이 있다.

(1) 피로 골절

운동의 내용에 따라 발생 부위는 다르지만, 경골과 비골에 가장 많고 대퇴골, 2,3중족골, 족부, 주상골, 요추 협부, 치골 및 늑골에 다발하며, 상지에는 드물지만 상완골, 드물게 요골과 척골에 발생하기도 한다. 통증의 특징은 휴식을 취하면, 곧 호전되는 것인데, 이 점이 골육종 등과 감별되는 점이다. 고 주사는 방사선 소견상 음성인 경우라도 양성으로 나타나기 때문에 조기 진단에 이용된다, 방사선상으로 골육종, 유골 골 종이 감별되어야 한다. 치료로 운동량을 줄이되, 석고 고정을 하는 정도의 과대치료는 필요없다. 그러나 피로 골절이 있는데도 계속 운동을 함으로써 부하를 줄이지 않으면, 골절이 전위되는 경우도 있는데, 이는 대퇴골과 족부 주상골의 피로 골절에서 잘 일어나며 이 때는 수술적 치료를 하게 된다.

(2) 건염

극상근 건, 슬개건, 슬와 건, 그 외에 족관절, 수근 관절 주위의 건에 잘 발생한다. 극상근 건염은 주위 점액낭염 등과 더불어 견관절 감입 증후군을 일으키게 되며 슬개 건염은 도약선수에 빈발하여 도약슬이라고도 불린다. 술와 건염은 외측 반월상연골 파열과 감별해야 한다.

(3) 경 부목

경골 주위에 생긴 골막염, 피로 골절, 구획 증후군, 근건염 또는 골간막 파열 등, 운동으로 인해 야기된 경골 주위 통증을 총칭한다.

정강이 통증은 장딴지의 근육이 수축할 때 압력에 의해 경골의 골막이 벗겨지는 부상이다. 하퇴부의 내측은 정강이 뼈라고 해서 근육이 없고 쉽게 경골을 만질수 있다. 이 경골의 후방에 발달되어 있는 장딴지 근육이 수축하면, 근육 내압에 의해 경골의 골막을 들어올리는 힘이 작용한다. 이 들어올리는 힘이 몇 번이고 반복하여 내구 한계를 초월하면, 부분적인 골막 박리에 이르게 되는 것이다. 대개 달리기를 처음 시작하는 초보자들이나 오랜만에 훈련을 재개하는 경우, 과사용에 의해서 생기기 쉽다.

2) 임상적 고찰

정강이 통은 다음 3가지 해부학적 구조물중의 하나 또는 그 이상에서 발생한다.

(1) 뼈 : 골 손상 시에는 골 스트레인을 비롯하여 스트레스 반응, 피로 골절 등이 있다.

(2) 건골막 : 염증이 근육의 건막부착부, 특히 후경근과 가자미근이 경골의 내측연에 부착하는 부위에 잘 발생한다.

(3) 근육 구획 : 하퇴부에는 두꺼운 비탄력성 근막에 둘러싸인 여러 개의 근육 구획들이 있다. 과사용의 결과로 이러한 근육구획들은 종창되고, 통증을 유발하는데 특히 근막의 심한 반흔이 있으면, 더욱 악화된다. 육상선수들에게는 2가지 구획 증후군이 흔히 발생한다.

심층후방 구획은 장무지 굴근, 장족지 굴근 및 후경골근을 포함하고 있으며 후내측 부위 통증을 유발한다. 드물지 않게 후경 골근만의 독립된 근막으로 된 별도의 구획이 있는 경우에는 증상을 일으키기가 더욱 쉽다. 육상 선수들에 흔한 다른 하나의 구획 증후군은 전방 구획 증후군이다.

이 3가지 이상 상태는 병력, 진찰과 검사에 의해 감별된다. 중요한 점은 이 3가지 이상 중에 2가지 또는 3가지 전부가 동시에 발생할 수 있다는 것이다. 예를 들어, 만성 건골막염 환자에서 피로 골절이 드물지 않게 발생한다. 또, 건골막염과 구획 증후군이 자주 동시에 발생한다. 이 상관 관계가 그림 24.2에 도시되어 있다.

3) 생체 역학의 역할(Role of biomechanics)

이러한 3가지 손상의 주요 원인들 중의 하나는 비정상적 생체 역학의 작용이다. 정강이통은 2가지 극단적인 발의 형태를 지닌 선수들에게서 발생한다(제4장). 경직성 요족은 충격 흡수력이 저하되어 있어 뼈에 가해지는 충격력이 크다.

발이 과도하게 회내된 선수는 발 뒤꿈치 닿음(heel strike)기 후에 회내에 버티기 위하여 표재 및 심층구획의 근육들이 편심적으로 더 강하고 오래 수축해야만 한다. 발가락 들림(toe-off)은 회외를 가속시키기 위해 동심성으로 강하게 작용해야 한다. 피로함에 따라 이 근육들은 정상적인 충격 흡수 능력이 떨어지게 된다. 이러한 기전으로 피로 골절이나 건골막염이 발생할 수 있고 구획 증후군의 발생을 높이게 된다.

과도한 회내족이 있는 선수는 특히 발가락 들림에서 회내가 일어날 때 외측부의 정강이통이 잘 발생한다. 이 시기에는 발을 안정시켜 전진하기 위하여 비골근이 강하게 수축한다.

비골에 가해지는 반복적인 수축력이 피로 골절을 일으킬 수 있다.

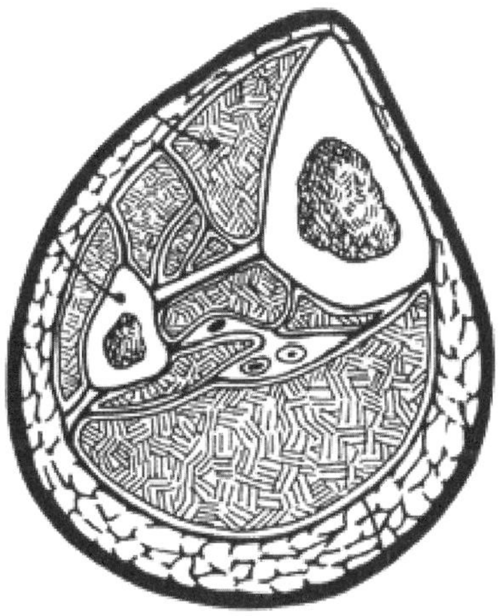

〈그림 11-1〉

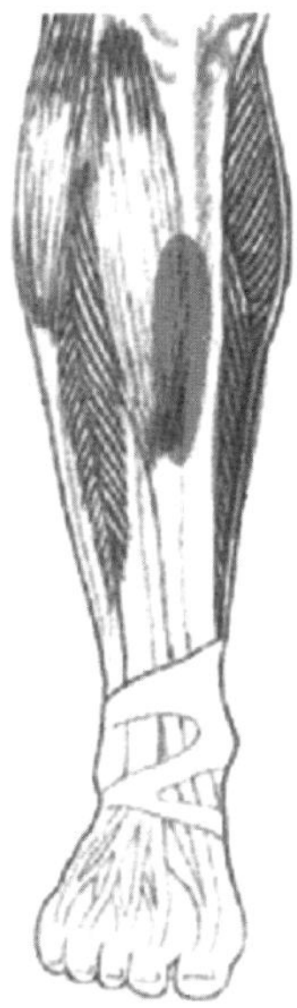

〈그림 11-2〉

과훈련의 결과로 하퇴근이 굳으면 족관절의 배굴을 제한하며 과도한 회내를 일으키게 되고, 경골의 내회전을 증가시키게 된다. 표 11-1에 각각의 상태에 대한 특징적인 양상이 요약되어 있다. 정강이의 해부도는 위 그림에 나타나 있고, 정강이통의 원인들은 표 11-2에 나와 있다.

표 11-1. 정강이통의 주요 3군데 부위의 감별 지침

부위	통증	운동과의 관계	동반양상	압통	검사
뼈	국소적 급성 또는 예리함	일정하거나 증가 체중부하 충격으로 악화	야간통 아침에 악화 되기도함	골성	방사선 방사선동위원소 골주사
건골막	경골 내측연 정도차 많음	준비운동으로 감소	아침에 그리고 운동후에 악화	근 부착되는 경골내측면	방사선동위원소 골주사
근육구획	쑤신다 굳어진다 간헐적	운동으로 증가 안정으로감소	가끔 근력 약화 감각증상있음	보통경미함	구획압측정 방사 성동위원소 골주사

표 11-2. 정강이통의 원인들

흔한 것	덜 흔한 것	간과해서는 안될 것뼈(경골/비골)
피로 골절	관련통	종양
골막 좌상	요추	골육종
골절	신경수막 구조물	혈액순환 장애
건골막염	족관절 상경비 관절	결절성 홍반
경골 내연	오리발	부갑상선 항진증
만성 구획 증후군	건염	구루병
심부후방	점액낭염	패짓병
전방	오쇼굳병(사춘기)	사르코이도시스
	만성 구획 증후군	매독
	슬와동맥	사베르 경골
	전경골 동맥	급성 전방 구획 증후군
	표층 비골신경	

4) 병력

정강이통을 호소하는 운동선수의 올바른 진단을 위해서는 병력에 대한 청취가 중요하다. 병력의 가장 중요한 점은 통증과 운동과의 상관 관계이다. 만일 통증이 준비운동 후와 운동을 계속함에 따라 완화되면, 건골막의 문제점인 경우가 대부분이다. 만일 통증이 운동을 하면 악화되면서 굳어지는 느낌을 수반하면, 구획 증후군일 수가 있다.

만일 통증이 점프에 의해 심해지거나, 휴식 시, 야간에 통증이 있다면 피로 골절을 꼭 의심해야 한다. 휴식과 함께 비교적 빨리 없어지는 통증은 구획 증후군을 의미한다. 저린 느낌, 다리가 '죽은' 느낌이나 발에 핀이나 바늘로 찌르는 듯한 느낌을 동반하면 구획 증후군을 시사한다.

5) 진단

정강이통 환자의 진찰에서는 최대 압통이 부위를 촉진으로 찾아내고, 연부조직의 단단한 정도를 평가하는 것이 중요하다.

(1) 관찰

가) 서 있는 자세(그림 11-3)

나) 걷는 자세

다) 누운 자세

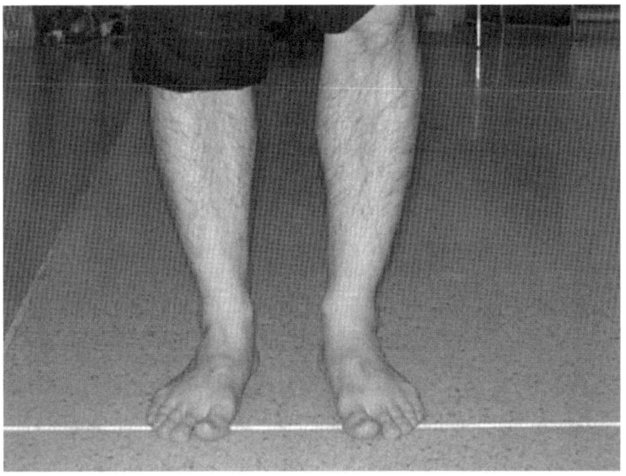

〈그림 11-3〉 시진-기립. 하지 정열. 종창. 멍 그리고 골막하 출혈유무 평가

(2) 능동적 운동

(가) 족저굴곡

(나) 배굴(신전)

(3) 수동적 운동

(가) 족저굴곡 (그림 11-4)

: 수동적으로 족저굴곡을 시킬 때 전방구 아래에서 제한한다.

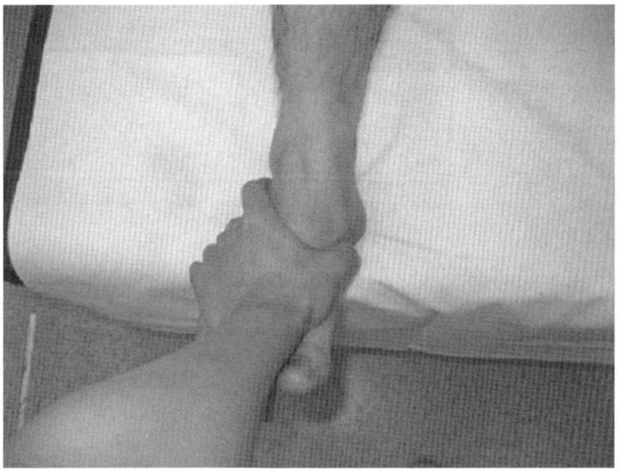

〈그림 11-4〉 수동적운동-족저굴곡

(나) 배굴 (그림 11-5)

: 런지(허리를 낮추고 무릎을 구부린 자세에서 발을 내림)테스트를 이용. 반대편과 비교하여 수동적 배굴 정도를 측정. 이때 앞발로 런지할 때, 슬개골이 제3족지 바로 위에 오도록 하여 발이 중립 위치에 놓이도록 해야 한다.

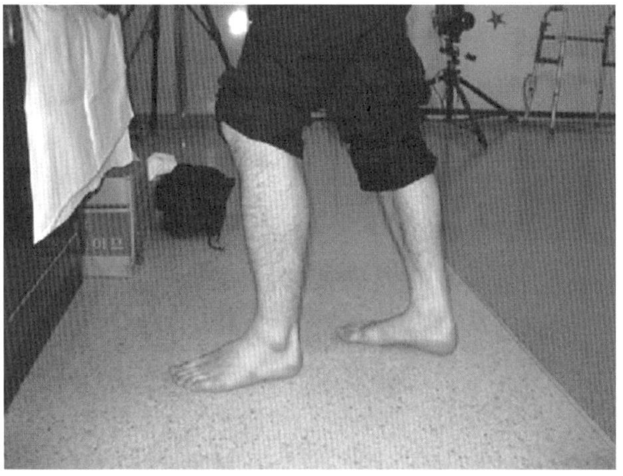

〈그림 11-5〉 수동적 운동-배굴

(4) 기능적 테스트

(가) 한발 뛰기 (그림 11-6)

: 통증이 생기지 않으면 한발뛰기. 달리기 기능을 반복하도록 권유한다.

(나) 점핑

(다) 달리기

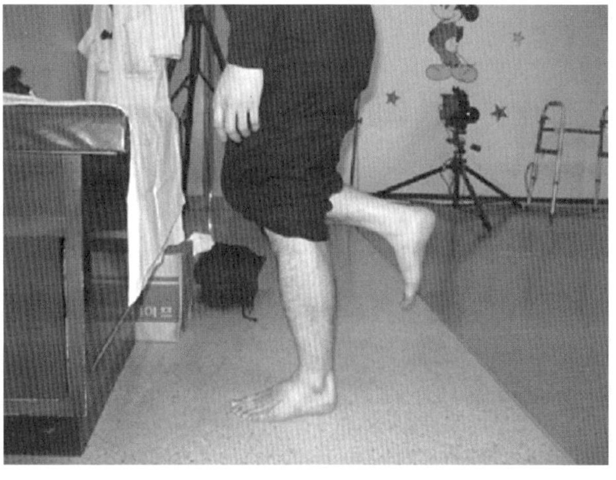

〈그림 11-6〉 기능 테스트-한발뛰기

(5) 촉진

(가) 경골 (그림 11-7)

: 국소압통의 정확한 지점을 찾기위하여 뼈에 수직으로 시행. 만성 건골막염 시 경골내면을 따라 뼈표면의 불규칙한 곳을 촉진한다.

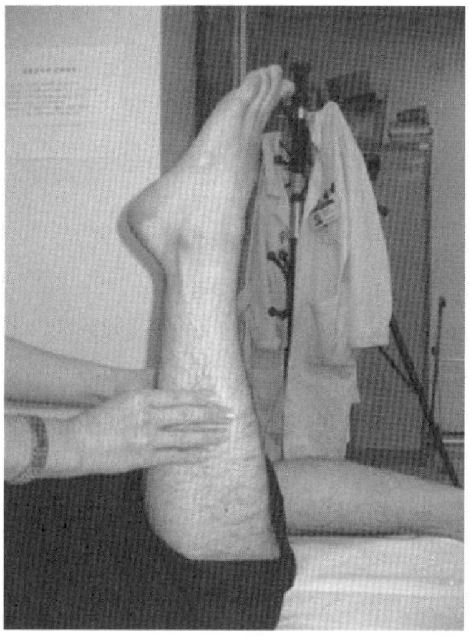

〈그림 11-7〉 촉진-경골

(나) 비골

(다) 가자미근복 (그림 11-8)

: 집게처럼 쥔다.

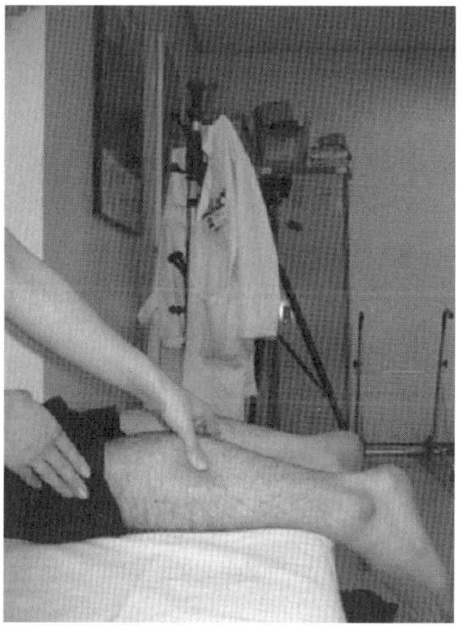

〈그림 11-8〉 촉진-가자미근복

(라) 가자미근 건막 (그림 11-9)

: 압통 부위와 건골막염 발생에 촉진 요소가 되는 동반된 단단한 띠를 촉진한다.

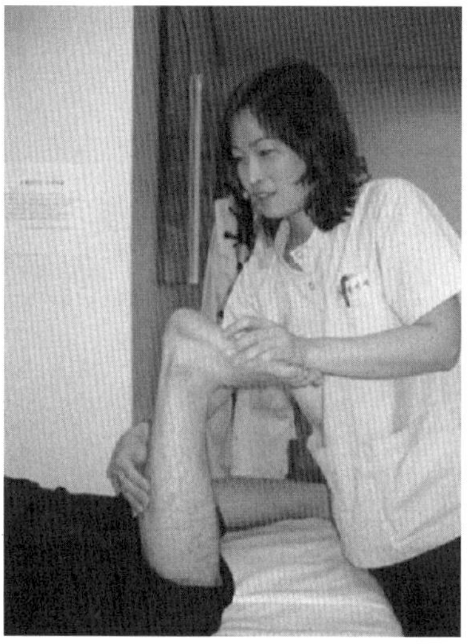

〈그림 11-9〉 촉진-가자미근 건막

(마) 심층 후방 구획 (그림 11-10)

: 이완된 상층부 근육을 통하여 촉진된다. 구획압박 증후군에서는 만성적 근육 신장 시 국소적으로 조직이 굳어 있는 것과는 달리 구획 전체가 단단하게 느껴진다. 때로는 근육이나 근막 탈출부가 발견되기도 한다. 표층 후방 구획 역시 만져봐야 한다.

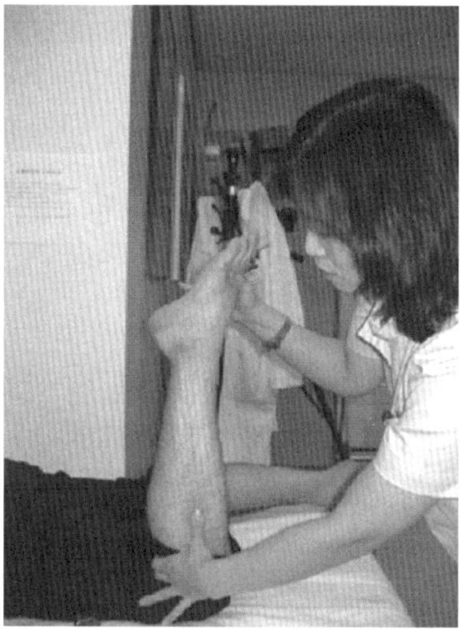

〈그림 11-10〉 촉진- 심부 후방 구획

(6) 특수 테스트

(가) 피로 골절 테스트 (그림 11-11)

: 압통 부위에 소리굽쇠를 이용하거나 초음파를 사용하여 타진하면, 피로 골절 부위에서 통증을 유발한다.

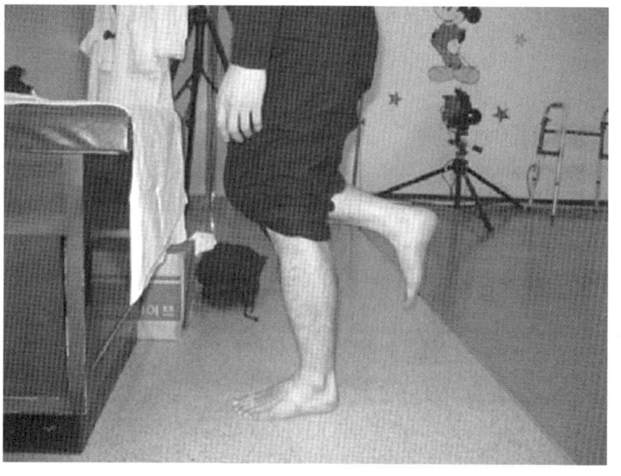

〈그림 11-11〉 특수테스트-피로 골절

6) 검사

단순 방사선으로 2~3주 이상 경과된 경골이나 비골의 피로 골절을 발견할 수도 있다. 그러나 대부분의 경우에 단순 방사선 촬영은 정강이통의 진단에 유용하지 않다. 방사성 동위 원소를 이용한 골주사가 정강이통의 가장 유용한 검사 방법이며, 이는 피로 골절의 예민한 지표이다. 국소적으로 증가된 명확한 음영이 경골 또는 비골에 보인다.

만성 건골막염에서는 골주사 검사 사진상 경골의 내측연에 일치해서 선상의 음영 증가 소견이 특징적으로 나타난다.

이러한 양상은 심층 후방 구획 증후군의 일부에서 나타날 수 있으나, 측면 사진상 또 하나의 선상 음영증가 소견이 보여 마치 전차궤도 같은 모양을 보여 준다. 구획내압 측정은 운동선수의 정강이통 진단에 커다란 도움이 될 수 있다. 도관을 근육구획 내에 삽입하여 특정한 근육군의 운동전, 운동후의 압력을 측정함으로써 비정상적인 압력 증가나 정상 압력으로의 환원 지연을 알 수 있다. 이 검사법은 환자가 운동 도중 통증이 재현되지 않으면 의미가 없다. 구획 내압 측정 시 주의해야 할 점은 구획내의 도관을 정확히 위치시키는 것이다. 전방 구획은 비교적 찾기가 쉽다. 심부 후방 구획이나 후경골 구획은 비교적 어렵다.

7) 치료와 예방

증상이 호전될 때까지 달리지 않고 휴식을 취하는 것이다. 어느 정도의 휴식을 취해야 좋으냐에 대해 의견이 분분하지만, 일반적으로 2주부터 6주간은 달리기를 중지할 필요가 있다. 통증이 심할 경우, 휴식과 함께 얼음찜질을 실시하며 이부프로펜을 복용하는 것도 한 방법이다. 물리치료법은 염증을 완화시키기 위해 사용될 수 있으며 아킬레스와 경직구조의 스트레칭을 수행한다. 심부 조직 마사지를 통한 연부 조직 해소는 조직유착과 이에 다른 통증을 해소할 수 있다.

예방

a. 훈련 전후에 비복근과 가자미근 스트레칭을 충분히 실시하여 긴장을 풀어주어야 한다.
b. 단순한 뒤꿈치 들기만 실시하지 말고, 배측굴근을 풀어줄 스트레칭을 실시해 준다.
c. 쿠션이 충분한 신발을 착용한다.
d. 변화에 잘 적응하라. 지금까지 러닝머신에서 훈련해 왔다면 갑자기 도로로 뛰어나가기 보다는 몸이 적응할 수 있도록 조절 과정을 거쳐야 한다.

(1) 물리치료

a) 연부조직 기법(Soft-tissue mobilization)

심부조직 마사지를 통한 연부조직 이완은 조직유착과 이에 따른 통증을 해소할 수 있다.

① 가자미근

가자미근의 가장 공통적인 통증호소 부위는 다리 후면부와 발꿈치부근에서 아킬레스건 원위부까지에 이르며 종종 상복부의 정강이에서도 나타나기도 하고, 동측성 천장골에서도 드물기는 하나 나타나는 경우가 있다.

환자를 엎드리게 하여 비복근은 힘을 뺀 채 무릎을 굴곡시키거나, 무릎을 구부리는 자세를 취한 후 손으로 강하게 누르기를 하거나, 누르는 도구를 사용하여 통증 유발점을 제거시킨다. 원위부의 통증유발점은 비복근 근육팽대부의 원위부와 내측에 존재한다. 근육을 이완시키고 통증이 가라앉을 때까지 환자가 통증을 참을 수 있는 한도 내에서 직접 압박법을 실시한다.

얼음신전법은 환자를 엎드리게 하거나 무릎을 꿇게 한 상태에서 무릎을 굴곡시켜 실시한다. 족관절을 배측굴곡시킨 후, 얼음으로 하지 후면부를 따라 근위부에서 원위부 방향으로 발바닥까지 문지른다.

② 후경골근

후경골근의 통증은 환자가 걷거나 뛸 때 악화된다. 통증은 아킬레스건과 관련되어 발뒤꿈치, 발

등, 발바닥, 발가락에서 정강이 중간부위까지 뻗친다.

후경골근육은 하지의 가장 심부에 존재하기 때문에 심부 압박법으로는 후경골근을 촉진하기 어렵다. 표재성근육에 직접 압박하는 간접압박법을 실시한다. 가자미근과 후경골근 내측 인접부를 깊게 누른다. 얼음신전법은 환자를 눕게 하고, 발은 탁자 모서리에 올리게 하여 실시한다. 족관절은 배측굴곡과 내번시켜 잡아당기고, 얼음으로 무릎 후면부에서 시작하여 발바닥쪽으로 문지른다.

③ 발가락 장신근

발가락 장신근은 장지신근과 장무지신근을 포함한다. 통증유발점이 밤에 발가락에 경련을 일으킬수 있다. 장신근 족관절 전측을 따라 중족골의 족배에서 발가락까지 관련통이 나타난다.

비골두 전측과 발바닥 끝에서 8cm 정도까지 장지신근의 통증 유발점을 압박하면, 통증이 사라진다. 장무지 신근은 하지 1/3부분의 바깥쪽과 중간에 인접해 있는 비골 전면부에 실시하면, 통증 유발점이 해소된다.

얼음신전법은 환자를 반드시 드러눕게 하여 실시한다. 발끝을 압박하여 발목과 발끝을 발바닥 신전시킨 후, 얼음으로 전측방의 원위부로부터 발목과 발을 지나 발끝까지 문지른다.

④ 발가락 장굴근

걷는 동안 장굴근의 통증 유발부위가 자극되어 관련통이 나타난다. 발가락 장굴근의 관련통은 발바닥에서 발가락에서 정강이 중간부까지 관련통이 나타난다. 장무지 굴근은 엄지 발가락에서 제1중족골두 부위에 통증을 유발한다. 통증유발점을 제거하기 위해 환자를 옆으로 눕히고, 무릎을 신전시켜 발목은 유연하게 발바닥 신전시킨다. 손바닥 압박법을 사용하여 경골과 비복근-가자미근 복합부위 사이 내측하지 근위부를 압박한다. 일단 비복근을 후방으로 밀고 아래쪽으로 압박한 후 측방부를 압박한다. 장무지굴근은 환자를 엎드리게 한 후, 가자미근 측방부에서 시작하여 하지 1/3하단부와 중간부까지 심부압박을 실시한다. 얼음신전법은 환자를 엎드리게 하고, 족관절을 수동적으로 굴곡시켜 실시한다. 족관절을 수동으로 배측굴곡과 내번시키고, 발끝을 신장시킨 후 얼음으로 종아리 근위부에서 족관절 내측을 따라 발바닥에서 발끝까지 문지른다.

(2) 심부조직 마사지

부종이 지속되거나 조직의 가동력이 줄어들게 되면 유착을 초래할 수 있다. 유착을 제거하게 되면, 조직의 유연성이 향상되고 정상적인 운동범위를 회복하는데 도움을 준다.

(3) 유연성 운동(Stretching exercise)

① 비복근 신장

비복근은 무릎 위에서부터 종골까지에 이르기 때문에 근육을 신장시키기 근육을 신장시키기 위하여 무릎관절과 발목관절을 가능한 쭉 펴서 신장시킨다.

② 가자미근 신장

가자미근은 발목관절을 교차하지 않기 때문에 이 근육을 따로 스트레칭 시키기 위해서는 무릎을 굴곡시켜야 한다. 비복근 위에 스트레칭를 제거하고 가자미근에 스트레칭을 따로 분리하여 수행한다. 비복근 스트레칭처럼 가자미근 스트레칭도 체중부하방법과 체중 비부하 방법으로 수행할 수 있다.

③ 배측굴근신장

저측굴곡을 충분히 할 수 없는 발목은 환자를 발뒤꿈치 위에 앉게 하여 스트레칭시킬 수 있다 이 자세에서는 발목 위에 충분히 체중을 부하시키고 무릎을 단단하게 조이기 때문에 매우 불편할 수도 있다. 환자는 양손은 앞쪽에 대고 참을 수 있는 한도에서 발꿈치 쪽으로 엉덩이를 미는 것이 바람직하다. 무릎에 부상이 없다면 계속해서 발목 위에서 충분히 앉을 수 있어야 한다.(무릎에 문제가 있을 시에는 피할 것)

참고 문헌

1. Peggy A. Houglum 2003 Therapeutic Exercise for Athletic Injuries.
2. Kohn, H.S 1997 Shin Splint and compartment syndromes in running. In Running Injury, rd.
3. Brotzman & Wilk Clinical Orthopedic Rehabilitation.
4. P. Bates, 'Shin splints-a Literature Review', British Jounal of Sports Medicine 19(3), 1985
5. D.E.Detmer, 'Chronic Shin Splint. classification and Management of Medial Tibial Stress Syndrome', Sports Medicine3, 1986.
6. J.Kues, 'Pathology of Shin Splint', Journal of Orthopedic and Sports Physical Therapy 12(3), 1990.

제 12 장 사경(Torticollis)

1) 정의

사경(torticollis)이란 라틴어로 tortus(twisted)와 collum(collis)의 합성어로 목이 한쪽으로 기울어지는 것을 의미한다.

2) 역학

(1) 발병률: 10,000명당 3명
(2) 남녀 발병률: 1:15
(3) 발생 빈도: 0.4~1.3%
(4) 합병증 : 고관절 탈구 (dislocation), 아탈구(subluxation), 근골격계 기형(musculoskeleta system malformation)

3) 원인

사경(torticollis)이란 목이 한쪽으로 기우는 증상으로 소아의 선천성 근육 사경은 흉쇄유돌근의 섬유증과 구축(contracture)에 의해 일어난다. 이러한 자세 비정상을 “wry neck”이라 부른다.

선천성 근육 사경(congenital muscular torticollis)의 원인은 뚜렷하지 않으나, 자궁 내에서 태아의 두부에 가해지는 이상 압력이나, 이상태위 때문에 발생한다는 자궁내설, 출생 시 외상설은 분만 시 외상으로 인한 흉쇄유돌근 내 출혈과 열상이 섬유화와 구축으로 이어진다는 것이다. 이 밖에도 감염설, 허혈설, 정맥 폐쇄설 등이 주장되었다. 선천성 근경 사경은 흉쇄유돌근(그림 12-1)에 종괴를 형성하여 근섬유의 변성을 일으켜 구축이 생기는 것이다. 약 75%가 우측에 생기고, 약 20%에서 선천성 고관절 이형성을 동반한다.

선천성 사경은 3가지 분류 군으로 분류된다. 첫 번째 흉쇄유돌근이 딱딱하고 움직이는 종괴가 있는 종괴군(sternocleidomastoid tumor, fibromatosis coli)으로 이 종괴군은 촉진 시에 통증이 있을 수 있고, 대개 출생 시부터 존재하며, 생후 1개월때 가장 잘 만져지고, 대부분 생후 1년 내 사라진다. 두 번째는 흉쇄유돌근의 긴장 또는 약간의 두께 증가만 있는 근성군(muscular torticollis)이다. 세 번째는 흉쇄유돌근의 뚜렷한 변화 없이 사경을 보이는 자세군(postural torticollis)으로 엄격한 의미에서 근성 사경 범주에 속하지 않을 수 있으나, 기존의 대다수의 연구가 모두 자세군을 선청성 근성 사경의 분류 하에 둔다.(전지은 외 6인, 2007)

후천성 사경(acquired torticollis)은 경추 자체의 이상이 있는 경우, 신경의 이상이 있는 경우, 심리적인 원인, 연부 조직의 외상에 의한 경우 등이 있다. 대개 25~50세 사이에 발병하며 국소 근육긴장이상과 같이 근육긴장인상의 넓은 분류에 속한다. 처음에는 일시적으로 일어나다가 결국은 목을 한쪽 방향으로 한다. 이러한 원인은 가족력이 있고, 명확한 원인은 없으나 시상(thalamus)에 손상이 있을 수 있다. 근염(myositis), 임파선염(lymphadenitis), 스트레스, 뇌염을 가지고 있는 환자의 10%에서 기저핵의 피각(putamen)에 손상이 발생 할 수 있다. 그 외의 다른 원인은 감염, 종양, 외상, 경추디스크 질환, 약물투여 등이 있다.

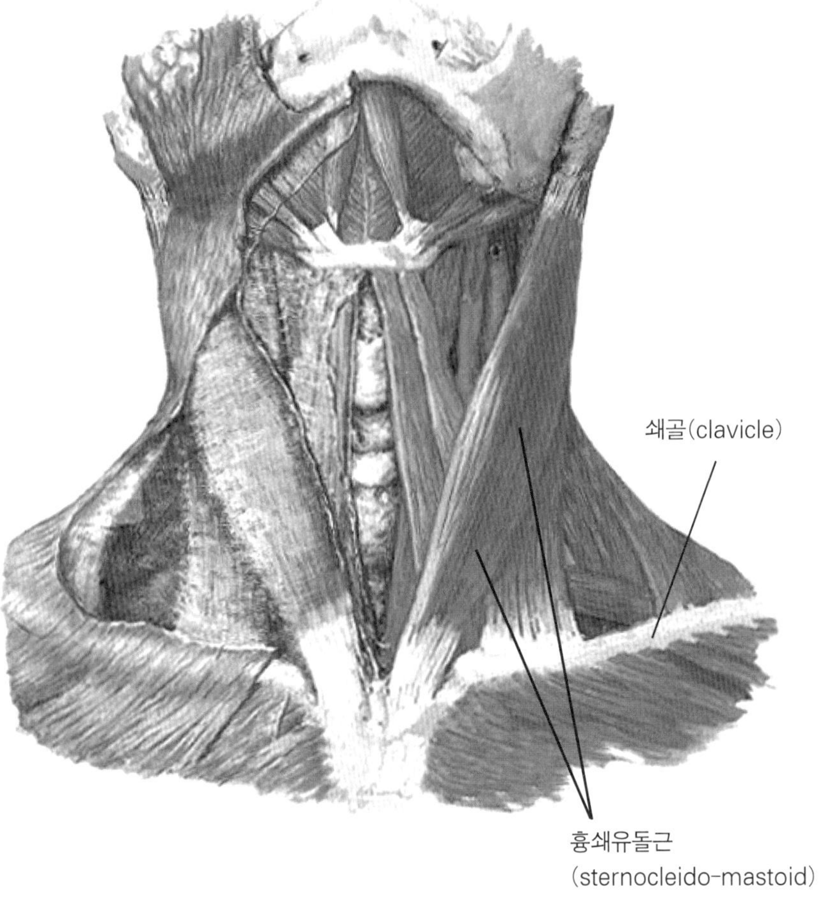

〈그림 12-1〉 흉쇄유돌근

흉쇄유돌근의 기시는 흉골병과 쇄골에서 시작해서 근육의 정지 부위는 외측 유양돌기이다. 운동의 경추의 굴곡 및 회전이며 지배하는 신경은 부신경, 경신경 이며 흉쇄유돌근 동맥이 있다.

4) 분류

표 12-1. 사경의 감별진단

형태	원인
선천성	선천성 근경사경 경부섬유증 또는 흉쇄유동근 종양 선천성 척추 이상 클리펜-페일증후군 선천성 척추측만증 반척추
후천성	
안구성	상사시 안구진탕
신경성	뇌와 경추의 공간점유병변 근긴장 또는 연측성 사경
염증성	연소성 류마티스양 관절염
감염성	편도염 선염 인두후종양
경추병변	척추내 디스크 석회화 환추축성 아탈구 외상
기타	sandifer 증후군 약물유발 반응 양성발작성 사경 자세성 유아의 앙와위 수면자세

5) 증상

병이 진행할수록 증상, 증후(sign)가 변하고, 통증이 증가하여, 운동 수행이 어렵다. 손상측의 목의 운동제한의 있다. 축회전(side rotation), 한쪽으로 기울어진, 목 굴곡과 함께 축회전(side rotiation with flexion)이 어렵고 손상측 목의 근 구축 또는 덩어리(mass)가 만져진다. 머리가 손상측으로 기울어지며, 턱이 반대측으로 돌아간다. 손상측으로 머리가 기울어지고, 동시에 목에 과신전이 일어난다.

두개 끝의 비대칭(손상 반대측의 후두골 반쪽이 납작해짐)이 발생한다. 얼굴의 비대칭(손상층 얼굴 근육이 작아짐)이 발생한다(그림 12-2). 손상측 견갑골이 비대칭적으로 위로 올라가며, 척추 측만증이 생긴다.

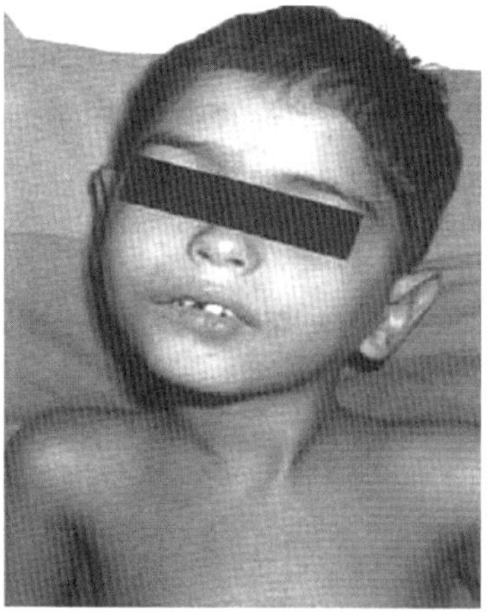

〈그림 12-2〉 아동 모습

6) 진단

선천성 사경의 진단은 Ballock와 Song의 알고리즘을 기반으로 한다(그림 12-3).

선천성 사경의 평가는 자세평가, 근육의 유연성 검사, 근력검사, 감각검사, 운동발달 검사 등이 총체적으로 실시 되어야 한다. 흔히 발견되는 문제(common subjective finding)는 태어나는 장소에서 발견되어지고, 구축의 정도가 심하지 않는 경우에는 시간이 지난이 지난 후에 알기가 어렵다. 이러한 경우에는 어머니가 아이의 머리가 한쪽으로 고정되어 있고, 자주 쳐다보기 때문에 발견된다. 특별히 먹는 동안에 문제가 있고, 어머니는 아이가 한쪽 가슴에만 접촉을 하고, 다른 쪽으로 돌리기가 어렵다는 것을 알게 된다. 또한 객관적인 방법으로는(objective procedures) 자발적인 운동의 발생률과 사지를 가로지르는 운동이 어렵다는 것과 운동의 범위를 주시해야 한다. 아이를 정중선에 놓고 오른쪽, 왼쪽으로 말을 했을 때 고개를 돌리는지 관찰해야 한다. 자세평가로는(postural evaluation) 첫 번째로 바로 누운 자세에서 본다. 정상아의 경우에는 머리를 오른쪽으로 돌리는 자세를 취할 수 있다. 대개 흉쇄유돌근의 오른쪽이 손상되서 선천성 근육 사경의 아이이 일반적인 자세는 오른쪽으로 측방굴곡(lateral flexion) 또는 굽어져 있고, 얼굴과 턱이 왼쪽으로 회전되어있다. 정상아의 경우, 측방굴곡 없이 머리를 회전 시킬 수 있다. 두 번째로 아동이 엎드려 누운 자세를 하고 있을 때, 몸통과 견갑대(shoulder girdle)가 대칭적인지 관찰해야 한다. 또 성장과 인체계측 측정(growth& anthropometric measures) 선천성 사경 아동은 대체로 성장 지연이 있지 않다. 그러나 치료를 하지 않으면 얼굴이 비대칭이 일어나고, 결과적으로 뼈의 변형이 일어난다. 연쇄적으로 경추 하부와 흉추 상부에 측만증이 나타난다. 유연성(flexibility)도 볼 수 있는데 흉쇄유돌근의 수축 할 때, 목의 수동적, 능동적 운동의 제한이 있고, 손상당한 반대쪽으로 회전이 일어나고 손상당한 쪽으로 측방굴곡이 일어나고 경추가 신전된다. 촉진은 태어난 지 2주째 가능하다. 근육검사로는 흉쇄유돌근이 과도하게 신장되었을 때, 목의 길항근의 장애가 길항근의 반사적 억제의 주된 원인이 된다(그림 12-4). 만약 흉쇄유돌근이 어린 시절에 치료가 되지 않으면, 비수축 섬유조직이 근육조직으로 변하게 되고 손상당한 근육의 약화가 일어나게 된다. 감각평가(sensory evaluation)는 흉쇄유돌근을 늘렸을 때 불편함을 표현하는 것과 함께 정상한계 내에서 행해져야 한다. 운동발달 평가(motor development evaluation)는 바로 누운자세, 엎드려 누운자세, 그리고 앉은 자세에서 머리 자세 위치는 손상당한 위쪽으로 머리를 돌리려고 하고, 운동범위가 감소하고 습관적인 비대칭에 의해 바뀌게 된다. 아이가 손상된 부위를 회전하는 것이 가능해질 때, 설근반사(rooting reflex)는 사라질 것이다.

초기평가(initial evaluation)로 신체검진(physical examination)과 병력(history)을 알아본다. 신체검진에는 ROM(range of motion), 근육 덩어리의 유 · 무 확인, 머리가 기울어 졌는지 관찰 후 턱이 반대측으로 돌아갔는지 검사한다. 얼굴과 두개골의 비대칭성 검사와 견갑골의 상향(scapular elevation), 척추 측만증(scoliosis) 유 · 무, 목을 잘 가누는지 여부(neck control)를 검사하며, 병력에는 자궁 내 비정상 위치(intra-uterine malposition), 과체중아, 난산, 비정상 분만, 겸자 분만, 제왕절개, 초산, 분만장소를 볼 수 있다.

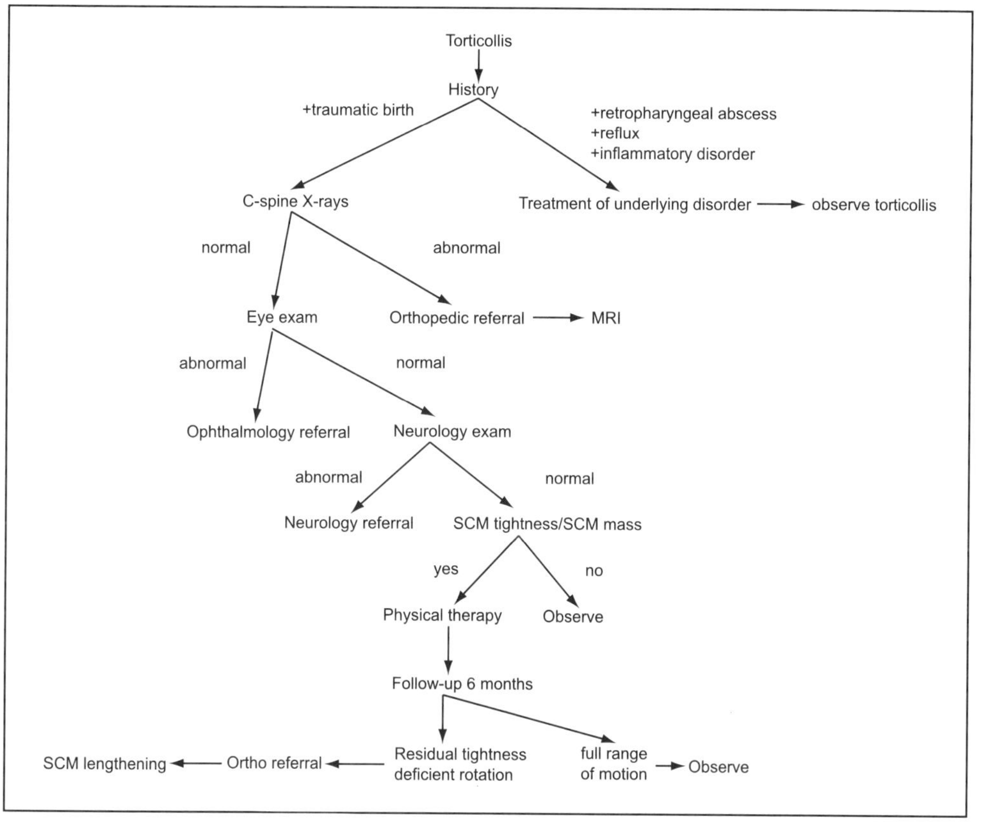

〈그림 12-3〉 선천성 근경 사경의 진단 방법

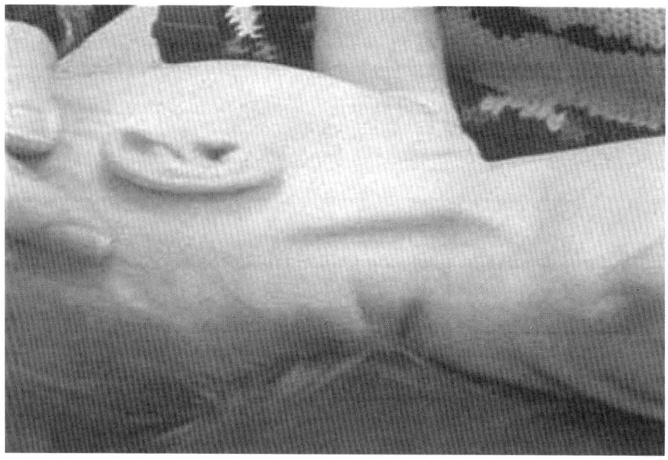

〈그림 12-4〉 흉쇄유돌근 띠(band)

7) 검사

(1) 선천성 사경

경추의 방사선 사진, 약 20%는 발달성 고관절 이형성증을 동반한다는 보고가 있으므로 고관절에 대한 진찰을 병행해야 한다. 안과적 검사와, 초음파, 신경학적 검사를 해야 한다. CT, MRI SCAN 해서 신경 눌림, 압박, 탈골이 없는지 확인해야 한다.

(2) 후천성 사경

뇌종양, 특히 후두(posterior fossa)와 종양의 가능성을 확인해야 한다. 스트레스나 정신과적 원인, 감염여부 알아 봐야 한다.

8) 임상적 증상

출생 직후 혹은 출생 후 10-14일경에 흉쇄유돌근의 중간부위에 단단하고 연골같은 종양이 발견되어 부종이 2-4주간 증가하여 2-3개월간 정체된 상태로 있다가 점차 퇴화되어 4-8개월에 사라지나 적은 경우에서 흉쇄유돌근에 덩어리(mass)가 남는다(조병채 외2인, 1991).

9) 치료

(1) 초기치료

선천성 사경

: 3개월 미만에 물리치료를 시행하게 되면, 그 예후가 좋으며, 물리치료 시기가 늦어질수록 수술적인 방법이 필요한 경우가 많아 진다. 4~6개월 된 아이의 머리와 목의 자세 배열의 대칭성과 머리와 목의 능동적인 운동의 빈도와 범위가 같거나 완벽해야 한다. 부모는 아이가 치료 시 매일 치료에 같이 참가해서 부모에서 치료의 방법을 가르쳐야 한다. 생후 6개월에 완전히 대칭적인 운동 발달과 움직임 범위에 이르지 못하였다면, 감별진단이 필요하며 지속적인 물리치료가 필요하다. 생후 5~6개월 이후에도 두개골의 심한 변형이 계속된다면, 주기적인 추적관찰을 시행하여야 한다. 생후 12개월 때 자세와 움직임의 비대칭이 나타난다면, 몇몇 기형상태를 의심해 볼 수 있으므로 척주(vertebral column)에 대한 진단적 검사를 해보는 것이 좋다. 사경에 대한 조기 치료가 효과가 없거나 받지 못한 경우의 아이들이 있다. 치료를 받지 못한 경우는 손상된 쪽의 근육 내의 섬유조직을 수축조직으로 바꿔주어야 한다.

후천성 사경

: 심리치료, 신경안정제, 한 손가락으로 얼굴과 목을 만지면서 머리의 경련 운동을 막는 방법이 있다.

(2) 운동치료

손상측의 흉쇄유돌근을 신장시키는데 그 목적이 있다.

온습포 - 10~20분

초음파 - 0.3~0.5W/cm, 맥동파(pulsed ware)

마사지 - 손상측의 흉쇄유돌근을 근섬유의 방향대로 손으로 부드럽게 마사지를 한다. 필요하다면 오일이나 크림을 이용한다.

6개월 이전 - 바로누운자세(supine position)에서 시행된다.

6개월 이후 - 앉기 자세(sitting position)에서도 가능하다.

방향 - 견인과 함께 신전(extension with traction)
정상측으로 측방굴곡(lateral bending to sound side)
손상측으로 얼굴 회전(chin rotation to affected side)

주의할 점 - 아동이 울게 되면, 그 자체로 흉쇄유돌근을 수축시키기 때문에 손상측의 흉쇄유돌근의 신장을 방해하게 된다. 아동을 편안한 상태로 이완시킨 다음에 흉쇄유돌근을 신장시켜야 치료의 효과를 높일 수 있다. 또한 골절에 주의해야 한다. 치료사에 의해 경추와 쇄골 골절이 일어날 수 있다.

우측 흉쇄유돌근의 사경 운동치료

치료준비 - 매트 끝에 바로 누운자세로 보호자는 아동의 양쪽 어깨를 꼭 잡고 움직이지 않도록 한 후 치료사는 아동이 머리를 받쳐들고 이완을 시킨다. 손상 측 흉쇄유돌근을 엄지 손가락으로 마사지 해준다.

견인 및 신전 - 치료사는 목을 견인 시킨 후 신전시킨다. 과신전되지 않도록 주의 한다.

손상측으로 회전 - 치료사는 목을 가볍게 견인한 후 손상 측으로 머리와 목을 회전시킨다.

회전 및 굴곡 - 치료사는 손상측으로 회전한 상태에서 굴곡시켜 흉쇄유돌근이 최대한 신장되게 한다.

측방 굴곡 - 정상측으로 측방굴곡시킨다.

공위에서 정위반응을 이용한 치료 - 공위에서 앉은 자세에서 치료사에 의해 정위반응을 유도하여 능동적으로 움직이게 한다.

다음은 우측 흉쇄유돌근의 사경 아동을 위한 가정에서의 운동치료 방법이다(좌측 흉쇄유돌근의 사경 운동치료는 반대로 시행한다).

신장운동 - 신장운동을 시행하는 동안 보호자는 무릎을 구부린 채로 벽에 기대고 앉는다. 아동의 등과 무릎은 구부려서 보호자의 다리 위에 눕힌다.

측방굴곡운동 - 보호자의 좌측 손은 아동의 우측 어깨를 아래로 눌러 고정하고, 우측 손은 아동의 좌측 어깨 쪽으로 천천히 측방 굴곡시킨다. 그 상태로 10초 유지한다. 이 자세를 15회 반복 하고 하루에 4-6회 실시한다.

회전운동 - 보호자의 우측 전완을 아동의 좌측어깨에 놓고, 같은 팔의 손으로 아동의 머리를 감싼다. 좌측 손으로는 아동의 턱을 잡고, 아동의 우측 얼굴 쪽으로 돌린다.

자세잡기 - 아동이 엎드려서 잘 때는 눈이 우측을 향하게 고개를 돌려놓는다. 엎드려서 놀 때 장난감들을 모두 아동의 오른쪽에 놓아서 아동이 스스로 고개를 오른쪽으로 돌리게 한다.

안기 - 아동의 우측 귀가 보호자의 오른쪽 전완에 편히 놓이게 옆으로 누운 자세에서 아동의 얼굴이 보호자로부터 떨어지게 한다. 보호자의 좌측 손은 아동이 다리사이에 놓아서 아동의 등을 지지해 준다. 아동이 울지 않을 때 가능한 이 자세를 많이 취하도록 한다.

먹기 - 우유나 젖을 먹이는 동안은 아동의 우측 얼굴 쪽으로 위치한다. 아동이 자신의 우측 위나 우측 바깥 영역을 보도록 보호자가 장난감을 잡고 있는다.

침대위치 - 아동의 침대에서는 우측 방향을 보고 활동하도록 자극하게 위한 자세를 잡는다.

(3) 보조기 및 의료기기

선천성 사경

: 경추보조기, 네오프렌 소재의 사경자세 조정 옷(Contralateral Torticollis Postural Positioning Device : CTPPD)이 처방되나, 효과에 대해서는 연구된 바 없다.

후천성 사경

: 신장운동과 함께 부톨리늄톡신(botulinum toxin)의 국소 주사가 효과가 있다.

(4) 수술적 치료

선천성 사경

: 수술적 방법은 7번 안면신경을 보호할 만큼 유양돌기가 성장하는 1세까지 기다리는 것이 좋다(조병채 외 2인, 1991). 진단 시, 30° 이상의 운동범위 제한이 있는 경우 수술은 더 필요하며, 일반적으로 5세 미만의 소아에서 시행했을 때 경과가 좋다. 수술적 치료 원칙은 모든 제한하는 덩어리를 확인하고 풀어 줌으로써 두부를 충분히 움직이게 하고, 수술 후 2주 이내 물리치료를 시작한다. 수술방법에는 사경의 정도에 따라 하부개방건전술(inferior open tenotomy)을 하는 데 하부개방건전술 시 흉쇄유돌근 띠를 확인하여 흉골부를 쇄골부와 나누어지는 분기점 근처에서 절개하고, 쇄골부를 기시부 가까이에서 절개하여 그 근위부를 흉골부의 원위부에 전이한다. 상부개방건전술(superior open tonotomy), 이극 완화 및 근 연장술(bipolar release and lengthening procedure) 그리고 드물지만 완전절제 (total excision)하는 경우가 있다. 사경이 비교적 경한 경우에는 하부개방건전술 또는 상부개방건절술 후 근연장술만을 시행하고 그 정도가 중한 경우에는 두 하부개방건전술과 상부개방건전술을 겸하는 것이 일반적이 방법이다. 또한 수술 후 지속적인 보조기 착용이 수술 후 구축 방지는 물론 습관변화를 유도하는데에 중요하다(조병채 외 2인, 1991).

후천성 사경

: 부신경이나 신경상부(upeer nerve root)를 선택적으로 잘라낼 수 있다.

참고문헌

1. 조병채, 변진석, 백봉수(1991). 가족력을 가진 선천성 사경(Torticollis)의 치험. 경북대학교 의과대학 성형외과학 교실, 제 18권 제 3호.
2. 류제용, 김유진, 성주연, 심재훈, 이규완, 오덕원(2006). 선천성 근육사경 환아에 대한 운동 발달적 치료 접근: 증례보고. 대한물리치료학회지 제13권 제 2호.
3. 전지은, 류해경, 심재원, 심정연, 정혜림, 박문수, 김덕수(2007). 선천성 근경사경의 임상적 특징. Korean J Pediatr : 제 50권 3호.
4. 이명종(1991). Botulinum A Toxin으로 치료한 경련성 사경환자에서 경부운동범위의 정량적 측정. 대한신경과학회지 제 9권 제 2호.
5. 배지홍, 송준경(1987). 선천성 안구 진탕의 수술적 요법. 대한안과학회지 제 28권 제 4호.
6. Hee chung, Byeong Mun Pa가 and Se Chang Chang., Congenital Muscular Torticollis. Yonsei Medical Journal Vol. 9, No. 2, 1968.
7. O. Kutvonen, P. Dastidar and T. Nurmikko., Pain in spasmodic torticollis. Pain Vol. 69, Issue 3, February 1997, P. 279-286.

찾아보기
(Index)

– ㄱ –

– ㄴ –

– ㄷ –

이 책은 2005년도 단국대학교 대학연구비 지원으로 출판되었습니다.